Das Buch

Auf Basis seines *Zone*-Konzepts erklärt Barry Sears, wie und was wir essen müssen, damit alle Körperfunktionen auf Hochtouren laufen und wir dauerhaft Bestleistungen erbringen. Mit seinem Programm erreichen Sie:

- anhaltenden Gewichtsverlust,
- maximale psychische Belastbarkeit,
- mentale Höchstleistung,
- optimale Krankheitsvorbeugung.

Die Regeln sind einfach: Es geht darum, Eiweiß, Kohlenhydrate und Fette richtig zu kombinieren. Das schafft man mit schnell gelerntem Augenmaß, ohne großes Rechnen und Zählen und ohne übertriebenes Verzichten. Nutzen Sie die revolutionären Einsichten des amerikanischen Diät-Gurus für Ihr Optimum!

Die Autoren

Barry Sears ist einer der führenden amerikanischen Biotechnologen. Er war Wissenschaftler an der Boston University School of Medicine und am renommierten Massachusetts Institute of Technology. Aus seinen Forschungen zur Arzneimittelresorption sind 12 Patente hervorgegangen. Seine Bücher wurden in 22 Sprachen übersetzt und erreichen weltweit eine Millionenauflage.
Bill Lawren ist freier Medizin- und Wissenschaftsjournalist und hat mehrere eigene Bücher veröffentlicht.

Internet: http://www.drsears.com

Barry Sears · Bill Lawren

Das Optimum

Die Sears-Diät

Für optimale körperliche und geistige Leistungsfähigkeit

Aus dem Englischen von Annette Diefenthal

Ullstein

Besuchen Sie uns im Internet:
www.ullstein-taschenbuch.de

Umwelthinweis:
Dieses Buch wurde auf chlor- und säurefreiem Papier gedruckt.

Ungekürzte Ausgabe im Ullstein Taschenbuch
6. Auflage 2006

Titel der amerikanischen Originalausgabe: *The Zone*
(HarperCollins Publishers, New York)
Umschlaggestaltung: Büro Hamburg
(nach einer Vorlage von Petra Soeltzer, Düsseldorf)
Titelabbildung: © Chris Collins/The Stock Market

Druck und Bindearbeiten: Ebner & Spiegel, Ulm
Printed in Germany
ISBN-13: 978-3-548-36599-2
ISBN-10: 3-548-36599-x

Inhalt

VORWORT

Über mir schwebt das Damoklesschwert des baldigen Todes. Eine Situation, mit der ich lebe, seit ich Anfang Zwanzig bin. Ich bin eine Zeitbombe auf zwei Beinen. Die Natur hat mich genetisch vorprogrammiert, innerhalb der nächsten zehn Jahre an einem Herzleiden zu sterben. Mein früher Tod scheint so gut wie sicher zu sein: Mein Großvater, mein Vater und alle drei Onkel starben vor Vollendung des vierundfünfzigsten Lebensjahres an Herzinfarkt. Beim Schreiben dieser Zeilen bin ich siebenundvierzig Jahre alt.

Die Gene, die den männlichen Vertretern unserer Familie den frühen Tod bereiteten, sind heimtückisch. Denn wer uns sieht, kann sich nicht vorstellen, daß wir nicht gesund und widerstandsfähig sind – oder waren. Mein Vater, Dale Sears, war in den vierziger Jahren ein bekannter Sportler. Er war nur 1,85 Meter groß und spielte in der amerikanischen Basketball-Nationalmannschaft an der Universität von Südkalifornien. »Ich war der letzte Ein-Meter-achtzig-Basketballer«, pflegte er zu sagen. Er war für das olympische US-Basketballteam für 1940 ausgewählt worden, doch der Zweite Weltkrieg versagte ihm seine olympische Chance. (Ich selber spielte am College Basketball und nach Erhalt meines Dr. phil. auf nationaler Ebene für einige Zeit Volleyball.)

Nach dem Krieg machte sich mein Vater zusammen mit einem meiner Onkel selbständig. Er nahm etwa zehn Kilo zu und rauchte nun, war aber weiter sportlich aktiv und recht gut in Form. Er spielte noch immer Basketball und begann nebenbei mit Volleyball.

Er war gerade dreiundvierzig, als er seinen ersten Herzinfarkt erlitt. Ich war damals dreizehn und kann mich nur daran erinnern, daß er einige Tage im Krankenhaus verbrachte. Die Ärzte sagten, daß es sich um einen relativ kleinen Infarkt handle; er blieb noch sechs Wochen zur Erholung zu Hause.

In den folgenden zehn Jahren häuften sich die Anzeichen der lebensgefährlichen Krankheit. Zwei meiner Onkel hatten bereits Herzinfarkte gehabt. Im Alter von dreiundfünfzig Jahren bekam mein Vater dann einen zweiten, und zwar tödlichen Herzinfarkt. Es gab keinerlei Vorwarnung. Er starb im Schlaf, und im Lauf der nächsten Jahre verloren wir drei Onkel durch Herzinfarkt. Alle waren Anfang Fünfzig.

Inzwischen hatte ich die Botschaft deutlich verstanden: Wenn ich nichts unternahm, würde ich ebenfalls ein frühes Opfer werden. Also tat ich das Übliche: Ich versuchte, in Form zu bleiben, indem ich ein höchst sportliches Leben führte, hielt mein Gewicht unter Kontrolle und aß entsprechend einer, wie ich glaubte, gesunden Ernährung. Doch aufgrund meiner unglückseligen Gene befürchtete ich, daß selbst das nicht genug sein würde.

Ich begriff, daß ich, wollte ich mein Leben retten, mehr Wissen brauchte. Ich mußte begreifen, was den Unterschied zwischen einem gesunden und einem genetisch so brüchigen Herzen darstellt, das nur *zweidrittel* der normalen Lebensdauer schafft.

Inzwischen hatte ich an der Universität von Indiana meinen Doktor in Biochemie erhalten und war an der Universität von Virginia mit den sich der Promotion anschließenden Arbeiten beschäftigt, bei denen ich die Molekularstruktur von Lipiden untersuchte. Lipide ist der medizinische Ausdruck für die Gruppe von Verbindungen, die unter anderem Cholesterin und die sogenannten Lipoproteine umfaßt: HDL, LDL und VLDL.

Bis dahin waren meine Forschungsarbeiten rein wissenschaftlicher Art gewesen. Ich hatte herausfinden wollen, wie sich diese komplexen Moleküle zusammensetzen. Doch der Tod meines Vaters (und meine Vorahnung eines drohenden Verhängnisses) änderte meine ursprüngliche Ausrichtung. Statt nur nach der Molekularstruktur von Cholesterin und seiner verwandten Derivate zu suchen, beschloß ich, ihre Rolle bei Herzerkrankungen zu erforschen. Es waren die frühen siebziger Jahre, und in wissenschaftlicher Hinsicht begann man jetzt erst, die Untersuchungen über Cholesterin und seine Auswirkung auf das Herz umzusetzen. Doch dieses Feld erwies sich bereits als vielversprechendes Gebiet der Medizin.

Ich wußte sehr viel über Lipide, doch so gut wie nichts über Herzkrankheiten. Also ging ich an die medizinische Fakultät von Boston, um mit Don Small zu arbeiten, der gerade bahnbrechende Forschungsarbeiten über den möglichen Einfluß der Lipidstruktur auf Herzgefäßerkrankungen durchführte. Ich vergrub mich in der medizinischen Bibliothek der Universität und las alles, was ich zu diesem Thema fand. Ich hatte kein theoretisches Wissen, keine Grundkenntnisse, von denen ich ausgehen konnte, also arbeitete ich alles durch, was mir in die Finger geriet.

Zufällig stieß ich auf einen obskuren Bericht. Am Mount Zion Krankenhaus von San Francisco hatten zwei Forscher, Sanford Byers und Meyer Friedmann, bei Kaninchen Arteriosklerose ausgelöst – die Verhärtung und Verdickung von Arterien, die oft zu Herzinfarkt führt –, indem sie sie mit einer Nahrung fütterten, die reich an gesättigten Fetten war. Dann bekam die Hälfte der Tiere Injektionen mit den gleichen Phospholipiden, die ich für meine Dissertation untersucht hatte. Die Ergebnisse waren überraschend: Die Phospholipid-Injektionen wirkten wie ein biologischer Rotor und säuberten die meisten verdickten Arterien der Tiere gründlich, womit sie tatsächlich alle Spuren einer Herzerkrankung ausradierten.

Mein Interesse begann sich bereits auszuzahlen. Dieser Bericht erschien allerdings in einer vollkommen unbekannten Zeitschrift, also studierte ich weiter. Bald fand ich einen gleichermaßen aufschlußreichen Bericht, in dem Jonas Maurukas und Robert Thomas die vorherige Arbeit mit Phospholipiden erneut nachvollzogen – nicht, um sie auf ihre Richtigkeit zu prüfen, sondern um zu beweisen, daß sie falsch war. Tatsächlich schienen fast alle bekannten Forscher zu glauben, daß die vorangegangene Forschungsarbeit nicht stichhaltig war. Wie konnte man ein Herzleiden durch einfache Phospholipid-Injektionen bei Tieren ausschalten?

Diese Wissenschaftler benutzten ein besseres Tiermodell und ausgefeiltere Techniken, um zu beweisen, wie falsch die ursprüngliche Erkenntnis war. Zu ihrer großen Überraschung kamen sie zu den selben Resultaten – der Ausschaltung aller Spuren arteriosklerotischer Schädigungen.

In Abständen von drei bis fünf Jahren tauchten ähnliche Ergebnisse in der wissenschaftlichen Literatur auf. 1975 schließlich veröffentlichten Forscher des Pharmakonzerns Upjohn eindeutige Untersuchungen, die die vereinzelten Berichte bestätigten. Im wesentlichen konnten Herzleiden durch eine einfache Injektion mit natürlichen Lipiden, den Grundbausteinen jeder Körperzelle, verringert, wenn nicht gar ausgerottet werden. Das war angewandte Biotechnologie! Da ich einer der wenigen Wissenschaftler war, die damals Phospholipide untersuchten, dachte ich daran, mich an den Forschungsleiter zu wenden – denn nicht zuletzt wollte ich ja auch mein eigenes Leben retten.

Als die Wissenschaftler von Upjohn ihre Untersuchung veröffentlichten, hätte das Ergebnis wie ein Blitz einschlagen müssen. Ihre Arbeiten hätten unter den Riesen der Pharmafirmen ein wildes Rennen um die Entwicklung und Vermarktung von Phospholipiden zur Behandlung von Herzleiden bei Menschen auslösen müssen. Aber sie taten es nicht. Die Arzneimittelhersteller hatten ein Problem: Phospholipide sind natürliche Substanzen, und es ist unmöglich, ein Patent auf etwas in der Natur Vorkommendes zu erhalten. Ohne die Möglichkeit, sich die Exklusivrechte zu reservieren, die ein Patent verleiht, waren die Pharmafirmen – Upjohn natürlich inbegriffen – nicht interessiert.

Aber ich war es. Jünger und naiver als heute, glaubte ich

damals, daß das einzige, was ich zur Heilung von Arteriosklerose tun mußte, die Entwicklung eines patentierbaren Phospholipids war. Diese neu geschaffene Substanz würde wie ein chemischer Rotor wirken (genauso wie natürliche Phospholipide), das Cholesterin aus den die Arterien verklebenden Plaques saugen und zur Leber befördern, wo es wie Abfall in einer Verbrennungsanlage umgewandelt werden konnte. Mir wurde klar, daß wenn ich den Trick anwendete, er möglicherweise nicht nur mein eigenes Leben retten, sondern ebenfalls helfen würde, das Leben von Millionen von Herzpatienten zu verlängern. Und natürlich würde ich dabei zu einem Pharma-Magnaten werden. Aber: Wie ich bald begreifen sollte, ist das Leben nie so leicht und unkompliziert.

Aufgrund meiner Forschungserfahrungen hatte ich bereits etliche Kenntnisse darüber, wie die Molekularstruktur von Phospholipiden verändert werden konnte. Wenn ich die Struktur minimal veränderte, konnte ich eine phospholipidähnliche Substanz herstellen, die sich patentieren ließ. Das, glaubte ich, müsse sich für die großen Pharmafirmen als interessant erweisen; sie hatten das Geld und die Möglichkeiten, ein Phospholipidmedikament an die Öffentlichkeit zu bringen. Ich besprach alles mit meinen Teilhabern, meiner Mutter, meinem Schwiegervater, meinen Tanten und Onkel, und gründete 1976 eines der ersten Biotech-Unternehmen: Lipid Specialties Inc. Ich mietete im Zentrum von Boston Räumlichkeiten für ein Laboratorium und begann meine Arbeit zur Vermeidung von Herzleiden mit einem einzigen Techniker.

Ich zerrte das Phospholipidmolekül hin und her – fügte hier ein Kohlenstoffatom ein, dort eine Methylgruppe – und hatte bald eine Reihe »neuer« Phospholipide entwickelt. Diese Moleküle waren geringfügig anders als irgendetwas in der Natur Vorkommendes und somit patentierbar.

In meiner Überzeugung, kurz vor einer Heilmethode für Herzleiden zu stehen, ließ ich die neuen Moleküle patentieren und ging damit zu Upjohn. Die Forscher der Pharmafirma testeten diese Phospholipide an den gleichen japanischen arteriosklerotischen Wachteln, die sie für ihre eigenen Studien benutzt hatten. Meine Phospholipide hatten praktisch denselben Effekt wie die natürliche Variante: Sie reduzierten die Anzahl der Plaques in den Arterienwänden der Tiere.

Es tauchte allerdings eine kleine Komplikation auf – einige der Tiere starben. Es stellte sich heraus, daß die von mir hergestellten, patentierbaren Phospholipide zu »gut« waren. Sie zogen das Cholesterin aus den arteriosklerotischen Läsionen (durch Verkalkung geschädigte Stellen in den Arterien), doch sie zogen es ebenso aus den roten Blutkörperchen. Die Zellen platzten daraufhin und ließen Hämoglobin austreten – die Substanz, die Sauerstoff zu den Zellen transportiert. Das war für einige Tiere tödlich. Als ich die Ergebnisse sah, wußte ich sofort, wie das Problem zu lösen war. Doch nur zwei Dinge standen mir im Weg: zum einen mein langsam zur Neige gehendes Geld, zum anderen Upjohn. Upjohn war an einer Fortsetzung der Arbeit nicht interessiert. Warum? Weil unsere neuen Phospholipide gespritzt werden mußten, um das Cholesterin aus den arteriosklerotischen Läsionen zu entfernen, doch das Management von Upjohn wollte nur mit einem Herz-Kreislauf-Mittel in Pillenform auf den Markt kommen.

So viel zu meinen Träumen von verfügbaren Geldmitteln und davon, ein Pharma-Magnat zu werden, und natürlich tickte meine eigene biologische Zeitbombe weiter. Dennoch, ich hatte eine wertvolle Lektion erteilt bekommen: Geht es um die Behandlung von Herzleiden, denk dir etwas aus, das man schlucken kann.

Es war noch nicht alles verloren: Ich verfügte über eine neue, patentierbare Phospholipid-Technologie, brauchte aber einen Partner. Das Glück wollte es, daß ich David Yesair begegnete, durch den ich mit den Aufbereitungsverfahren von Arzneimitteln in Berührung kam. David war Vizepräsident bei Arthur D. Little, einem großen internationalen Consulting-Unternehmen mit Sitz in Boston. An Herzleiden war er nicht interessiert, dafür aber an revolutionären Krebstherapien.

Davids Krebspräparate erwiesen sich damals im Reagenzglas als großartige Tumormittel, doch aufgrund ihrer Wasserunlöslichkeit ließen sie sich bei Menschen nicht spritzen. Kein

Problem: Ich hatte jetzt ein Patent, um dieses Dilemma zu lösen. Statt die Phospholipid-Technologie also zum Absaugen von Cholesterin aus arteriosklerotischen Läsionen zu nutzen, setzte ich sie zur Herstellung neuer, ungewöhnlicher Krebsmittel mit größerer Spezifizierung und geringerer Schädlichkeit ein. (Eines dieser Mittel war übrigens AZT, das jetzt zu den wenigen Präparaten zählt, die in den USA zur Behandlung von AIDS-Kranken eingesetzt werden dürfen.)

Seit damals habe ich meine Herstellungsverfahren weiterentwickelt und viele der im Zusammenhang mit Krebsmitteln auftauchenden Probleme gelöst (und besitze jetzt weltweit die meisten bedeutenden Patente zur Herstellung intravenöser Krebsmittel).

Das alles half jedoch meinem Herzen nicht, das nicht jünger wurde. Im Gegenteil: Ich erhielt 1984 eine deutliche Warnung, als ich wegen Herzrhythmus-Störungen für eine Woche ins Krankenhaus mußte.

Doch ich sah Licht am Ende des Tunnels. 1982 kamen aus Oslo Neuigkeiten, die sowohl meine Forschungsarbeiten als auch mein Leben verändern sollten. Der damalige Nobelpreis für Physiologie und Medizin wurde Sune Bergstrom und Bengt Samuelsson vom Karolinska Institut in Stockholm sowie John Vane vom Royal College of Surgeons in England für ihre Forschungsarbeiten über die wirkungsvolle Hormongruppe der sogenannten *Eicosanoide* verliehen. (Merken Sie sich diesen Begriff. Sie werden in diesem Buch noch oft darauf stoßen.) Tatsächlich basierte Vanes Beitrag zum Nobelpreis auf seinen Forschungen über Aspirin – ja genau, das gute, alte Aspirin.

Damals hatte praktisch niemand außerhalb des Kreises der Lipid-Forscher (ein sehr kleiner) je von ihrer Arbeit gehört. Bevor die drei Preisträger auftauchten, kannte jeder zumindest einige der Wirkungsweisen von Aspirin – es lindert Schmerzen, dämmt Fieber –, doch keiner wußte wirklich, wie es im Körper wirkte. Die preisgekrönte Arbeit von Bergstrom, Samuelsson und Vane löste das Rätsel: Aspirin wirkt Wunder, indem es nämlich genau diese Eicosanoide angreift.

Diese Hormone – es gibt Hunderte von ihnen – zählen zu

den stärksten und wichtigsten Körpersubstanzen. Sie wirken wie Schaltanlagen, die praktisch alle menschlichen Funktionen kontrollieren, einschließlich des Herz-Kreislauf-Systems, des Immunsystems und der Fettspeichersysteme (und damit unseres Gewichts). Eicosanoide sind für unsere Gesundheit und unser Wohlbefinden so entscheidend, daß ich sie mir schließlich als eine Art »Molekülkitt« vorstellte, der den menschlichen Körper zusammenhält.

Zum ersten Mal wurde ich auf die Eicosanoide bei meinen Lipidforschungen aufmerksam. Bestimmte Fettsäuren gekoppelt mit natürlichen Lipiden sind auch die Bausteine von Eicosanoiden. Doch die preisgekrönten Forschungsarbeiten von Bergstrom, Samuelsson und Vane öffneten mir die Augen für die tatsächliche Bedeutung von Eicosanoiden. Mir kam der Gedanke, daß man über die Kontrolle der Eicosanoide praktisch auf jeden Aspekt der menschlichen Physiologie, einschließlich des Herz-Kreislauf-Systems, Einfluß nehmen konnte.

Mir wurde klar, daß man über die Kontrolle der Eicosanoide, die praktisch an jedem Körpergeschehen beteiligt sind, zu einem neuen Muster von Gesundheit und Krankheit kommen konnte. Es schien plausibel, daß viele unserer Krankheiten – Herzleiden, Diabetes, Arthritis und Krebs, um nur einige zu nennen – die Folge eines Ungleichgewichts von Eicosanoidhormonen waren.

Wenn das stimmte, konnte die Wiederherstellung und Erhaltung des angemessenen Eicosanoid-Gleichgewichts zur Prävention oder Erstbehandlung dieser Erkrankungen eingesetzt werden. Mehr sogar: Es konnte helfen, einen Zustand nahezu dauerhafter Gesundheit zu erhalten, eine molekulare Definition von Wohlbefinden, das zu einer besseren Lebensqualität führen würde. Die Bewahrung des Eicosanoid-Gleichgewichts würde uns schließlich damit belohnen, den nahezu euphorischen Zustand maximaler physischer, geistiger und psychischer Leistung zu erreichen, den Athleten das »Leistungsoptimum« nennen.

Nun weiß jeder, daß im Sport das Leistungsoptimum flüchtig und äußerst schwer erreichbar ist. Selbst wenn ein Sportler es erlangt, dauert es selten länger als wenige Minuten. (Ich erreichte es selber einige Male, als ich an den nationalen Volleyball-Meisterschaften teilnahm, doch die Zeit im Optimum ließ sich meistens in Sekunden bemessen.) Ich begriff, daß der Schlüssel zum Erreichen und Erhalten des Optimums möglicherweise in der Kontrolle des Eicosanoid-Gleichgewichts lag und fragte mich, ob es sogar möglich sein könnte, die Dauer des Optimums auszudehnen – es nach Belieben zu *erreichen*, und zu *erhalten*, nicht nur für wenige Minuten (oder Spiele), sondern vierundzwanzig Stunden am Tag für den Rest des Lebens.

Bei der Wirkung von Krebsmitteln spricht man ebenfalls von einem Optimum, dem sogenannten therapeutischen Optimum. Ist die Dosis des Mittels zu niedrig, wirkt es nicht, ist sie zu hoch, wirkt es toxisch. Nur in der optimalen Dosis ist es therapeutisch effektiv. Wie das Optimum bei Sportlern ist das therapeutische Optimum eines Krebsmittels überaus begrenzt. Das Eicosanoid-Optimum, nach dem ich suchte, verband möglicherweise Eigenschaften des athletischen Optimums (optimale Leistung) und des therapeutischen Optimums eines Krebsmittels (genau umrissene mathematische Grenzen).

Es stellte sich natürlich die Frage, wie das alles zu erreichen war. Ich wußte, daß Eicosanoide nicht einfach wie Krebsmittel ins Blut injiziert werden können. Sie sind so stark, daß sie den Körper einfach überwältigen und alle wichtigen Körpersysteme gefährlich durcheinander bringen würden. Aus diesem Grund hatten bedeutende amerikanische Pharmafirmen wie Upjohn, Burroughs Wellcome und Ono Milliarden Dollar für die Eicosanoid-Forschung ausgegeben, konnten aber keine probaten Arzneimittel vorweisen.

Ich beschloß, Eicosanoide aus einem anderen Blickwinkel heraus zu untersuchen – ausgehend von der Einzelzelle, dem Hauptproduzenten der Eicosanoide. Ich wollte herausfinden, wie man in das Gleichgewicht der Eicosanoidmoleküle in der Zellmembran eingreifen konnte, damit die Zellen die richtige Art von Eicosanoiden zum Erreichen des Optimums produzierten.

Wie sollte ich dabei vorgehen? Ich mußte die Prinzipien der Arzneimittelresorption, die ich bereits bei Krebsmitteln einsetzte, auf die ideale orale Form der Eicosanoidaufnahme anwenden: auf Nahrungsmittel. Darum ging es im wesentlichen, und darum geht es auch in diesem Buch: *den Einsatz von Nahrungsmitteln zur Beeinflussung des Eicosanoid-Gleichgewichts, das wiederum als Passierschein zum Optimum dienen kann.* In den folgenden Kapiteln werde ich genauestens erklären, wie ich lernte, den Nahrungscode zu knacken und ihn so lange verfeinerte, bis er schließlich für jeden einsetzbar wurde.

Wie ich das beurteilen kann? Weil ich mittlerweile fast sechs Jahre damit verbracht habe, dieses Ernährungsprogramm zu entwickeln und es an *der* Spezies erprobt habe, für die es wichtig ist: am Menschen. Angefangen habe ich bei meinen ersten menschlichen Guineaschweinen (ich selbst, mein Bruder Doug und meine Frau), bin dann einen Schritt weitergegangen und habe dieses eicosanoidfördernde Ernährungsprogramm an Weltklassesportlern getestet – an den Schwimmteams der Stanford Universität, Top-Triathleten, verschiedenen Spielern erfolgreicher Football- und Baseball-Teams sowie anderen professionellen Sportlern. Auch Menschen mit lebensbedrohenden Krankheiten, darunter Diabetes, Herzleiden und AIDS, haben es ausprobiert. Außerdem testeten Hunderte normaler Bürger das Programm, die einfach abnehmen und sich topfit fühlen wollten.

Die Ergebnisse haben alle Beteiligten überzeugt, daß dieses Ernährungsprogramm das wirkungsvollste bisher gefundene Mittel ist, um Menschen zu optimaler Gesundheit, Leistungskraft und geistiger Fitneß zu verhelfen: mit anderen Worten, um sie zum Optimum zu führen.

Ich weiß mittlerweile, daß das Optimum zweifelsohne dazu beiträgt, Herzleiden vorzubeugen. Es kann sogar helfen, bestehende Herzleiden rückgängig zu machen. Das Optimum bietet den besten Schutz vor Krebs und hat einen positiven Einfluß auf viele andere Krankheiten, darunter Diabetes, Arthritis oder seelische Leiden wie Depression und Alkoholismus, sogar das chronische Ermüdungssyndrom.

Genaugenommen müßte das Erlangen und Erhalten des Optimums das wichtigste Ziel der Menschen sein, um ein längeres, gesünderes und befriedigenderes Leben zu führen. Denn das Optimum wird uns ständig in Hochform halten: Stunde um Stunde, Tag um Tag, Monat um Monat … für den Rest unseres Lebens.

Das sind keine besonderen Ansprüche, denn die Verfechter jeder neuen Ernährungslehre sagen im wesentlichen dasselbe. Wenn Sie ein Buch wie dieses lesen, wissen Sie aber vielleicht schon, daß all diese Diäten nicht helfen. Möglicherweise haben Sie bereits eine der gängigen fett- und eiweißarmen, kohlenhydratreichen Ernährungsformen ausprobiert und sind von den Ergebnissen enttäuscht. Tatsächlich können diese Diäten auch aus mehreren Gründen gar nicht funktionieren, denn sie werden auf Dauer keinen Gewichtsverlust bringen und Ihre Körperleistung nicht steigern, auch wenn sie gerade zu diesem Zweck entwickelt wurden.

Ich bin mittlerweile fest davon überzeugt, daß diese kohlenhydratreichen Ernährungsformen sogar gefährlich werden können und die Krankheiten, vor denen sie eigentlich schützen sollen, noch fördern. Warum? Weil sie grundsätzliche biochemische Gesetze verletzen, um das Optimum zu erreichen.

Das Beste an dem hier vorgestellten Ernährungssystem ist seine einfache Durchführbarkeit. Sie müssen nichts Außergewöhnliches essen und sich keinen übertriebenen, unrealistischen Selbstaufopferungen hingeben, die viele Menschen veranlassen, ein Ernährungsprogramm wieder fallenzulassen. Dieses Programm verändert Ihre Gewohnheiten nicht so sehr wie viele fettarme Diäten. Und ich kann Ihnen sogar zeigen, wie Sie mit diesem Ernährungssystem selbst in Fast-food-Lokalen essen können. Ja, Sie können weiterhin Ihre Eiskrem genießen.

Das Buch besteht aus zwei Teilen: Der erste Teil informiert Sie über die Regeln und den Ernährungshintergrund, um das Optimum zu erreichen; der zweite Teil geht detaillierter auf die gesundheitlichen Folgen des Optimums ein, vor allem hinsichtlich chronischer Krankheiten wie Herzleiden, Krebs und andere.

Ich hoffe, daß dieses Buch sowohl Mediziner als auch die allgemeine Öffentlichkeit aufrüttelt. Wenn Sie die gesamten Auswirkungen des Optimums begreifen, wird das Ihr Leben vollständig ändern. Sie müssen nur dieses Buch lesen und die darin empfohlenen einfachen Ernährungsrichtlinien befolgen. Sie werden es nicht bereuen!

Dieses Buch verfolgt nicht die Absicht, medizinischen Rat oder gar einen Arzt zu ersetzen. Wenn Sie krank sind oder vermuten es zu sein, sollten Sie einen Mediziner aufsuchen. Wenn Sie verschriebene Medikamente nehmen, dürfen Sie keinesfalls Ihre Ernährungsweise ändern (ob zum Besseren oder Schlechteren), ohne Ihren Arzt zu konsultieren, denn jede Nahrungsumstellung wird sich auf den Medikamentenstoffwechsel auswirken. So wirkungsvoll die moderne Medizin auch sein mag, sie bleibt weiterhin ein magerer Ersatz für das Prinzip der Vorbeugung.

Denn Vorbeugung ist immer die beste Medizin. Präventive Maßnahmen können jedoch nur von jedem einzelnen ergriffen werden, und die richtige Ernährung zählt dazu. Sie ist die Grundlage einer gesunden Lebensweise. Sie *müssen* essen, also können Sie auch mit Bedacht essen.

KAPITEL 1

Leben im Optimum

Kennen Sie diese Tage, an denen alles richtig läuft? Sie wachen munter, erfrischt und voller Energie auf. Auf der Fahrt zur Arbeit entdecken Sie im schlimmsten Berufsverkehr Lücken, die Ihnen ein schnelles Durchkommen erlauben. Am Schreibtisch oder im Außendienst kommt Ihnen die Lösung eines Problems zugeflogen, das gestern noch ein Buch mit sieben Siegeln schien.

Alle Aufgaben des Tages gehen Ihnen leicht von der Hand. Beim Fußball, Joggen oder Aerobic am späten Nachmittag fühlen Sie sich leicht und beschwingt. Die Kinder freuen sich, daß Sie nach Hause kommen – selbst der pubertierende Sohn mit dem Nasenring; wenn eine der unvermeidlichen Auseinandersetzungen beginnt, gelingt es Ihnen, mit salomonischer Ruhe und Weisheit zu richten. Nach dem Abendessen verspüren Sie noch so viel unverbrauchte Energie, daß Sie, statt vor dem Fernsehen im Sessel zusammenzusinken, am liebsten tanzen gehen würden.

Sie selber würden es vielleicht nicht so beschreiben, aber Sie waren wahrscheinlich mitten im Optimum – diesem rätselhaften, doch sehr realen Zustand, in dem Körper und Geist auf geniale Weise zusammenarbeiten. Normalerweise hört man vom Optimum im Zusammenhang mit sportlichen Leistungen: ein Baseballspieler, der schwört, daß er die Nähte auf einem mit 150 Stundenkilometer vorbeifliegenden Ball zählen kann;

ein Basketballer, der den Korbring in doppelter Größe wahrnimmt; ein Turner, der sich auf dem Schwebebalken wie auf einer breiten Straße vorkommt.

Im Optimalbereich ist der Geist entspannt und doch wach sowie absolut konzentriert, der Körper gelenkig, kräftig und offenbar nicht zu ermüden. Ein fast euphorischer Zustand. Nichts lenkt einen ab, und die Zeit scheint sich wie bei einem anmutigen Walzer zu verlangsamen.

Der legendäre Fußballspieler Pelé hat vielleicht die beste Beschreibung des Optimums gegeben: »Ich fühlte eine seltsame Ruhe«, schrieb er in seinem Buch *Mein Leben und das schönste Spiel*, »... eine Art Euphorie. Ich hatte das Gefühl, den ganzen Tag laufen zu können, ohne müde zu werden, durch jedes Abwehrteam zu dribbeln, ja regelrecht durch die Körper der Spieler schlüpfen zu können. Ich fühlte mich unverletzbar. Es war ein sehr seltsames Gefühl, etwas, das ich nie zuvor empfunden hatte. Vielleicht war es lediglich Selbstvertrauen, aber ich habe mich häufig selbstsicher gefühlt, ohne dieses seltsame Gefühl der Unbesiegbarkeit.«

Die meisten Sportler – selbst jene unter uns, die nur Wochenendkämpfer sind – haben diesen fast transzendentalen Zustand sicher mindestens einmal erlebt; eine Erfahrung, die unvergeßlich bleibt. Das Optimum hat aber nichts Mysteriöses an sich. *Das Optimum ist ein realer, stoffwechselbedingter Zustand, den jeder erreichen und ein Leben lang erhalten kann.*

Was ist mit diesem Optimum gemeint? Einfach ausgedrückt – es ist der Stoffwechselzustand, in dem der Körper seine höchste Leistungsfähigkeit erreicht. Außerhalb des Optimums nimmt das Leben seinen normalen Lauf – manchmal lohnt es sich, meist ist es frustrierend, voll verwirrender Probleme, verpaßter Gelegenheiten und schwerer oder harmloser Krankheiten. Innerhalb des Optimums wird das Leben leichter und besser, einfach lebenswerter. Im Optimalbereich erfreuen Sie sich optimaler Körperfunktionen: kein Hunger, mehr Energie und Leistungskraft sowie bessere Konzentrationsfähigkeit und Produktivität.

Im Optimum verschwinden die Probleme nicht, doch Lösungen sind erreichbar. Müdigkeit und Lustlosigkeit weichen einem Gefühl von Energie und Belastbarkeit. Gewichtsverlust (den man eigentlich als Fettverlust bezeichnen müßte) bedeutet für die meisten Menschen einen fortdauernden, meist frustrierenden Kampf. Im Optimum kommt er mühelos, fast automatisch.

Leben im Optimum bringt bedeutende gesundheitliche Vorteile. Die Unpäßlichkeiten, die uns alle plagen – Erkältungen, Grippe, Allergien – scheinen abzunehmen. Erwischt es uns doch, dann nicht so schwer. Einige der ernsteren chronischen Erkrankungen – Herzleiden und Krebs zum Beispiel – werden uns wahrscheinlich weniger plagen. Und wenn doch, lassen sie sich im Optimum leichter behandeln.

Ein Leben im Optimum kann tatsächlich die Basis einer billigen und überaus effektiven Gesundheitsreform bilden, bei der jeder einzelne die Verantwortung für seinen Körper übernimmt und diesen Körper bei bester Gesundheit hält.

Verstehen Sie mich nicht falsch: Ich spreche nicht einfach von Wellness – dem in Gesundheitskreisen mittlerweile sehr vieldeutig verwendeten Schlagwort. Denn Wohlbefinden ist wirklich nichts anderes als das Fehlen von Krankheit. Das Optimum liegt jenseits von Wohlbefinden; es bezeichnet *optimale Gesundheit*.

Wie können wir also das Optimum erreichen? Bis jetzt haben die Leute, die davon wußten – Sportpsychologen und Trainer, die mit Spitzensportlern arbeiten – verschiedene Techniken wie Meditation, Atemübungen, Visualisation und Entspannung benutzt. Viele dieser Techniken entstammen nicht nur der konventionellen westlichen Psychologie, sondern basieren auf ostasiatischen Religionen und traditionellen Kampftechniken. Diese mögen dem Sportler helfen, das Optimum zu erreichen, doch kommt es oft zufällig und ist selbst durch konsequente Übung nicht wiederholbar.

Wenn die Psychologie bestenfalls einen willkürlichen Weg zum Erlangen des Optimums darstellt, wie sieht es mit der Pharmakologie, das heißt mit Medikamenten aus? Unter Spitzensportlern, die an die Grenzen ihres Leistungsvermögens zu kommen suchen, ist der weitverbreitete Gebrauch leistungssteigernder Drogen, insbesondere von Anabolika und Wachstumshormonen, gut dokumentiert. Doch der Preis für diese medikamentenabhängige Leistungssteigerung kann sehr hoch sein – es kann Sie Ihr Leben kosten.

Weder Psychologie noch Medikamente bieten also einen verläßlichen Weg, um das Optimum zu erreichen. Es gibt nur *einen* Weg dorthin. Dieser Weg ermöglicht es Ihnen nicht nur, den Optimalbereich zu erreichen, sondern ihn den ganzen Tag aufrechtzuerhalten –, und zwar ununterbrochen für Wochen und Monate. Diese Technik setzt die stärkste, überall existente und erlaubte »Droge« ein, die wir besitzen: die Nahrung.

Sie haben richtig gehört: keine Zaubertränke, Pillen, Kräuter oder Mantras. In Wahrheit beantragen *Sie jedesmal, wenn Sie Ihren Mund zum Essen öffnen, einen Passierschein ins Optimum*. Um ihn zu bekommen, müssen Sie mit der Nahrung allerdings wie mit einem Medikament umgehen. Sie dürfen sie nur kontrolliert und in den angemessenen Mengen zu sich nehmen – als handle es sich dabei um einen intravenösen Tropf. Das Erlangen des Optimums ist eine Frage der Technologie, basierend auf Prinzipien der Arzneimittelaufbereitung, die ich im Laufe meiner wissenschaftlichen Forschungsarbeiten entwickelt habe.

Wenn Sie bei einem Computer die richtigen Tasten treffen, tun sich die Wunder der Technologie auf. Treffen Sie die falschen, passiert nichts. Die Nahrungstechnologie, die zum Erlangen des Optimums erforderlich ist, arbeitet genauso präzise wie die Computertechnologie.

Die Regeln dieser Nahrungstechnologie mögen zunächst kompliziert erscheinen, doch wenn Sie sie erst einmal in die Praxis umgesetzt haben, werden Sie feststellen, daß Sie außerordentlich leicht zu befolgen sind. So wie Sie den Umgang mit einem Computer lernen müssen, erfordert auch das Erreichen des Optimums die Einhaltung genau bezeichneter Regeln.

Das Problem ist, daß die meisten von uns die falschen Regeln anwenden – falsche Dinge essen oder, was keineswegs besser ist, das Richtige in falschen Mengen verzehren. So machen wir uns selbst den Zutritt ins Optimum ständig unmöglich. Doch befolgen Sie die Regeln, ist der Zugang sicher.

Es mag zwar so klingen, aber das ist kein New-Age-Gerede, sondern die Anwendung biotechnologischer Lösungen des 21. Jahrhunderts auf ein Problem des 20. Jahrhunderts – die kontinuierliche Steigerung der menschlichen Leistungskraft.

Der Lohn des Optimums

Lassen Sie mich etwas genauer auf den Lohn eingehen, den Sie durch das Optimum ernten. Erstens verlieren Sie überschüssiges Körperfett. Denn wenn Sie ein Gewichtsproblem haben, ist das eigentliche Problem ein Zuviel an Körperfett. Auch bei leichtem Übergewicht hilft Ihnen das hier vorgestellte Ernährungssystem, dieses überschüssige Körperfett auf Dauer loszuwerden. Selbst wenn jede andere Diät oder Ernährungsphilosophie, die Sie ausprobiert haben, eine große Enttäuschung war, werden Sie bald von der Richtigkeit dieser Methode überzeugt sein. Ebenso wichtig ist, daß Sie verstehen, warum herkömmliche Ernährungsprogramme nicht funktionieren. Nicht Sie waren schuld, sondern die Ernährungsprogramme folgten einem falschen Prinzip.

Wenn Ihnen Ihr Übergewicht oder eine unglückliche Familiengeschichte – wie die meine – im Hinblick auf Herzleiden Sorge macht, bringt Ihnen das vorliegende Buch gute Neuigkeiten. In den letzten Jahren wurde das hier vorgestellte Ernährungsverfahren erfolgreich bei der Behandlung von Patienten, die an *Kardiomyopathie*, einer tragischen und unter Umständen tödlichen Form der Herzerkrankung, leiden, eingesetzt. Bei dieser Erkrankung wird der Herzmuskel allmählich schwächer, so daß die Fähigkeit des Herzens, als Blutpumpe zu funktionieren, gefährdet ist. Kardiomyopathiepatienten entwickeln schließlich eine durch Kongestion hervorgerufene Herzinsuffizienz – ihr Herz versagt einfach. Es gibt für dieses Leiden keine echte Behandlung.

Steve Courson war so ein Patient. Ende der siebziger Jahre

war er einer der schlagkräftigsten und gefürchtetsten Linienverteidiger in der National Football League. 1989 entwickelte er im Alter von dreiunddreißig Jahren eine Kardiomyopathie. Er litt dermaßen unter chronischer Müdigkeit, daß einfache Anforderungen wie Treppensteigen einen extremen Kraftaufwand darstellten. Seine Überlebenschancen wurden so gering eingeschätzt, daß er auf eine Liste für Herztransplantationen gesetzt wurde, in der Hoffnung, daß sich ein passender Spender finden würde, bevor sein eigenes Herz aussetzte.

Mittlerweile mußte Steve praktisch jede Körperaktivität unterlassen. Während der folgenden drei Jahre gab man ihm eine breite Palette von Testmedikamenten, um seine Herzfunktionen zu erhalten, doch sein Zustand besserte sich nicht. Sein Gewicht schnellte auf 150 Kilo hoch. Für den Mann, der es nur wenige Jahre zuvor in seinem Football-Team mit ganzen Verteidigungslinien aufgenommen hatte, war nun bereits das Heraustragen des Mülleimers eine größere Angelegenheit.

1992 stellte mir Jon Kolb, ein ehemaliger Mitspieler von Steve, der zum damaligen Zeitpunkt der Krafttrainer der »Steelers« war, Steve vor. Als ich ihm die möglichen Vorteile einer Leistungsdiät erklärte, war er zwar interessiert, aber äußerst skeptisch. Außerdem war er verzweifelt, denn schließlich ging es ihm auch nach dreijähriger Behandlung in den besten Kliniken des Landes in keinerlei Hinsicht besser.

Steve befolgte gewissenhaft die Regeln der Leistungsdiät. Innerhalb von achtzehn Monaten machte er eine bemerkenswerte, fast wunderbare Veränderung durch. Er erlangte sein Normalgewicht von 118 Kilo zurück, und der Anteil an Körperfett war jetzt tatsächlich niedriger als zu seiner Zeit als Football-Profi. Seine Kräfte kehrten zurück, und seine Ausdauer, die so drastisch gesunken war, daß er regelrecht zum Invaliden geworden war, lag jetzt um fünfzig Prozent höher als die einer gleichaltrigen Durchschnittsperson – obwohl er weiterhin ein geschwächtes Herz hatte. Das beste war, daß er von der Kandidatenliste für Herztransplantationen gestrichen wurde. Er heiratete und blickt jetzt erwartungsvoll einer normalen Lebensdauer entgegen.

Steves Geschichte ist ungewöhnlich, da Kardiomyopathie (Herzmuskelerkrankung) eine relativ ungewöhnliche Herzkrankheit ist. Wenn das Einhalten der Leistungsdiät bei Kardiomyopathie hilft, was kann sie dann erst bei verbreiteten Herzleiden bewirken: Arteriosklerose, Bluthochdruck (Hypertonie) und hoher Cholesterinspiegel (Hypercholesterinämie). Mehr noch: Die Leistungsdiät hilft, den Insulinspiegel im Gleichgewicht zu halten, und damit ist sie auch bei der Diabetesbehandlung von Nutzen. Nehmen wir das Beispiel von Dr. Chris Kyriazis. Als er bei IBM ausschied, um anschließend in Palm Desert in Kalifornien seinen Ruhestand zu verleben, hätte er ein glücklicher Mensch sein können. Schließlich stand er als Leiter des IBM-Marketingbereichs für Europa zwanzigtausend Leuten vor und hatte beim Aufbau der Vormachtstellung seines Unternehmens auf dem europäischen Markt einen entscheidenden Anteil gehabt.

Doch Chris' »glückliche Jahre« waren keineswegs glücklich. Er hatte nicht nur Diabetes entwickelt, sondern litt auch unter Bluthochdruck. Er hatte bereits einen Herzinfarkt hinter sich und war zudem an Nierenkrebs erkrankt. »1992«, schrieb er mir später, »lag mein Gewicht bei 120 Kilo, mein Blutdruck ohne medizinische Behandlung bei 220/120, mein Blutzucker überschritt 200 mg/100 ml, meine rechte Niere war wegen Krebs entfernt worden, und die linke Niere zeigte Anzeichen anormaler Zellen.«

Heute, nach zwei Jahren Leistungsdiät, schreibt Chris: »Mein Gewicht liegt bei 80 Kilo, mein Blutdruck ist ohne Medikamente bei 125/75, der Blutzucker liegt bei 70 bis 90 mg/100 ml, ich habe keine Anzeichen meiner vorherigen diabetesbedingten Retinopathie (Netzhauterkrankung bei Diabetes-Patienten), und meine verbleibende Niere zeigt keinen Hinweis auf Krebs. Gemeinsam mit meiner Familie möchte ich Ihnen dafür danken, daß Sie mein Leben erneuert haben und mir die Freude daran zurückgegeben haben. Ich bin Ihnen wirklich zutiefst dankbar.«

Herzleiden und Diabetes zählen zu den schwerwiegendsten Gesundheitsproblemen in den westlichen Industrieländern.

Doch die Wohltaten meines Ernährungssystems gehen weiter. Das Erlangen des Optimums hat positiven Einfluß auf eine Unmenge anderer Krankheiten, einschließlich Arthritis, und sogar auf Depression und Alkoholismus. Es kann chronische Müdigkeit deutlich lindern und verlorene Energie zurückbringen, insbesondere wenn Sie am Chronischen Ermüdungssyndrom (Chronic Fatigue Syndrom, CFS), dem Prämenstruellen Syndrom (PMS) oder sogar an einer HIV-Infektion leiden. Theoretisch gibt es zudem gute Gründe zu glauben, daß das von mir entwickelte Ernährungssystem Ihr bester Schutz vor Krebs sein kann, nicht nur als Vorbeugemaßnahme, sondern auch, weil es Tumore durch unsere körpereigenen Verteidigungssysteme angreifbarer macht und dadurch die Wirksamkeit von Krebsmitteln erhöht.

Natürlich sind Krankheiten wie Herzleiden, Krebs und Diabetes nur ein Teil der ganzen Wahrheit, und zwar der traurige. Der schönere Teil ist die durch Erlangen und Erhalten des Optimums erreichbare maximale Körperleistung, bessere Gesundheit und Geisteskraft.

Als Beispiel möchte ich die Schwimmteams der Stanford Universität anführen. Die Trainer, Richard Quick für die Frauen und Skip Kenney für die Männer, zählen weltweit zu den besten. Und sie dürfen sich auch selbst rühmen, die äußerste Grenze sportlicher Spitzenleistung erreicht zu haben.

Ein gemeinsamer Freund hatte mich den Stanfordtrainern vorgestellt, und ich erzählte ihnen von meiner Arbeit am Optimum und deren Anwendung auf Herzpatienten. Die Möglichkeit, daß meine Diät das Leistungsvermögen ihrer Sportler verbessern könne, interessierte sie. Im Hinblick auf die nahenden Olympischen Spiele von 1992 fragten sie mich, ob ich mit ihren Schwimmern arbeiten würde. Und tatsächlich: Bei den Olympischen Spielen von Barcelona gewannen die Schwimmer von Stanford acht Goldmedaillen. Seitdem waren die Männer- und Frauenteams führend im amerikanischen Schwimmsport und siegten auch bei den amerikanischen Schwimmeisterschaften von 1992, 1993 und 1994.

Das wichtigste ist jedoch, daß auch Richard und Skip an

Lebensqualität gewonnen haben. Beide berichten mir, daß sie mittlerweile über mehr Energie und Ruhe und größeres Konzentrationsvermögen verfügen, und das in einem höchst anspruchsvollen und Streß bringenden Beruf. Wie Richard sagt: »Ich kann mir nicht vorstellen, daß irgend jemand den Optimalbereich wieder verlassen und ins alte Leben zurückkehren will.«

Richard hat den Nagel auf den Kopf getroffen: Ein Leben im Optimum sollte letzten Endes *jedem einzelnen* helfen, das oft ersehnte Ziel der Menschheit zu erreichen – ein längeres, gesünderes und befriedigenderes Leben zu führen.

Der Umsturz der alten Weisheit

Mit unserer Art zu essen – beziehungsweise mit den Expertenempfehlungen, wie wir essen sollten – kann es genauso wie mit der Kleidung sein, die wir kaufen, oder wie mit unserer Frisur – es ist alles eine Frage der Mode. So unterliegen Ratschläge zur richtigen und gesunden Ernährung einem ständigen Wechsel. Die Ernährungslehren von gestern werden häufig zu den Tabus von morgen.

In den letzten fünfzehn Jahren rief die herrschende Ernährungslehre – für die sich Gesundheitsbehörden, Wissenschaftsgremien und einzelne Anhänger gleichermaßen einsetzten – zu fett- und eiweißarmen, kohlenhydratreichen Ernährungsweisen auf. Diese Formel ist so bestimmend geworden, daß Dutzende von Bestsellern zu dem Thema erschienen und die Regale der Supermärkte gespickt sind mit unzähligen fettarmen, kohlenhydratreichen Produkten. Angst und Schuld machten sich breit, wenn wir nicht das aßen, was uns empfohlen wurde. Schlimmer noch: Während wir diese Diätregeln mit religiösem Eifer verfolgten, nahmen wir häufig zu.

Fett- und eiweißarm, kohlenhydratreich: So sieht die gängige Weisheit auf dem heutigen Nahrungsmittelmarkt aus. Sagen wir es doch klar und deutlich: *Dieses Prinzip ist größtenteils einfach falsch.* Denn mit den extremen Formen der fett- und eiweißarmen, kohlenhydratreichen Ernährungsprogramme bringen Sie Ihre Gesundheit unter Umständen sogar in Gefahr.

Wenn Sie Übergewicht haben, sind Sie dazu verdammt, es zu behalten. Und viel schlimmer ist, daß einige dieser Modediäten das Risiko, sich gefährliche und sogar lebenslange Erkrankungen zuzuziehen, erhöhen. Dieses Buch versteht sich als Gegenmittel zu diesen gutgemeinten, aber irrigen Ernährungsratschlägen, die Sie letztlich nur davon abhalten, sich maximaler Gesundheit zu erfreuen.

In Kapitel 8 werde ich Ihnen diese erfolgbringende Diät, den Schlüssel zu einem Leben in dem nahezu euphorisch zu nennenden stoffwechselbedingten Zustand namens Optimum, vorstellen. In diesem Programm wird Nahrung eingesetzt, um ein günstiges Hormongleichgewicht aufrechtzuhalten, insbesondere von Insulin, Glukagon und den Superhormonen, den Eicosanoiden. Mit diesem Buch bekommen Sie die praktische Anleitung zum neuen Lebenserfolg.

KAPITEL 2

Die Mastkur Amerikas

Vieh mästet man mit Unmengen von fettarmem Getreide. Wie mästet man Menschen? Genauso: Man führt ihnen Unmengen fettarmes Getreide zu. Wenn Sie daher mehr Teigwaren und Brot (beide werden aus Getreide hergestellt) denn je zuvor gegessen haben und immer noch zunehmen, denken Sie das nächste Mal, wenn Sie sich zu einer großen Portion Nudeln niederlassen, an dieses mit Getreide gemästete Vieh.

Das große Kohlenhydrat-Experiment

In den vergangenen fünfzehn Jahren waren die Bewohner Amerikas unwissentlich Teilnehmer eines gewaltigen wissenschaftlichen Experiments. Das Ziel war getragen von hehren Absichten – der Reduzierung des überschüssigen Körperfetts der amerikanischen Bevölkerung. Auch wenn ein solches Ziel erreichbar wäre, würden die Folgekosten für das Gesundheitssystem einschneidend vermindert werden können. (Behandlungskosten von Krankheiten, die mit Fettsucht zu tun hatten, beliefen sich 1986 in den USA auf 39 Milliarden Dollar.) Die Botschaft, die führende Wissenschaftler, Ernährungsexperten und die Regierung den Amerikanern verkündeten, lautete einfach: Essen Sie weniger Fett und mehr Kohlenhydrate. Auf diese Weise – sagten die Experten – werden sie dünner.

Seit fünfzehn Jahren läuft das Experiment nun, und man muß kein Starwissenschaftler sein, um zu sehen, daß es nicht funktioniert. In Wirklichkeit hat jede Datenanalyse während der letzten fünfzehn Jahre dieses Experiments gezeigt, daß Amerika trotz des drastisch gedrosselten Fettkonsums einen epidemischen Anstieg an Fettsucht erlebt.

Die traurige Wahrheit ist, daß die Amerikaner immer dicker werden. Eine Studie, die kürzlich von Wissenschaftlern am Zentrum für Gesundheitsstatistiken in den Zentren zur Krankheitsüberwachung und Vorbeugung durchgeführt wurde, zeigte, daß die Zahl der übergewichtigen erwachsenen Amerikaner – von 1960 bis 1980 ein Viertel der Bevölkerung – zwischen 1980 und 1991 plötzlich auf ein Drittel der Bevölkerung hochschnellte. Das ist eine Zunahme der Fettsucht um 32 Prozent in nur zehn Jahren. Gäbe es bei Herzkrankheiten oder Brustkrebs eine solche Zuwachsrate, so würde es zu einem nationalen Notstand kommen. (Wie ich später zeigen werde, wird sich die zunehmende Fettsucht in den nächsten zehn bis zwanzig Jahren sehr wahrscheinlich auch in einer ähnlichen Zunahme solcher Krankheiten niederschlagen.)

Forscher der amerikanischen Gesundheitsbehörde enthüllten kürzlich, daß das Durchschnittsgewicht junger Erwachsener in den letzten sieben Jahren *gestiegen* ist, obwohl der Verzehr von gesättigten Fetten und Cholesterin sank. »Schockierend«, sagten die Experten, die die Studie leiteten, »und vollkommen unerwartet.« Offensichtlich läuft irgendetwas falsch. Wenn wir angeblich »gesunde« Diäten befolgen, die weniger Fett und Cholesterin enthalten, warum in aller Welt nehmen wir zu?

Auf diese klare Frage gibt es eine klare Antwort: Wir werden immer dicker, weil viele unserer Ernährungsregeln falsch sind. Hinzu kommt, daß uns viele der gängigen Empfehlungen verwirren. Wenn Sie einige dieser fettarmen, kohlenhydratreichen Ernährungsprogramme studieren, werden Sie schon wenig Übereinstimmung bei einer genauen Definition von »arm« und »reich« finden. Darüber sind sich selbst die Wissenschaftler nicht einig.

Das eine renommierte Institut für Ernährung und Gesundheit zum Beispiel empfiehlt, 30 Prozent der gesamten täglichen Kalorienzufuhr mit Fetten und mindestens 55 Prozent mit Kohlenhydraten zu decken – besonders mit den sogenannten komplexen Kohlenhydraten wie Teigwaren und Brot.

Die anderen Ernährungswissenschaftler empfehlen einen Fettverbrauch von höchstens 20 Prozent in bezug auf die tägliche Kalorienzufuhr und raten, in etwa die Hälfte der täglichen Kalorien mit Kohlenhydraten zu decken.

Und Eiweiß? Der nächste Fachmann empfiehlt, »den Eiweißkonsum auf einem gemäßigten Niveau zu halten«. Was ist unter einem gemäßigten Niveau zu verstehen? Wer weiß? Inzwischen verkündet eine Verbraucherzeitschrift: »Um Eiweiß brauchen Sie sich in keiner Weise zu sorgen. Die meisten Menschen essen mindestens so viel Eiweiß, daß ihr Bedarf gedeckt ist.«

Diese Widersprüche sind verwirrend für Leute, die klare Richtlinien brauchen. Kein Wunder, daß der Durchschnittskonsument nicht mehr weiß, was richtig und falsch ist. Die durch diese widersprüchlichen Empfehlungen entstehende Verwirrung ist nur ein Problem. Das größere Problem ist eine erschreckende Paradoxie: Die Leute essen weniger Fett und werden fetter! Und keine medizinische Kapazität wird Ihnen erzählen, daß überschüssiges Körperfett gesünder macht. Es bleibt nur eine alarmierende Schlußfolgerung: Eine kalorienreiche, fettarme Diät kann Ihrer Gesundheit schaden.

Um diese Tatsache zu verstehen, müssen wir Nahrung neu betrachten. Wir müssen den Zusammenhang zwischen der Nahrung, die wir zu uns nehmen, und unserer Möglichkeit, im Optimum zu leben, verstehen. Wenn Sie sich nicht im Optimum befinden, kann eine schwerwiegende Folge sein, daß Sie unaufhaltsam Körperfett ansammeln – sogar mit einer fast fettfreien Kost.

Um Ihnen eine neue Sichtweise von Nahrung zu vermitteln, hier einige wichtige Informationen, von denen manche Sie überraschen mögen.

- *Fett zu essen bedeutet nicht zwangsläufig, dick zu werden.* Was Sie dick macht, ist die Antwort des Körpers auf ein Übermaß an Kohlenhydraten in Ihrer Nahrung. Ihr Körper ist nur begrenzt fähig, überschüssige Kohlenhydrate zu speichern. Er kann diese Kohlenhydrate ohne weiteres in überschüssiges Körperfett umwandeln.
- *Es ist schwer, Gewicht durch bloße Kalorienreduzierung zu verlieren.* Weniger essen und überschüssiges Fett verlieren, gehen nicht automatisch Hand in Hand. Kalorienarme, kohlenhydratreiche Diäten lösen im Körper eine Reihe biochemischer Signale aus, die Sie aus dem Optimum herausholen und den Zugriff auf die Fettspeicher zur Umwandlung in Energie erschweren. Das Ergebnis: Sie erreichen die Untergrenze des Gewichtsverlustes, ab der Sie einfach kein Gewicht mehr verlieren können.
- *Diäten, die auf bestimmten Einschränkungen und Kalorienbegrenzungen beruhen, verfehlen gewöhnlich ihre Wirkung.* Leute, die eine Reduktionsdiät befolgen, werden es rasch leid, sich Hunger und Entbehrung aussetzen zu müssen. Sie springen von der Diät ab, nehmen wieder zu (zunächst in Form von überschüssigem Körperfett) und sind von sich selber enttäuscht, weil sie nicht genug Willenskraft, Disziplin oder Motivation haben.
- *Gewichtsverlust hat wenig mit Willenskraft zu tun.* Sie brauchen Informationen, nicht Willenskraft. Wenn Sie das ändern, *was* Sie essen, brauchen Sie sich nicht übermäßig darum zu sorgen, *wieviel* Sie essen. Wenn Sie sich an die Leistungsdiät halten, können Sie genug essen, um sich satt zu fühlen und dabei noch Fett verlieren – ohne wie besessen Kalorien oder jedes Gramm Fett zu zählen.
- *Nahrung kann gut oder schlecht sein.* Der Schlüssel zu dauerhaftem Gewichtsverlust und optimaler Gesundheit liegt in dem Verhältnis der in den Gerichten enthaltenen Makronährstoffe – Eiweiße, Kohlenhydrate und Fette. Wenn Sie die Regeln, denen die starken biochemischen, durch Nahrung ausgelösten Reaktionen unterstehen, nicht verstehen, erreichen Sie den Optimalbereich niemals.

- *Die biochemischen Wirkungen der Nahrung haben sich in den letzten vierzig Millionen Jahren nicht verändert.* Alle Säugetiere, also auch der Mensch, reagieren auf Nahrung im wesentlichen gleich. Diese Reaktionen haben sich im Laufe der Evolution genetisch erhalten und werden sich in näherer Zukunft wohl kaum ändern.

Schlußfolgerung: Der Schlüssel zum Fettverlust liegt nicht in der Kalorienreduzierung, sondern im Optimum. Im Optimum verliert man Körperfett fast automatisch. Um jedoch das Optimum zu erreichen und dauerhaft zu erhalten, müssen Sie zunächst den Unterschied zwischen Gewichtsverlust und Fettverlust verstehen.

Fettverlust contra Gewichtsverlust

Ernährung ist, wie die Religion, stark instinktiv geprägt. Für viele Menschen ist nur wichtig, daß ein Pfund weniger eben ein Pfund weniger ist, und es ist nicht wirklich wichtig, woher das verlorene Gewicht kam. Lassen Sie mich etwas klarstellen: Zwischen Gewichtsverlust und Fettverlust besteht ein großer Unterschied.

Fettsucht ist nicht einfach ständige Gewichtszunahme, sondern eine Anhäufung von *überschüssigem* Körperfett. Daher ist das Erlangen des idealen Körpergewichts nicht bloß eine Frage von Gewichtsverlust. Es erfordert auch Reduzierung *überschüssigen* Körperfetts.

Ihr Körpergewicht setzt sich aus mehreren Größen zusammen – Wasser, Fett, Muskeln und Stützapparat (Knochen, Sehnen usw.). Der Einfachheit halber können Sie den Körper als zweiteiliges System betrachten: reines Fett auf der einen Seite, reine Körpermasse (der Rest) auf der anderen Seite. Der prozentuale Körperfettanteil ist schlicht und einfach Gesamtkörperfett geteilt durch Gesamtgewicht (Gesamtfett : Gesamtgewicht = prozentualer Anteil des Körperfetts).

Wenn Sie Ihr *ideales* Körpergewicht errechnen wollen, hat

das nichts mit einer Zauberformel zu tun. Das Idealgewicht ist nichts anderes als der angemessene prozentuale Fettanteil eines gesunden Menschen. Für gewöhnlich gelten bei Männern 15 Prozent, bei Frauen 22 Prozent Körperfett als normal. (Der höhere Fettanteil bei Frauen spiegelt die genetischen Unterschiede zwischen Männern und Frauen wider.)

(Die alten Metropolitan-Life-Tabellen zum idealen Körpergewicht, die im Laufe der Jahre ständig nach oben erweitert wurden und heutzutage von vielen auch schon wieder nicht mehr erreicht werden, finden Sie in Anhang G.)

Wie steht es zum Beispiel bei den Nordamerikanern heutzutage ums Körperfett? Im Schnitt beträgt das Körperfett beim Mann 23 Prozent, bei der Frau hingegen 32 Prozent. Das heißt, daß die Männer dieses Landes im Durchschnitt 53 Prozent über ihrem Idealgewicht liegen, die Frauen im Durchschnitt 50 Prozent. Nordamerikaner sind im Vergleich die dicksten Menschen auf diesem Planeten.

Warum ist der prozentuale Anteil an Körperfett in den USA so hoch? Weil die Fachleute, die sagen, was gegessen werden soll, den Zusammenhang zwischen Diät und Fettverlust nicht wirklich verstehen. Vor allem verstehen sie nicht, wie das Körperfett durch die *Makronährstoffe* in der Nahrung beeinflußt wird.

Was sind Makronährstoffe? Ganz einfach: Eiweiße, Kohlenhydrate und Fette. Dieses Konzept mag Ihnen vielleicht banal erscheinen. Natürlich besteht Essen aus Eiweißen, Kohlenhydraten und Fetten – das hat man Ihnen schon in der Schule beigebracht. Doch die Wahrheit liegt tiefer. Jedesmal, wenn Sie essen, lösen diese Nährstoffe komplexe Hormonreaktionen aus, die letztendlich bestimmen, wieviel Körperfett Sie anhäufen. Auf Gewichtsverlust bezogen bedeutet das: Die wahre Stärke der Nahrung liegt darin, diese Reaktionen unter Kontrolle zu bekommen und als Tor zum Optimum zu nutzen. Betrachten wir also die einzelnen Makronährstoffe genauer.

Kohlenhydrate – die Ursache der Fettsucht

In den letzten fünfzehn Jahren hat man regelrecht Kohlenhydrate-Werbung betrieben. Ständig bekamen wir zu hören, daß Kohlenhydrate das Gute der Ernährung ausmachen und die Welt besser aussähe, wenn wir sie mengenweise verzehren würden. In einer solchen Welt gäbe es nach Ansicht der Experten weder Herzleiden noch Fettsucht. Unter dieser Prämisse verschlingen die Menschen in den westlichen Industrieländern Brot, Getreide und Teigwaren, als gäbe es kein Morgen und versuchen verzweifelt, damit die 80 bis 85 Prozent an Gesamtkalorien zu erreichen, die von Kohlenhydratextremisten befürwortet werden.

Leider wissen viele Leute gar nicht, was Kohlenhydrate sind. Die meisten halten Süßigkeiten und Nudeln für gute Kohlenhydratequellen. Fragen Sie sie nach Obst oder Gemüse, dann werden Ihnen die meisten womöglich antworten, daß das eben Obst oder Gemüse sei – als wäre es ein ganz eigener Nahrungsbestandteil, den sie unbegrenzt verzehren können, ohne zuzunehmen.

Und es mag Sie überraschen, aber alle obengenannten Nährmittel – Süßigkeiten, Nudeln, Gemüse und Obst – sind Kohlenhydrate. Denn: Kohlenhydrate sind einfach verschiedene Formen von Einfachzucker, die zu Polymeren verbunden sind – etwa wie eßbares Plastik. Natürlich brauchen wir alle eine bestimmte Menge an Kohlenhydraten in unserer Nahrung. Der Körper verlangt eine fortgesetzte Zufuhr von Kohlenhydraten, um das Gehirn zu ernähren, das Glukose (eine Form des Zuckers) als Hauptenergiequelle nutzt. Das Gehirn ist im wahrsten Sinne ein Glukosefresser; es verschlingt im Ruhezustand über Zweidrittel der im Blutkreislauf zirkulierenden Kohlenhydrate. Um diesen Glukosefresser zu füttern, nimmt der Körper ständig Kohlenhydrate auf und verwandelt sie in Glukose.

In Wirklichkeit ist alles etwas komplizierter. Kohlenhydrate, die vom Körper nicht sofort verbrannt werden, werden in Form von Glykogen (eine lange Kette miteinander verknüpfter Glukosemoleküle) gespeichert. Der Körper verfügt über zwei Glykogenspeicher: Leber und Muskeln. Das in den Muskeln gespeicherte Glykogen ist für das Gehirn unerreichbar. Nur das in der Leber gespeicherte Glykogen kann aufgespalten und in den Blutkreislauf zurückgesandt werden, um einen für die normale Gehirnfunktion notwendigen Blutzuckerspiegel aufrechtzuhalten.

Die Kapazität der Leber, Kohlenhydrate in Form von Glykogen zu speichern, ist sehr begrenzt und kann innerhalb von zehn bis zwölf Stunden leicht erschöpft sein. Die Glykogenreserven der Leber müssen also kontinuierlich aufgefüllt werden. Deswegen essen wir Kohlenhydrate. Die Frage, um die sich bisher niemand gekümmert hat, lautet: Was passiert, wenn wir *zu viele* Kohlenhydrate essen? Die Antwort lautet: Egal, ob die Kohlenhydrate in der Leber oder den Muskeln gespeichert werden – das Gesamtspeichervermögen des Körpers an Kohlenhydraten ist sehr begrenzt. Der Durchschnittsmensch kann an die dreihundert bis vierhundert Gramm Kohlenhydrate in den Muskeln speichern, aber der Körper kommt an diese Kohlenhydrate nicht heran. In der Leber, wo Kohlenhydrate in Glukose umgewandelt werden können, vermag Ihr Körper nur sechzig bis neunzig Gramm zu speichern. Das entspricht in etwa zwei Tassen gekochter Nudeln oder drei Schokoriegeln und stellt Ihre gesamte Reservekapazität für die Sicherstellung der normalen Gehirnfunktion dar.

Sind die Glykogenspeichergrenzen in der Leber und den Muskeln erreicht, bleibt überzähligen Kohlenhydraten nur ein Los: in Fett verwandelt und im adipösen Gewebe, das heißt dem Fettgewebe, gespeichert zu werden. Kurz gesagt, obwohl Kohlenhydrate an sich fettfrei sind, *enden überschüssige Kohlenhydrate als überschüssiges Fett.*

Das ist nicht das Schlimmste. Jede Haupt- oder Zwischenmahlzeit, die *reich* an Kohlenhydraten ist, bewirkt einen schnellen Glukoseanstieg im Blut. Um diesen schnellen Anstieg auszugleichen, gibt die Bauchspeicheldrüse das Hormon Insulin in den Blutkreislauf ab, und Insulin senkt dort den Glukosespiegel.

So weit, so gut. Das Problem ist, daß Insulin im wesentlichen ein Speicherhormon ist, das entwickelt wurde, um überschüssige Kohlenhydratkalorien für den Fall einer kommenden Hungersnot in Form von Fett beiseite zu schaffen. Somit fördert Insulin, das von überschüssigen Kohlenhydraten stimuliert wird, energisch die Anhäufung von Körperfett.

Mit anderen Worten, wenn wir zu viele Kohlenhydrate essen, senden wir dem Körper (und ganz besonders den Fettzellen) mittels Insulin eine Hormonbotschaft, die da lautet: »Speichere Fett.«

Lesen Sie weiter, es kommt noch schlimmer! Ein überhöhter Insulinspiegel signalisiert dem Körper nicht nur, Kohlenhydrate in Form von Fett zu speichern, sondern auch, gespeichertes Fett nicht freizusetzen. Das macht es Ihnen unmöglich, Ihr eigenes Speicherfett für Energie zu nutzen. Damit nehmen Sie durch die überschüssigen Kohlenhydrate in Ihrer Diät nicht nur zu, sondern Sie können sichergehen, daß Sie dick *bleiben*. Ein Doppelschlag, der tödlich enden kann.

Anders ausgedrückt bedeuten zu viele Kohlenhydrate zu viel Insulin, und zu viel Insulin holt Sie aus dem Optimum heraus. Außerhalb des Optimums lagern Sie überschüssiges Körperfett ein und können es nicht mehr loswerden. Das ist grob umrissen die Darstellung der Kohlenhydrate. Werfen wir aber einen genaueren Blick darauf. Die wirkliche Erklärung liegt in der Geschwindigkeit, mit der Kohlenhydrate in den Blutkreislauf gelangen, denn das bestimmt die Höhe der Insulinsekretion. Sehen Sie, der Magen ist im Prinzip ein wenig wählerisches Säurefaß, das alle Kohlenhydrate aufnimmt – seien es nun Vollreiswaffeln, weißer Zucker, Karotten oder Nudeln – und zur Absorption in Einfachzucker aufspaltet. Was die Kohlenhydratearten voneinander unterscheidet, ist die Geschwindigkeit, mit der sie in den Blutstrom eintreten.

Vor 1980 kümmerte sich niemand um die Frage der Aufnahmegeschwindigkeit verschiedener Kohlenhydratformen in das Blut. Als diese Frage schließlich untersucht wurde, hätten die Folgen die Ansichten der Ernährungsexperten auf den Kopf stellen müssen. Irgendwie traten vermeintliche Einfachzucker wie

Fruktose sehr viel langsamer in den Blutstrom ein als vermeintliche Mehrfachzucker wie Nudeln. Diese Tatsache hat bedeutende Folgen, falls Sie jemals hoffen, das Optimum zu erreichen.

Die Aufnahmegeschwindigkeit von Kohlenhydraten in den Blutstrom ist bekannt als *Blutzuckerindex*. Je niedriger der Blutzuckerindex, desto niedriger die Aufnahmegeschwindigkeit. Ob Sie es glauben oder nicht, weißer Zucker hat einen niedrigeren Blutzuckerindex als die typischen Müslis. Die Kohlenhydrate mit dem höchsten Blutzuckerindex – das heißt, der höchsten Aufnahmegeschwindigkeit in den Blutkreislauf –, bilden das Kernstück vieler Reduktionsdiäten: Vollreiswaffeln. Vollreiswaffeln haben tatsächlich einen höheren Blutzuckerindex als Eiskrem, dem angeblich ärgsten Feind eines gewichtsbewußten Menschen. Kaum zu glauben.

Wodurch wird der Blutzuckerindex bestimmt? Grundlegende Faktoren sind:

1. die Struktur der Einfachzucker in der Nahrung,
2. der lösliche Faseranteil und
3. der Fettanteil.

Auf den Fettanteil werde ich gleich zurückkommen; zunächst jedoch zu den beiden anderen Faktoren.

Wie beeinflußt die Struktur der Einfachzucker, die die Kohlenhydrate bilden, die Aufnahmegeschwindigkeit des Zuckers in den Blutkreislauf? Rufen Sie sich in Erinnerung, daß alle komplexen Kohlenhydrate zur Aufnahme in Einfachzucker gespalten werden müssen. Es gibt nur drei gewöhnliche Zuckerarten, die alle verzehrbaren Kohlenhydrate umfassen, und jede hat eine andere Molekularstruktur, die letztlich die Aufnahmegeschwindigkeit ins Blut bestimmt. Glukose ist die am meisten verbreitete Zuckerart, gefolgt von Fruktose und Galaktose.

Glukose kommt in Getreide, Teigwaren, Brot, Stärke und Gemüse vor, Fruktose vor allem in Früchten, Galaktose in Milchprodukten. Obwohl diese Einfachzucker von der Leber schnell absorbiert werden, kann nur Glukose direkt ins Blut abgegeben werden. Aus diesem Grund springen glukosereiche

Kohlenhydrate wie Brot und Nudeln von der Leber regelrecht zurück in den Blutstrom, während Galaktose und Fruktose, die in der Leber zunächst in Glukose umgewandelt werden müssen, langsamer in den Kreislauf eintreten.

Insbesondere bei Fruktose läuft dieser Prozeß sehr langsam ab. Daher haben fruktosehaltige Kohlenhydrate (in erster Linie Obst), obwohl sie im wesentlichen aus Einfachzuckern bestehen, im Vergleich zu glukose- und galaktosehaltigen Kohlenhydraten einen sehr niedrigen Blutzuckerindex.

Wie sieht es mit Ballaststoffen aus? Ballaststoffe, das heißt unverdauliche Kohlenhydrate, werden nicht absorbiert und haben daher keine direkte Wirkung auf Insulin. Sie wirken jedoch auf die Aufnahmegeschwindigkeit anderer Kohlenhydrate wie eine Bremse. Je höher der Faseranteil eines Kohlenhydrats, desto langsamer die Aufnahme in den Blutstrom. Nimmt man dem Kohlenhydrat seinen Faseranteil, steigt die Aufnahmegeschwindigkeit. Ballaststoffe sind also ein wichtiger Faktor zur Kontrolle der Geschwindigkeit, mit der der Körper Kohlenhydrate absorbiert.

Daher ist das so beliebte Auspressen (das Entfernen des Faseranteils aus Früchten, um sie leicht trinkbar zu machen) Unsinn. Das Auspressen nimmt den Früchten einfach einen wesentlichen Kontrollstab (in diesem Fall Fasern), so daß die Kohlenhydrate zu schnell in den Blutstrom eintreten.

Wenn ein Kohlenhydrat zu rasch ins Blut eintritt, reagiert die Bauchspeicheldrüse mit einer hohen Abgabe von Insulin. Dadurch sinkt der Blutzuckerspiegel, und gleichzeitig wird dem Körper signalisiert, Fett zu speichern und gespeichertes Fett nicht anzurühren.

Zu viele blutzuckersteigernde Kohlenhydrate können Sie nicht nur dicker machen, sondern Sie werden durch sie auch dick bleiben. In Anhang H finden Sie eine vollständige Liste des Blutzuckerindexes von Kohlenhydraten. Sie können diese einfachen Angaben verwenden, um zu bestimmen, ob der Blutzuckerindex eines Kohlenhydrats hoch oder niedrig ist. Fast alle Früchte (ausgenommen Bananen und Trockenfrüchte) und faserreichen Gemüse (ausgenommen Karotten und Mais) sind

Kohlenhydrate mit niedrigem Blutzuckerindex. Und fast alle Getreidearten, Stärke und Nudeln sind stark blutzuckersteigernde Kohlenhydrate.

Ironischerweise bilden blutzuckersteigernde Kohlenhydrate wie Getreide, Brot und Nudeln die Basis der neuen, angeblich gesunden »Nahrungspyramide«, die mittlerweile von jeder Frauenzeitschrift abgedruckt wurde und auf jeder Cornflakes-Packung erscheint. Das sind aber genau die Kohlenhydratarten, die eine erhöhte Insulinsekretion bewirken; und ein höherer Insulinspiegel macht, wie Sie nun wissen, dick. Wenn Sie also Gewicht verlieren wollen, kann der Verzehr zu vieler Kohlenhydrate, insbesondere Kohlenhydrate mit hohem Blutzuckerindex – und der dadurch ansteigende Insulinspiegel – genau den gegenteiligen Effekt haben. Statt Ihre Fettvorräte zu verbrennen, vergrößern Sie sie. Statt abzunehmen, nehmen Sie zu.

Denken Sie daran, wenn Sie das nächste Mal nach einer fettfreien Vollreiswaffel oder einem Knäckebrot greifen.

Eiweiß – der vernachlässigte Makronährstoff

Wenn die »guten« Makronährstoffe der heutigen Ernährungsmythologie die Kohlenhydrate sind, dann bilden Fette und Eiweiße die »schlechten«. Sehen wir uns zunächst die Eiweiße an. Ihr schlechter Ruf läßt sich damit rechtfertigen, daß zwei unserer verbreitetsten Eiweißquellen, rotes Fleisch und Vollmilchprodukte, auch große Mengen an gesättigten Fetten beinhalten. Diese Fette können ungesund sein.

Statt jedoch die Mengen dieser zwei Eiweißtypen einfach zu verringern, propagieren einige gängige Modediäten, *alle* Eiweißarten in einen Topf zu werfen und allesamt einzuschränken. Das ist, als würde man das Kind mit dem Bade ausschütten. Der neuerdings schlechte Ruf der Eiweiße – und die damit verbundenen, einschränkenden Ernährungsratschläge – stellt eine irreführende Überreaktion dar.

Eiweiße oder Proteine sind die Bausteine des Lebens. In unserem Körper kommt Protein in größeren Mengen vor als jede andere Substanz, ausgenommen Wasser. Die Hälfte der Körpertrockenmasse – dazu zählen Muskeln, Haut, Haare, Augen und Nägel – besteht aus Eiweiß. Proteine sind elementarer Bestandteil der Zellen und der Enzyme, die ihre Funktion sichern. Selbst unser Immunsystem besteht im wesentlichen aus Eiweißen. Aminosäuren, die Eiweißbausteine, bilden die Basis allen Lebens.

Es gibt zwanzig dieser lebenswichtigen Aminosäuren. Neun unter ihnen, bekannt als essentielle Aminosäuren, können vom menschlichen Körper nicht synthetisiert werden und müssen mit der Nahrung zugeführt werden. Ohne die ständige Versorgung des Körpers mit diesen essentiellen Aminosäuren verlangsamt sich die Herstellung neuer Proteine und bleibt im Extremfall vollkommen aus. Sie sehen, warum eine tägliche, angemessene Proteinzufuhr so entscheidend ist. Sie müssen ständig Bausteine für neue Proteine zuführen. Ohne Ziegelsteine keine Wände.

Wenn Proteine also ein lebenswichtiger Faktor sind – und überschüssige Kohlenhydrate uns dick machen –, warum essen wir nicht viel Protein und sehr wenig Kohlenhydrate? Würde das nicht helfen, überschüssiges Körperfett zu verlieren?

Tatsächlich bilden proteinreiche, kohlenhydratarme Diäten die Basis vieler Schnelldiäten – egal, ob fertig gekaufte Produkte oder medizinisch abgesicherte Prinzipien die Basis bilden. Der typische Slogan dieser Programme lautet: »Essen Sie so viel Protein und Fett, wie Sie wollen, reduzieren Sie nur die Kohlenhydrate.« Auf den ersten Blick überzeugen diese Schnelldiäten. Fast jeder, der sie probiert, verliert anfangs an Gewicht. Leider das falsche, und das aus falschen biologischen Gründen.

In Wahrheit verursachen diese proteinreichen Schnelldiäten einen anormalen Stoffwechselstatus, genannt *Ketose*. Dazu kommt es, wenn Ihre Kohlenhydratspeicher in der Leber nicht ausreichen, um den Erfordernissen des Körpers und des Gehirns gerecht zu werden. (Denken Sie daran, daß die Leber, selbst wenn die Kapazität ausgeschöpft ist, nur geringe Kohlenhydratmengen speichern kann.) Wenn die Kohlenhydratspeicher aufgebraucht sind, was bei einer kohlenhydratarmen Diät in weniger als vierundzwanzig Stunden passiert, wendet sich der Körper den Fetten zu, um die Energieversorgung sicherzustellen. Prima, werden Sie sagen – das wollten wir doch, oder? Leider bringt eine proteinreiche, kohlenhydratarme Diät gerade das oftmals nicht mit sich. Der Umwandlungsprozeß von Fett in Energie wird bei einer kohlenhydratarmen, ketonischen Diät kurzgeschaltet. Das Ergebnis ist, daß die Zellen anormale biochemische Stoffe, die sogenannten *Ketonkörper,* produzieren.

Der Körper hat für diese Ketonkörper keine Verwendung. Er versucht wie verrückt, sie durch verstärktes Urinieren loszuwerden. Das bedeutet Gewichtsverlust, anfangs zumindest, doch der größte Teil des verlorenen Gewichts ist pures Wasser. Diese proteinreiche Diät hat in Wirklichkeit den Großteil Ihres überschüssigen Körperfetts nicht berührt.

Proteinreiche Schnelldiätprogramme lassen Sie auf die falsche Art und Weise Gewicht verlieren. Das ist aber nicht das Schlimmste. Wenn Sie mit einer Mahlzeit zu viel Protein zu sich nehmen, geht der Insulinspiegel gleichermaßen in die Höhe, weil Ihr Körper nicht will, daß eine große Anzahl überschüssiger Aminosäuren im Blutkreislauf zirkuliert. Was tut der erhöhte Insulinspiegel? Er hilft, das überschüssige Protein in Fett zu verwandeln.

Kürzlich entdeckte man, daß proteinreiche, ketonische Diäten eine Veränderung der Fettzellen verursachen können, indem Sie die Fettabsonderung um ein Zehnfaches des vor der Diät bestehenden Zustandes erhöhen. Wenn Sie die Diät beenden, häufen Sie mit erschreckender Geschwindigkeit weiterhin Fett an, der bekannte Jojo-Effekt setzt ein.

Es kommt noch schlimmer, der Körper ist schließlich nicht dumm. Wenn er es mit einer proteinreichen, kohlenhydratarmen Diät zu tun hat, sagt er sich: »Das Gehirn braucht Kohlenhydrate, um zu funktionieren, also nehme ich etwas von der Muskelmasse weg und verwandle die meisten Proteine dieser Muskelmasse in Kohlenhydrate.« Vielleicht sagen Sie: »Na, prima! Mit Muskelverlust kann ich leben, solange ich dabei Körperfett verliere.« Doch vergessen Sie nicht: Durch den erhöhten Insulinspiegel reduzieren Sie nicht annähernd so viel Fett wie erwartet und stoßen letzten Endes an eine Gewichtsuntergrenze.

Wenn Sie die Teile zusammenfügen, begreifen Sie, warum über 95 Prozent der Leute, die mit einer proteinreichen, ketonischen Diät abgenommen haben, kurz darauf genausoviel oder sogar mehr zugenommen haben. Warum? Ist denn jeder, der ein Schnelldiätprogramm versucht hat, ein willensschwacher Mensch? Das glaube ich nicht. Es ist nur einfach so, daß die proteinreichen, kohlenhydratarmen Diäten ständig Veränderungen in den Fettzellen bewirken. Veränderungen, die eine absehbare, gesteigerte Fettansammlung regelrecht garantieren.

Fettphobie

Ich wiederhole nochmals: *Nahrungsfett macht Sie nicht dick.* Darüber hinaus *müssen Sie Fett essen, um Fett zu verlieren* – was noch schockierender ist. Das mag nach Ernährungshäresie klingen, ist aber wissenschaftlich bewiesen. In den fünfziger Jahren veröffentlichten Kekwick und Pawan an der Universität von London eine Grundsatzstudie. Sie setzten Patienten auf eine kalorienarme (1000 Kilokalorien), aber fettreiche Diät. Das Fett stellte in der Tat 90 Prozent der Gesamtkalorienzahl. Was passierte? *Diese Patienten verloren deutlich an Gewicht.* Als dieselben Patienten auf eine kohlenhydratreiche Diät (90 Prozent der Kalorien wurden durch Kohlenhydrate gedeckt) mit gleicher Kalorienzahl gesetzt wurden, *gab es so gut wie keinen Gewichtsverlust.* Faszinierend.

Aber auch bei uns finden sich Beweise. Denken Sie daran, daß die Leute bei kohlenhydratreichen Diäten dick bleiben, *obwohl der Fettgehalt dieser Diäten sehr niedrig ist.* Bei der von mir entwickelten Leistungsdiät ist der Fettgehalt außerordentlich wichtig: Er stellt in der Tat den biochemischen Schlüssel dar, der letztlich die Anhäufung überschüssigen Körperfetts verhindert. Mit anderen Worten: Bei der Leistungsdiät *benutzen Sie Fett, um Fett zu verlieren.*

Was passiert, wenn Übergewichtige, die die Leistungsdiät machen, die Eiweiße, Kohlenhydrate und Fette in einem angemessenen Verhältnis kombiniert? 1992 leitete ich eine Pilotstudie, um eine Antwort auf diese Frage zu finden. An der Studie nahmen 91 Personen, 63 Frauen und 28 Männer, zwischen 25 und 55 Jahren teil. Alle waren gesund, manche hatten allerdings leichtes Übergewicht. (Die Frauen hatten im Schnitt 29 Prozent Körperfett, die Männer 20 Prozent.) Es waren Menschen mit fünf bis zehn Pfund Übergewicht, die sie weder mit Diäten noch mit Sport loswurden. Sie können sich denken, daß es nicht allzu schwer war, eine solche Testgruppe zusammenzubekommen.

Was erwartete ich? Einen Gewichtsverlust von zirka einem Pfund pro Woche. (Genetisch gesehen ist es unmöglich, mehr als 1 bis 1,5 Pfund Körperfett pro Woche zu verlieren – schneller kann man Körperfett einfach nicht loswerden. Sie können mehr Gewicht verlieren, aber es wird sich dabei vor allem um Wasser- und Muskelverluste handeln. Darum sehen Leute, die an Schnelldiäten teilnehmen, so ausgezehrt aus!)

Zunächst bestimmte ich den täglichen Eiweißbedarf für jede Testperson. (Ich werde später erklären, warum dieser Eiweißbedarf nur individuell gültig ist.) Jeder mußte täglich drei Haupt- und zwei Zwischenmahlzeiten zu sich nehmen, wobei jede Mahlzeit die angemessene Menge Eiweiß, Kohlenhydrate und Fett enthielt, damit das Optimum erreicht wurde. Um die Einhaltung sicherzustellen, entwickelte ich versuchsweise einen Riegelprototypen (der wie ein Schokoriegel aussah und schmeckte) mit der richtigen Kombination von Makronährstoffen. Ich bat die Testpersonen, diese Riegel anstelle eines Frühstücks zu essen.

Die Ergebnisse dieser sechswöchigen Studie (siehe Tabelle 2-1) trafen genau meine Erwartungen: Die Frauen verloren pro Woche durchschnittlich sechs Pfund Fett. Es war kein Verlust an reiner Körpermasse zu verzeichnen, so daß es sich um reinen Fettverlust handelte. Der durchschnittliche Prozentsatz

Pilotstudie zum Gewichtsverlust bei leicht Übergewichtigen

	Beginn	Ende	Veränderung	Wahrscheinlichkeitsfaktor
Frauen (Anzahl = 63)				
Gewicht (Pfund)	144	139	– 5	P ‹ 0,0005
Fettmasse (Pfund)	43	37	– 6	P ‹ 0,0005
Reine Körpermasse (Pfund)	101	102	+ 1	P ‹ 0,05
Anteil Körperfett (in Prozent)	29	26	– 3	P ‹ 0,0005
Männer (Anzahl = 28)				
Gewicht (Pfund)	177	174	– 3	P ‹ 0,25
Fettmasse (Pfund)	36	30	– 6	P ‹ 0,0005
Reine Körpermasse (Pfund)	141	144	+ 3	P ‹ 0,005
Anteil Körperfett (in Prozent)	20	17	– 3	P ‹ 0,0005

Tabelle 2-1

ihres Körperfettes fiel von 29 auf 26 Prozent – eine Verminderung um 10 Prozent gemessen an ihrem ursprünglichen Körperfettanteil.

Nun zur statistischen Analyse. Statistiken geben die Wahrscheinlichkeit an, mit der das gleiche Experiment dieselben Resultate erzielt. In der Wissenschaft ist ein Experiment statistisch von Bedeutung, wenn sich die Ergebnisse in 95 von 100 Fällen reproduzieren lassen (das bedeutet einen P-Faktor von weniger als 0,05). Der *P-Faktor* zeigt den Zufälligkeitsgrad der Ergebnisse an. Je niedriger der P-Faktor, desto größer die Wahrscheinlichkeit, die gleichen Ergebnisse in anderen, ähnlichen Experimenten reproduzieren zu können. Der P-Faktor ist ein guter Hinweis darauf, daß Ihr Ergebnis kein Zufallstreffer ist.

Was sagten die Statistiken bei unserer Pilotstudie über den Gewichtsverlust bei Frauen aus? Großartig: Der P-Faktor lag unter 0,0005. Im wesentlichen war damit statistisch belegt, daß man bei 10 000 solcher Studien 9995mal zum gleichen Ergebnis kommen würde.

Die Männer schnitten genausogut ab. Sie verloren ebenfalls Körperfett bei gleichzeitiger Zunahme der reinen Körpermasse. Die Zunahme reiner Körpermasse bei Männern bedeutete, daß ihr Gesamtgewichtsverlust statistisch nicht von Bedeutung war. Der Fettverlust und die prozentuale Abnahme von Körperfett waren statistisch dagegen äußerst gravierend. Der Anteil des Körperfetts fiel von 20 auf 17 Prozent, eine 15prozentige Reduzierung des ursprünglichen Körperfetts, ähnlich den 10 Prozent bei Frauen. Auch hier lag statistisch gesehen die Wahrscheinlichkeit eines gleichen Ergebnisses bei 9995 auf 10 000 Fälle.

Bedeutender war, daß weder die Männer noch die Frauen reine Körper- (Muskel-)Masse verloren. Der Gewichtsverlust war reiner Fettverlust. Was läßt sich daraus folgern? Selbst wenn Sie an anderen Programmen zur Gewichtsreduzierung gescheitert sind, ist Ihre Erfolgsaussicht bei der Leistungsdiät laut Statistik sehr gut.

Denken Sie an die zwei Schlüssel zu dauerhafter Schlankheit durch die Leistungsdiät:

1. Nahrungsfett macht Sie nicht dick, und
2. Sie müssen Fett essen, um Fett zu verlieren.

Sicher, das widerspricht allem, was Sie jemals über Diäten und Gewichtsverlust gehört haben, doch Sie werden bald verstehen, warum.

Es ist wirklich ganz einfach: Im Grunde geht es nur um die hormonale Antwort auf das Essen, das Sie zu sich nehmen. Je besser Sie diese Antworten verstehen, desto wahrscheinlicher erreichen Sie das Optimum. Haben Sie es einmal erreicht, gehören Ihre Gewichtsprobleme der Vergangenheit an.

Doch die Tür läßt sich nach beiden Seiten öffnen. Die Hormonreaktionen, die Sie durch das Essen, das Sie zu sich nehmen, auslösen, können Ihr größter Verbündeter oder Ihr schlimmster Feind sein.

KAPITEL 3

Die hormonalen Wirkungen der Nahrung

Bei dem Wort *Hormone* denken die meisten Leute an Sex. Mit Sicherheit haben die sogenannten »Sexualhormone« – Testosteron und Östrogen – lebenswichtige Funktionen, nicht nur bei der Regulierung des Geschlechtstriebes, sondern allgemein zur Erhaltung der Gesundheit. Aber: So wichtig sie sein mögen, sind Testosteron und Östrogen nur zwei Soldaten im großen Heer der Hormone, die die Grundausrüstung jedes lebenden Organismus bilden. Und doch begreifen nur wenige unter uns, wie entscheidend Hormone wirklich sind. In Wirklichkeit regulieren Hormone praktisch alle Körperfunktionen – von der Blutzuckerkontrolle bis hin zu den grundlegenden Überlebensmechanismen, die bei Streß, Angst und sogar bei der Liebe erfolgen.

In vielerlei Hinsicht können die Hormone als internes Telefonnetz betrachtet werden, das es den fernen Körperteilen erlaubt, schnell und exakt koordiniert miteinander zu kommunizieren. Wie beim Telefonnetz gibt es drei Verbindungsmöglichkeiten: Fern-, Regional- und Ortsnetze. Die hormonale Version der Fernverbindung ist als endokrines System bekannt. Die von den Drüsen abgegebenen Hormone repräsentieren den klassischen Typus der Hormonreaktionen und können als das Körperäquivalent einer Kette von Mikrowellentürmen oder einem Fiberoptiknetzwerk betrachtet werden. Die endokrinen Hormone lassen sich genauso wie die großen Kommunikationssysteme relativ leicht untersuchen.

Im endokrinen System setzt die Handlung ein, wenn eine innersekretorische Drüse eine Botschaft in Form eines Hormons in den Blutstrom, der Körperversion eines Fiberoptiknetzwerkes, abgibt. Die Hormonbotschaft wird vom Blut zu der entfernten Zelle eines Zielorgans transportiert. Die Zelle erhält die Botschaft und reagiert mit der vom Hormon geforderten Handlung.

Nehmen wir als Beispiel für den Einfluß aktivierter Hormone das Insulin. Die Bauchspeicheldrüse sondert Insulin in den Blutkreislauf ab. Das Insulin wandert zu Leber und Muskelzellen und fordert sie auf, Glukose aus dem Blut aufzunehmen und zu speichern. Genau das tun Leber und Muskelzellen.

In dem Maß, wie der Insulinspiegel steigt, fällt der Blutzuckerspiegel. Fällt der Blutzucker unter einen kritischen Punkt, verlangt das Gehirn, das Glukose zum Erhalt seiner Funktionen benötigt, nach mehr. Bekommt das Gehirn die benötigte Glukose nicht, läßt es in seiner Leistungsfähigkeit nach.

Medizinisch gesehen ist diese Glukoseverknappung als Hypoglykämie oder niedriger Blutzucker bekannt. Bei einem Erwachsenen führt sie zu geistiger Erschöpfung. Aus diesem Grund können Sie nach einem großen Teller Nudeln zur Mittagszeit in der Regel um drei Uhr nachmittags kaum noch die Augen offen halten. Wenn das bei Sportlern passiert – und das tut es, selbst wenn sie während eines Wettkampfes kohlenhydratreiche Energiegetränke zu sich nehmen –, kommt es zu Aussetzern im Leistungsniveau. Kinder, bei denen dieses Phänomen zum Beispiel im Kindergarten nach dem Nachmittagsimbiß mit Apfelsaft auftritt, werden vollkommen unleidig.

Was hält also die Leber im Falle einer Hypoglykämie davon ab, die Blutglukose aus ihren Speichern einfach wieder aufzufüllen? Die Antwort liegt beim hohen Insulinspiegel. Die gleiche überzogene Insulinreaktion, die das mittägliche Nudelgericht oder der nachmittägliche Apfelsaft im Kindergarten bewirkt haben, verhindert nun das Auffüllen der Blutglukose, die das Gehirn mit dem benötigten Treibstoff versorgt, und Sie haben Ihr Tagestief. Sie sehen, wie weitreichend und stark die Fernwirkung eines aktivierten endokrinen Hormons sein kann.

Bei parakrinen Hormonreaktionen legt das Hormon zwischen der sezernierenden Zelle und der Zielzelle nur eine sehr kurze Strecke zurück. Aufgrund der kurzen Entfernung zwischen absondernder Zelle und Zielzelle benötigen parakrine Antworten nicht die Fernleitungsmöglichkeiten des Blutstromes. Statt dessen benutzen sie die Körperversion des Regionalnetzes: das parakrine System.

Schließlich gibt es noch die autokrinen Hormonsysteme, die dem Kabel gleichen, das Telefonhörer und Telefonapparat verbindet. Hier setzen die sezernierenden Zellen ein Hormon frei, das sofort zur selben Zelle zurückkehrt, um auf sie einzuwirken.

Die Hormone der parakrinen und autokrinen Systeme wirken im Nahbereich und sind schwer untersuchbar, da sie nicht im Blut erscheinen, wo sie leicht getestet werden können. Sie wirken in der Regel stärker als endokrine Hormone, kommen aber in viel geringeren Konzentrationen vor. Wegen ihrer starken physiologischen Wirkung setzt bei diesen Hormonen Sekunden nach Erfüllung ihrer Aufgabe meist ein Selbstzerstörungsprozeß ein. Die flüchtigen physiologischen Auswirkungen der para- und autokrinen Hormonreaktionen sind ein entscheidender Teil des wissenschaftlichen Hintergrunds, ohne den sich das Erreichen des Optimums nicht verstehen läßt.

Den anderen Teil dieser wissenschaftlichen Basis bildet die Tatsache, daß Hormonsysteme sich ständig in einem Balanceakt befinden. Hormone agieren selten als Einzelwächter. Die Hormone eines Systems bestehen zumeist aus paarigen Gruppen (ein Paar wird *Achse* genannt), die sich aus zwei Hormonen mit starken, jedoch vollkommen entgegengesetzten Wirkungen zusammensetzen.

Es gibt viele Paare endokriner Hormone, doch das wichtigste zum Erreichen des Optimums ist die Insulin-Glukagon-Achse. Insulin senkt den Blutzuckerspiegel, während Glukagon den entgegengesetzten Effekt hat: Es hebt den Blutzuckerspiegel. Das Ausbalancieren dieser entgegengesetzten physiologischen Wirkungen ermöglicht es dem Körper, den Blutzucker relativ genau zu überwachen, wodurch das Gehirn wiederum seine

Höchstleistung erbringen kann. Wenn dieses empfindliche Hormongleichgewicht gestört ist und die Kommunikation innerhalb des Systems zusammenbricht, ist das Ergebnis ein unausgeglichener Blutzuckerspiegel.

Ist zum Beispiel der Insulinspiegel zu hoch oder der Glukagonspiegel zu niedrig, resultiert daraus eine Hypoglykämie beziehungsweise niedriger Blutzucker. In einem solchen Fall sind die Gehirnfunktionen beeinträchtigt. Es kann auch zu der sogenannten Insulinresistenz kommen, bei der der Insulinspiegel erhöht ist, der Blutzuckerspiegel jedoch hoch bleibt, weil die Zielzellen nicht mehr auf Insulin reagieren. Insulinresistenz und der daraus resultierende *erhöhte Insulinspiegel* (Hyperinsulinismus) führen zur Anhäufung von überschüssigem Körperfett, und andauernder Hyperinsulinismus kann nicht nur Diabetes bewirken, sondern ebenso die Entwicklung von Herzleiden beschleunigen.

Das ist keineswegs eine rein akademische Erörterung der hormonalen Biochemie, denn die Nahrung, die Sie zu sich nehmen, hat eine äußerst starke Wirkung auf die endokrinen, parakrinen und autokrinen Hormonreaktionen. Wenn Ihnen die immensen, durch Nahrung ausgelösten Hormonreaktionen verständlich sind, können Sie Nahrung nicht länger als bloße Kalorienquelle des Körpers betrachten.

Jeder Ernährungswissenschaftler kann Ihnen sagen, wieviel Gramm Fett in einer Portion eines bestimmten Lebensmittels sind oder wie viele Kalorien eine Mahlzeit hat. Optimale Gesundheit ist aber nicht das Ergebnis purer Kalorienzählerei. Sie basiert auf dem Verständnis der komplexen hormonalen Antworten, die jedesmal, wenn Sie Ihren Mund zum Essen öffnen, ausgelöst werden (siehe Abbildung 3-1). Haben Sie diese Antworten einmal verstanden, wird Ihnen Ihre bisherige Auffassung von der Ernährung des Menschen als vollkommen falsch erscheinen.

Wenn wir von dieser hormonalen Sichtweise ausgehend das Spektrum herkömmlicher Diätformen untersuchen, wird klar, daß alle aufgrund mehrerer, häufig verschiedener Gründe, zum Scheitern verurteilt sind. Anders gesagt: *Alle herkömmlichen*

Diäten zur Gewichtsreduktion sind hormonal gesehen mangelhaft. Egal, wie gut sie gemeint sind, können sie Ihnen nicht helfen, Gewicht dauerhaft zu verlieren. Sie können nicht bei der Vorbeugung oder Behandlung von Krankheiten helfen und können nicht zu optimaler Gesundheit und Höchstleistung führen, so wie es im Optimum möglich ist.

In Wahrheit ignorieren alle herkömmlichen Diäten eine wesentliche Tatsache: *Nahrung ist die stärkste Droge, mit der Sie jemals in Kontakt kamen. Wenn Sie lernen, durch Nahrung ausgelöste Hormonreaktionen zu kontrollieren, haben Sie den Passierschein zum Eintritt und Verbleib in das Optimum in der Hand.*

Wie muß man mit Nahrung umgehen, um Hormonreaktionen zu kontrollieren? Beginnen Sie damit, sich Essen nicht als Kalorienquelle, sondern als Kontrollsystem für Hormone vorzustellen. Stellen Sie sich die Zusammensetzung jeder Mahlzeit wie eine hormonale Scheckkarte vor, die bestimmt, welche Energiequelle Sie in den nächsten vier bis sechs Stunden nutzen. Sie müssen nur den richtigen Code eingeben, und Sie können eine praktisch unerschöpfliche Energiequelle anzapfen – Ihr eigenes Speicherfett. Geben Sie den falschen Code ein, sind Sie gezwungen, einen begrenzten Treibstoff mit niedriger Oktanzahl zu verwenden: gespeicherte Kohlenhydrate.

Nahrung sollte als Droge verstanden werden

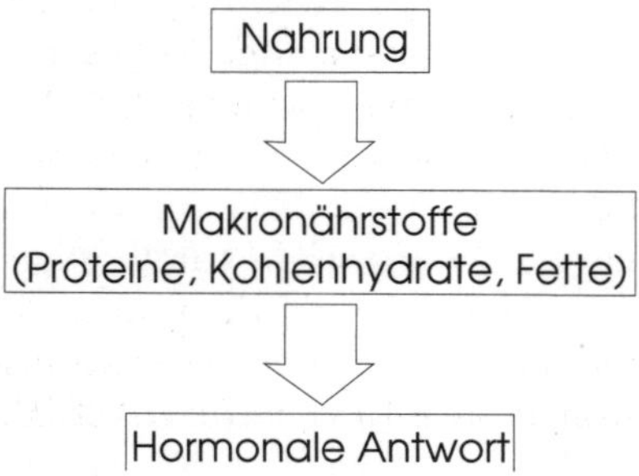

Abbildung 3-1

Der Durchschnittsmensch speichert fast 100 000 Kalorien in Form von Körperfett als potentielle Energie. (Wieviele kohlenhydratgeladene Pfannkuchen müssen Sie also essen, um die gleiche Menge an Energie zu bekommen? Viele, etwa 1700.)

Der richtige hormonale Scheckkarten-Code – Ihr Geheimwort, um in das Optimum einzutreten – liegt in der Insulin-Glukagon-Achse verborgen. Insulin ist, wie Sie sich erinnern, ein Speicherhormon. Seine Funktion besteht darin, den durch Nahrung zugeführten Kohlenhydraten überschüssige Glukose, den zugeführten Proteinen überschüssige Aminosäuren zu entnehmen, und sie in den Fettgeweben als Depotfett zu speichern. Es hilft auch, sich Insulin als Verschlußhormon vorzustellen: Es speichert Fett nicht nur im Fettgewebe, sondern verschließt es, damit es nicht abgebaut werden kann.

Wenn Insulin ein Speicher- und Verschlußhormon ist, dann ist Glukagon, der biologische Insulinantagonist, ein Mobilisierungshormon. Die Hauptaufgabe von Glukagon ist die Freisetzung gespeicherter Kohlenhydrate in Form von Glukose aus der Leber. Ist die Glukose mittels Glukagon freigesetzt worden, tritt sie in den Blutstrom ein und hilft, das empfindliche Blutzuckergleichgewicht aufrechtzuhalten, das das Gehirn zum angemessenen Funktionieren braucht.

Da Insulin den Blutzucker senkt und Glukagon den Blutzuckerspiegel wieder ausgleicht, ist die Kommunikation und das dauerhafte Gleichgewicht dieser beiden Hormone entscheidend für das Überleben. Denken Sie daran, daß die Freisetzung von Insulin durch Kohlenhydrate stimuliert wird, besonders durch stark stärkehaltige Kohlenhydrate wie Brot und Nudeln. Glukagon hingegen (das, wie Insulin, von der Bauchspeicheldrüse abgesondert wird) wird durch Nahrungsproteine stimuliert.

Das empfindliche Gleichgewicht von Insulin und Glukagon hängt also von zwei Faktoren ab: Zum einen vom Umfang der Mahlzeit – überschüssige Kalorien bewirken Insulinsekretion. Zum anderen vom Protein-Kohlenhydrat-Verhältnis pro Mahlzeit.

Was passiert, wenn Sie den falschen hormonalen Code eingeben – die typische Riesenportion Nudeln, das kohlenhydratreiche, proteinarme Essen, das zur Zeit empfohlen wird, zu sich nehmen? In der Regel können Sie, wenn Sie Ihren Teller Nudeln um zwölf essen, gegen drei Uhr Ihre Augen kaum noch offenhalten. Die überschüssigen Kohlenhydrate (und das unzureichende Protein) der Mahlzeit haben eine Überproduktion an Insulin bewirkt. Das Insulin senkt nicht nur den Blutzuckerspiegel – und entzieht dem Gehirn dadurch seine einzige Energiequelle –, sondern verhindert ebenfalls das Auffüllen des Blutzuckers aus der Leber. Eine Tatsache, die man nicht oft genug wiederholen kann.

Da der Blutzuckerspiegel fällt, läßt die Gehirntätigkeit nach. Innerhalb von drei bis vier Stunden nach einem kohlenhydratreichen Essen schreit das Gehirn verzweifelt nach Energie (obgleich Sie in der Leber vielleicht eine drei Schokoriegeln entsprechende Energiemenge gespeichert haben, die verzweifelt darauf wartet, herauszukommen). Diese Unmenge gespeicherter Kohlenhydrate kann jedoch nicht in den Blutstrom abgegeben werden, da das kohlenhydratreiche Mahl, das Sie verzehrt haben, den Insulinspiegel hochgejagt und den Glukagonspiegel gesenkt hat.

Da der Glukagonspiegel niedrig bleibt, können Sie den Blutzucker nicht aus Ihren eigenen, in der Leber gespeicherten Kohlenhydraten auffüllen. Voller Verzweiflung gibt Ihnen Ihr Gehirn zu verstehen, daß diese Tüte mit Chips äußerst verlockend aussieht. Während das Gehirn durch den Verzehr der Chips sofort mit Kohlenhydraten versorgt wird, geht der Teufelskreis des erhöhten Insulins und erniedrigten Glukagons weiter. Sie stecken sozusagen in einer Kohlenhydrathölle fest.

Die Kohlenhydrathölle ist die Ursache Ihrer Gier nach Kohlenhydraten. Ein ständig wiederkehrender Hunger (alle zwei bis drei Stunden), der damit einhergeht, ist das untrügliche Zeichen, daß Sie darin gefangen sind. Diese Gier wird hormonal durch das kohlenhydratreiche Essen angetrieben – oder, genauer gesagt, durch ein Nährstoffverhältnis, das zu reich an Kohlenhydraten und zu arm an Proteinen war.

Wenn die Gier nach Kohlenhydraten die einzige Folge des

falschen Hormoncodes wäre, wäre das schon schlimm genug. Denken Sie aber daran, daß Ihre Glykogendepots in Leber und Muskeln zum Platzen voll sind, Sie aber immer noch Kohlenhydrate essen. Wo und wie wollen Sie den Überschuß speichern? Die überschüssigen Kohlenhydrate werden schließlich in Fett umgewandelt. Für Fett findet der Körper immer Speicherplätze. Obwohl Sie vielleicht nur fettfreie Kohlenhydrate gegessen haben, hätte es ebensogut reiner Speck sein können.

Optimales Glukagon-Insulin-Gleichgewicht ist das Tor zum Optimum

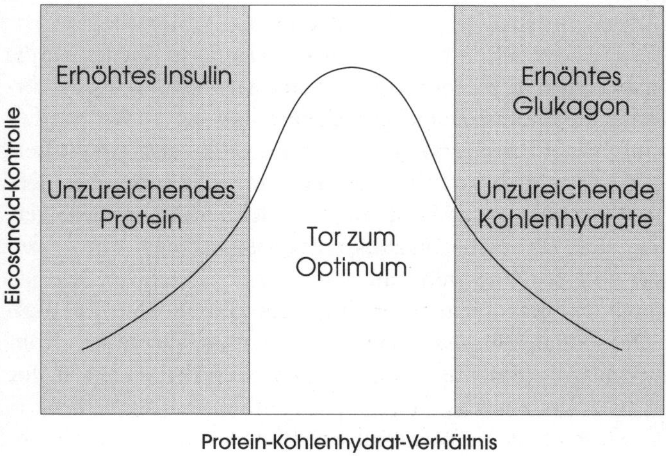

Abbildung 3-2

Ich möchte aber fair bleiben: Nicht jeder erhält eine so negative Hormonantwort auf kohlenhydratreiche Diäten. Manche Leute können bis zum Geht-nicht-Mehr Kohlenhydrate essen, ohne jemals dick zu werden. Warum? Alles hängt von Ihren Genen ab.

Untersuchungen, die 1987 von Gerald Reaven an der Universität von Stanford durchgeführt wurden, lösten dieses genetische Rätsel auf. Wie sich zeigt, ist die genetisch bedingte Insulinantwort auf Kohlenhydrate je nach Mensch verschieden. Bei zirka 25 Prozent der Normalbevölkerung ist die Insulinantwort auf Kohlenhydrate sehr abgeschwächt. Wenn diese Glückspilze zu viele Kohlenhydrate zu sich nehmen, steigt der Insulinspiegel nicht gleich rapide an. Sie können große Mengen Kohlenhydrate essen, ohne hungrig oder dick zu werden. (Diese Menschen kommen mit kohlenhydratreichen Diäten meist sehr gut zurecht, so daß Ernährungswissenschaftler sie stets vorzeigen, um das Funktionieren einer solchen Diät zu demonstrieren. Man muß einfach akzeptieren – diese Leute haben bei der Genlotterie das große Los gezogen.)

Leider müssen sich durchschnittlich 25 Prozent der Bevölkerung mit einer ungünstigen genetischen Ausstattung zufrieden geben, die eine extreme Insulinreaktion auf Kohlenhydrate vorschreibt. Diese Menschen nehmen schon beim bloßen Anblick kohlenhydrathaltiger Lebensmittel zu.

Zwischen diesen beiden Extremen liegen die übrigen 50 Prozent der durchschnittlichen Bevölkerung der Industrienationen. Diese Menschen verarbeiten Kohlenhydrate normal, das heißt, wenn sie zu viele Kohlenhydrate essen, reagieren sie mit einer erhöhten Insulinproduktion – nicht so extrem wie die unglücklichen 25 Prozent, doch immer noch hoch genug, um den oben beschriebenen Schaden anzurichten. Diese Leute werden an einer kohlenhydratreichen Diät immer scheitern. Sie sind keine willensschwachen Vielfraße, die sich nicht beherrschen können, sondern einfach nur mit einer ungünstigen Genstruktur geboren worden.

Das bedeutet, daß etwa ein Viertel der Bevölkerung, das eine kohlenhydratreiche Diät verfolgt, relativ gut damit zurechtkommt, weil es mit genetischem Glück gesegnet ist. Diese Gruppe kann Kohlenhydrate in sich hineinschlingen, ohne jemals dick zu werden, weil ihr Insulinspiegel immer niedrig bleibt. Die anderen 75 Prozent jedoch werden es immer schwer haben, wenn sie eine derartige Diät befolgen. Wie gesagt, wenn Sie an einer kohlenhydratreichen Diät scheitern, tragen nicht unbedingt Sie die Schuld, sondern Ihre Gene. Nun, Ihre Gene können Sie nicht ändern, aber mit Sicherheit Ihre Ernährungsweise.

In den letzten Kapiteln finden Sie praktische Tips für eine Diät, die es Ihnen ermöglicht, den hormonalen Folgen der Kohlenhydrathölle zu entkommen und ins Optimum zu gelangen. Bis dahin gilt: Essen Sie kleine Mahlzeiten – mit dem richtigen Verhältnis von Proteinen und Kohlenhydraten. Wenn Sie nur das stets im Kopf behalten, machen Sie sich schon zum Eintritt ins Optimum bereit.

Im vorangehenden Kapitel habe ich von der Insulin-Glukagon-Achse gesprochen. Doch diese Achse ist nur eine unter Hunderten von Hormonsystemen. Ihre Besonderheit liegt in der Funktion der Glukoseüberwachung, der elementaren Antriebsquelle des Gehirns. Wichtiger jedoch ist vielleicht ihr Einfluß auf die Produktion der lebenswichtigen Superhormone, die Eicosanoide.

Wenn Insulin und Glukagon das Tor zum Optimum sind, dann *sind* Eicosanoide das Optimum selbst.

KAPITEL 4

Eicosanoide – der direkte Weg

Wenn Hormone wie Insulin und Glukagon den Blutzucker kontrollieren, wer kontrolliert dann die Hormone? Die Antwort lautet: die Eicosanoide. Tatsächlich sind Eicosanoide die Superhormone des Körpers. Eicosanoide, geheimnisvoll und flüchtig, jedoch allmächtig, werden von jeder lebenden Körperzelle produziert. Sie sind der molekulare Leim, der den menschlichen Körper zusammenhält.

Die Eicosanoide kontrollieren nicht nur alle Hormonsysteme des Körpers, sondern praktisch jede physiologische Vitalfunktion: Herz-Kreislauf-System, Immunsystem, Zentralnervensystem, Fortpflanzungssystem und so weiter. Genau betrachtet ist die Aufgabe der Eicosanoide keine geringere, als Gesundheit und Leben zu erhalten. Ohne Eicosanoide wäre ein Leben, wie wir es kennen, unmöglich.

Die Familie der Eicosanoide umfaßt eine breite Palette an Superhormonen mit zungenbrecherischen Namen: Prostaglandine, Thromboxane, Leukotriene, Lipoxigenasen und hydroxilierte Fettsäuren. Später werde ich genauer auf diese Hormongruppen und ihre krankmachende Wirkung eingehen. Merken Sie sich im Augenblick nur, daß *Eicosanoide die stärksten, dem Menschen bekannten biologischen Agenzien sind. Durch die Kontrolle der Eicosanoide öffnen Sie das Tor zum Optimum.*

Trotz der entscheidenden Rolle, die die Eicosanoide für den

Erhalt von Leben und Gesundheit spielen, finden sie in den Arztpraxen und Ernährungsberatungsstellen noch vergleichsweise wenig Beachtung.

Diese in medizinischen Kreisen herrschende noch sehr geringe Kenntnis über Eicosanoide ist bedauerlich. Dabei wurden frühe Untersuchungen in der Eicosanoid-Forschung 1982 mit dem Nobelpreis für Medizin gekrönt; und in jedem Medikamentenschrank sind die stärksten Mittel die, die den Eicosanoidspiegel im Körper beeinflussen.

Der Grund für diese traurige Ignoranz ist, daß Eicosanoide Teil eines Systems (Achse genannt) von parakrinen und autokrinen Hormonen sind, das zwar äußerst komplex, jedoch fast nicht erfaßbar ist. Die Lebensdauer der Eicosanoide wird in Sekunden gemessen, sie wirken in verschwindend geringen Dosen und bedienen sich nicht des Blutstroms, um ihr Zielorgan zu erreichen. Anders ausgedrückt geht es diesen Hormonen wie Greta Garbo: Sie sind kaum zu sehen und werden daher fast nie verstanden.

Eicosanoide tauchen auf, tun ihre Arbeit und zerstören sich dann selbst – alles in Sekundenschnelle. In vielerlei Hinsicht sind sie die biologische Entsprechung der Quarks in der Physik, die nur selten beobachtet werden, es sei denn in gigantischen Partikelbeschleunigungen, häufig nach jahrelangen Fehlversuchen. So schwierig Quarks auch zu messen sind, wird Ihnen doch jeder Physiker sagen, daß sie die Basis der ganzen Materie bilden und seit Anbeginn aller Zeiten existieren.

Eicosanoide stehen diesen kaum nach. Diese Superhormone gibt es seit über fünfhundert Millionen Jahren – sie bildeten tatsächlich das erste hormonale Kontrollsystem, das für lebende Organismen entwickelt wurde. (Viele Eicosanoide, die Sie oder ich produzieren, sind die gleichen wie die eines Schwammes.) Trotzdem entdeckte man die Eicosanoide erst 1936. Da sie aus der Prostata isoliert wurden, nannte man die ersten entdeckten Eicosanoide *Prostaglandine*.

Damals glaubte man, daß Eicosanoide einfach ein weiteres endokrines Hormonsystem darstellten und von der Prostata abgesondert wurden, um via Blutstrom zu einer unbekannten

Zielzelle zu wandern. Doch man konnte ihre wirkliche Rolle im Körper nicht genau bestimmen, und so schlummerten die Tatsachen um die Eicosanoide vierzig Jahre lang in der wissenschaftlichen Literatur.

Erst mit dem Aufkommen spezieller Geräte Mitte der siebziger Jahre konnten die Eicosanoide zum ersten Mal untersucht werden. Seitdem war ein sprunghafter Anstieg des Interesses an diesen Hormonen zu verzeichnen.

Es stellte sich heraus, daß Prostaglandine nur einen Teil der großen Familie der Eicosanoide waren. In den vierziger Jahren entdeckten Wissenschaftler eine weitere rätselhafte Biochemikalie, die sie zunächst *Slow-Reacting Substance* (SRS) nannten. Diese Erkenntnis führte schließlich zur Entdeckung der *Leukotriene*, einer anderen Unterklasse von Eicosanoiden, die unter anderem die Bronchokonstriktion und Allergien kontrollieren.

Später, in den siebziger Jahren, fand man die *Prostacycline* und *Thromboxane* – zwei Schlüssel-Eicosanoide bei Herzleiden. In den achtziger Jahren wurden weitere Gruppen von Eicosanoiden entdeckt, unter ihnen *Lipoxigenasen* und *hydroxilierte Fettsäuren*. Diese Eicosanoide sind bei Entzündungsprozessen und der Regulierung des Immunsystems von Bedeutung.

All diese Eicosanoide wirken in der Einzelzelle und haben außerordentlich viele verschiedene und starke Wirkungen. Sie können tatsächlich als Endregulatoren zellulärer Funktionen betrachtet werden, die die Zellen in Sekundenschnelle ein- und ausschalten – wie Leuchtkäfer, die einen warmen Juliabend erhellen.

Gute und schlechte Eicosanoide

Wie alle Hormone funktionieren Eicosanoide als Kontrollsystem. Doch wie Insulin und Glukagon haben auch Eicosanoide entgegengesetzte Wirkungen. Da Eicosanoide das stärkste der Hormonsysteme darstellen, bedeutet ein Gleichgewicht dieser gegensätzlichen Wirkungen Gesundheit, ein Ungleichgewicht Krankheit. Damit sind Eicosanoide im wahrsten Sinne das elementarste zelluläre Kontroll- und Balancesystem.

Man kann es auch einfacher sagen: Manche Eicosanoide sind gut, andere schlecht. Selbstverständlich ist keine natürliche Substanz streng genommen als vollkommen gut oder schlecht zu bezeichnen. Nehmen wir das Beispiel des Cholesterins. Ärzte aber nennen die unterschiedlichen Arten von Cholesterin gern *gut* (High Density Lipoproteins oder HDL) und *schlecht* (Low Density Lipoproteins oder LDL). Jedoch sind die Low Density-Lipoproteine (die Träger des »schlechten« Cholesterins) die molekularen Lieferwagen, die Lipide wie essentielle Fettsäuren und Cholesterin, die entscheidend am Zellwachstum beteiligt sind, transportieren. Ohne das schlechte Cholesterin würden wir sterben. Nur wenn das *Gleichgewicht* von gutem und schlechtem Cholesterin gestört ist, lauern Herz-Kreislauf-Probleme.

Ein anderes Beispiel, da wir von Hormonen sprechen, ist Insulin. Wie wir im vorangegangenen Kapitel gesehen haben, führt zu viel Insulin zu Hypoglykämie (niedrigem Blutzucker); zu wenig kann Diabetes bedeuten. Daraus folgt: Die Natur sucht das Gleichgewicht, und zu viel des Guten (oder zu wenig des Schlechten) kann am Ende schädlich sein.

Das gleiche gilt für gute und schlechte Eicosanoide, nur sind die physiologischen Grenzpfosten noch höher gesteckt, da parakrine Hormone wie Eicosanoide stärker sind als endokrine Hormone wie Insulin und Glukagon.

Nehmen wir das Beispiel der Thrombozytenaggregation. Die Thrombozytenaggregation ist nur eine fachliche Bezeichnung für die Bereitschaft einer als Thrombozyten bekannten Blutzellenart, sich in Klumpen aneinanderzulagern. Gute Eicosa-

Eicosanoide werden durch Nahrungsfett kontrolliert

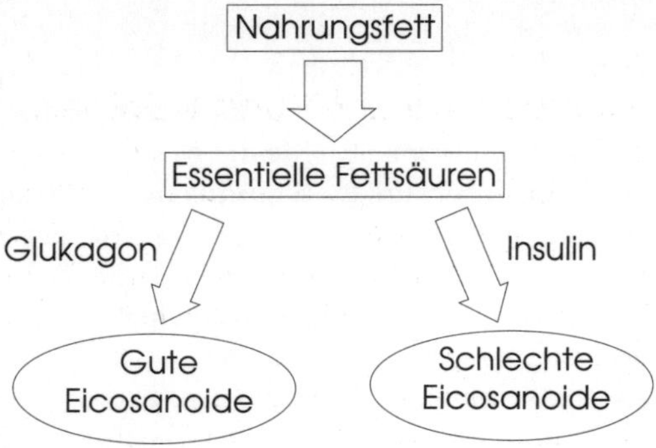

Abbildung 4-1

noide halten die Thrombozyten vom Aneinanderlagern (einer Aggregation) ab, schlechte Eicosanoide fördern es. Wenn Thrombozyten zur falschen Zeit miteinander verklumpen, kann sich ein Blutpfropf entwickeln, der einen Herzinfarkt oder Schlaganfall auslösen kann. Wenn Sie sich aber schneiden, wollen Sie, daß die Thrombozyten verklumpen, damit die Blutung gestoppt wird. Hätten Sie zu wenig schlechte Eicosanoide, würden Sie verbluten.

Das gleiche gilt für den Blutdruck. Zu viele schlechte Eicosanoide bewirken hohen Blutdruck, da sie die Gefäße engstellen (Vasokonstriktion). Zu viele gute Eicosanoide bewirken niedrigen Blutdruck (Vasodilatation), der zum Schock führen kann.

Was auf die Thrombozytenaggregation und den Blutdruck zutrifft, ist auch für Schmerzen, Entzündungen, das Immunsystem und vieles andere gültig: Ein Ungleichgewicht an guten und schlechten Eicosanoiden bedeutet Krankheit. Tabelle 4-1 zeigt einige Eigenschaften der Eicosanoide.

Wie Sie Tabelle 4-1 entnehmen können, unterstehen praktisch alle Körperfunktionen – Funktionen, die Sie vielleicht für selbstverständlich halten – der Kontrolle der Eicosanoide. Offensichtlich brauchen wir ein dynamisches Gleichgewicht guter und schlechter Eicosanoide, um das biologische Gleichgewicht aufrechtzuhalten. Letztlich hält Sie der Erhalt des Gleichgewichts gesund.

Eicosanoide, Krankheit und Wohlbefinden

Als 1982 der Nobelpreis für Medizin für die Erforschung der Eicosanoide verliehen wurde, führte das zu einer neuen Sichtweise von Krankheit. Mit Hilfe eines neu entdeckten Musters lassen sich viele, wenn nicht alle Krankheiten, zu einem neuen Gesamtbild verknüpfen.

Praktisch jede Krankheit, ob Herzleiden, Krebs oder Erkrankungen des Autoimmunsystems wie Arthritis und Multiple Sklerose, läßt sich auf Molekülebene so verstehen, daß der Körper einfach mehr schlechte als gute Eicosanoide produziert. Für manche Leute bedeutet dieses Ungleichgewicht Herzleiden, für andere Krebs, Arthritis oder Fettsucht.

Umgekehrt heißt eine Neudefinition von Krankheit im Sinne guter und schlechter Eicosanoide, daß zum ersten Mal in der Geschichte der Medizin eine einfache, aber elegante Moleküldefinition von Wohlbefinden existiert: Der Körper produziert mehr gute und weniger schlechte Eicosanoide.

Wirkung der guten und der schlechten Eicosanoide

Gute Eicosanoide:	Schlechte Eicosanoide:
• hemmen Thrombozyten-aggregation	• fördern Thrombozyten-aggregation
• fördern Vasodilatation	• fördern Vasokonstriktion
• hemmen Zellwucherungen	• fördern Zellwucherungen
• stimulieren Immunantworten	• unterdrücken Immunantworten
• wirken entzündungshemmend	• wirken entzündungsfördernd
• verringern Schmerzübertragung	• verstärken Schmerzübertragung

Tabelle 4-1

Wohlbefinden kontra optimale Gesundheit

Die meisten von uns definieren Wohlbefinden einfach als das Gegenteil von Krankheit. Die Mehrheit der Menschen ist vielleicht nicht sichtbar krank, aber sie befindet sich sicher auch nicht in Hochform. *Optimale* Gesundheit, der metabolische Zustand, in dem Körper und Geist mit höchster Leistungskraft arbeiten, liegt jenseits bloßen Wohlbefindens. Das ist der Idealzustand, den viele gern erreichen würden.

Optimale Gesundheit erfordert ein Gleichgewicht an guten und schlechten Eicosanoiden. Sie brauchen wie gesagt einige schlechte Eicosanoide zum Überleben, genauso wie Sie etwas schlechtes Cholesterin zum Überleben brauchen. Der metabolische Zustand, hinter dem Sie her sind, um optimale Gesundheit zu erlangen, ist derjenige, in dem die dynamische Balance von guten und schlechten Eicosanoiden günstig ist. Das ist die molekulare Definition des Optimums.

Was bringt Ihnen das Optimum, dieser Zustand bester Gesundheit? Selbst wenn Sie nicht krank sind, können Sie damit möglichen Erkrankungen vorbeugen. Viele chronische Krankheiten wie Fettsucht, Herzleiden, Krebs, Diabetes, Depression und Alkoholismus weisen stark genetische Zusammenhänge auf. Die Möglichkeit ihrer Äußerung liegt im genetischen Code verborgen. Innerhalb des Optimums können Sie die Möglichkeit einer Aktivierung dieser Gene deutlich reduzieren. Je weiter Sie sich vom Optimum entfernen, desto wahrscheinlicher werden diese Gene aktiviert. Eine unmittelbare Folge des Optimums ist der bessere Zugriff auf gespeichertes Körperfett (statt auf gespeicherte Kohlenhydrate) zur Energiegewinnung. Außerdem steigt Ihre Konzentrationsfähigkeit, was Sie nicht nur produktiver, sondern körperlich fit werden läßt.

Wer möchte schon die Chance vertun, diese vielversprechenden Früchte zu ernten?

Nahrung, Eicosanoide und das Optimum

Ganz gleich, ob Sie von Krankheit zu Wohlbefinden oder über Wohlbefinden hinaus zu optimaler Gesundheit kommen wollen, das einzig mögliche Ziel liegt im Optimum. Aber wie kommen Sie überhaupt ins Optimum? Es ist unglaublich einfach: durch die Nahrung, die Sie zu sich nehmen.

Wenn Sie die Leistungsdiät einhalten, wird sie Sie zum Optimum bringen und es für den Rest Ihres Lebens erhalten. Das ist eine Diät, bei der das Gleichgewicht der Makronährstoffe – Eiweiße, Kohlenhydrate und Fette – genauestens überwacht wird: mit jeder Mahlzeit, jedem Imbiß, jeden Tag. Aber was hat das Gleichgewicht der Nährstoffe mit Eicosanoiden zu tun? Zunächst bietet Nahrungsfett die *einzige* Quelle essentieller Fettsäuren, den chemischen Bausteinen aller Eicosanoide. Dabei wacht das Eiweiß-Kohlenhydrat-Gleichgewicht über die Insulin-Glukagon-Achse, die wiederum bestimmt, ob die Eicosanoide, die Ihr Körper produziert, gut oder schlecht sind. So einfach ist das.

Stellen Sie sich den Körper als einen biologischen Flipperautomaten vor. Die Kugeln (die essentiellen Fettsäuren) werden durch den Kolben, dem Fett, das Sie bei jeder Mahlzeit essen, ständig ins Spiel gebracht. Ob die Kugeln im Spiel bleiben (gute Eicosanoide bilden) oder im Loch landen (schlechte Eicosanoide produzieren) hängt davon ab, wie gut Sie mit den Knöpfen außen am Automaten umgehen. Diese Knöpfe entsprechen der Zusammenstellung der Makronährstoffe einer jeden Mahlzeit, die Sie zu sich nehmen.

Ob Sie es wissen oder nicht, Sie spielen das Eicosanoid-Spiel alle vier bis sechs Stunden, jeden Tag Ihres Lebens. Je konsequenter Sie es spielen, desto besser sind die Ergebnisse und desto wahrscheinlicher ist es, daß Sie das Optimum erreichen.

Wenn Sie eine Diät einhalten, die zu reich an Kohlenhydraten ist – die gleiche Diät, die jedem Herz-Kreislauf-Patienten, Sportler und Durchschnittsamerikaner empfohlen wird –, dann spielen Sie das Spiel schlecht. Sie tun praktisch alles in Ihrer Macht Stehende, um mehr schlechte Eicosanoide zu produzieren. Warum? Sie provozieren auf diese Weise eine Überproduktion an Insulin, und die daraus resultierende Erzeugung schlechter Eicosanoide bringt Ihren Blutzuckerspiegel durcheinander. Das verwehrt Ihnen den Zugang zum Speicherfett und führt letzten Endes zu Krankheit. Überschüssige Kohlenhydrate treiben Sie aus dem Optimum heraus.

Wenn Sie also eine kohlenhydratreiche Diät befolgen und sich zunehmend müde fühlen, über weniger Energie verfügen, aber weiter zunehmen, dann wissen Sie jetzt, warum. Sie haben das Eicosanoid-Spiel nicht gut genug gespielt. Damit wurden die grundlegenden Kontrollmechanismen – die Eicosanoide – kurzgeschlossen, die sich im Laufe der letzten 500 Millionen Jahre entwickelt haben, um Zugriff auf das gespeicherte Körperfett und den Blutzuckerspiegel zu erhalten.

Sie werden sich fragen, woher ich weiß, daß ein gutes Nährstoffspiel – eben die Leistungsdiät – diesen Nutzen bringt? Ich habe es an Herzpatienten, Diabetikern, Übergewichtigen, Menschen mit Autoimmunkrankheiten und sogar HIV-Positiven getestet. Aber die überzeugendsten Tests waren wohl die, die ich mit Weltklassesportlern durchgeführt habe.

KAPITEL 5

Spitzensportler im Optimum

Acht Goldmedaillen im Schwimmen bei den Olympischen Spielen in Barcelona. Kein schlechtes Gesamtergebnis für ein großes Land wie die USA und erst recht für eine einzige amerikanische Universität. Dazu kommen sechs aufeinanderfolgende nationale Schwimmeisterschaften in den letzten drei Jahren. Welche Sportlerfabrik hat derart beeindruckende Ergebnisse hervorgebracht? Keine Sporthochschule, sondern tatsächlich eine der strengsten akademischen Einrichtungen Amerikas: die Stanford Universität.

Die Stanford-Schwimmer zählen zu den Hunderten von Spitzensportlern, mit denen ich zusammengearbeitet habe, um ihnen zu dem entscheidenden Vorteil zu verhelfen, im Optimalbereich an Wettkämpfen teilzunehmen. Die hormonalen Veränderungen, die ein Spitzensportler durch Training zu erreichen versucht, sind die gleichen, die ein Herz-Kreislauf-Patient für sein Wohlbefinden braucht. In beiden Fällen geht es darum, den Körper mehr gute und weniger schlechte Eicosanoide produzieren zu lassen. Immer geht es darum, in den Optimalbereich zu kommen. Sie wissen schon, daß eine kohlenhydratreiche Diät der sicherste Weg ist, um außerhalb des Optimums zu bleiben. Dennoch bildet kohlenhydratreiche Kost die Basis der derzeitig allgemein empfohlenen Sportlernahrung, und zwar weltweit. Die Ernährungswissenschaftler liegen hier vollkommen falsch.

Sportliche Höchstleistung wird nicht am Tag des Wettkampfes bestimmt, und sie hängt mit Sicherheit nicht von irgendeinem Energieriegel oder -getränk ab. (Anbei bemerkt sind die meisten der heute angebotenen Energieriegel reich an Kohlenhydraten und arm an Fett und Eiweiß. Ihre Nährstoffzusammensetzung unterscheidet sich kaum von der eines normalen Schokoriegels, nur daß Schokoriegel besser schmecken. Das bedeutet: Sie können diese Energieriegel den ganzen Tag essen, den Optimalzustand erreichen Sie damit aber nie.)

Sportliche Spitzenleistung hängt vom Training und von einer über Wochen oder sogar Monate eingehaltenen Diät *vor* dem Rennen oder Wettbewerb ab. Nichts in der veröffentlichten Fachliteratur stützt die Annahme, daß das lange Einhalten (mehr als fünf Tage) einer kohlenhydratreichen Diät sportliche Leistung verbessert. Die Leistungsdiät wiederum steigert sportliche Leistung deutlich, und zwar auf wissenschaftlich nachweisbare Weise.

Die erste Gelegenheit, mit großen Gruppen von Spitzensportlern in einem fast klinischen Umfeld zu arbeiten, bot sich mir 1991, als mich der ehemalige Krafttrainer der Los Angeles Raiders, Marv Marinovich, kontaktierte. Marv leitet in Südkalifornien jeden Sommer ein äußerst intensives Trainingslager für Universitäts-Fußballer und professionelle Basketballspieler. Er hatte von der Leistungsdiät durch meine Zusammenarbeit mit Garrett Giemont, der damals Krafttrainer bei den Los Angeles Rams war, und etlichen Rams-Spielern gehört.

Als ich Marv zum ersten Mal traf, hatte er zwölf Kilo Übergewicht – obwohl er einer der bestinformierten und fähigsten amerikanischen Trainer war. Wie fast jeder im Spitzensport war Marv Verfechter einer kohlenhydratreichen Ernährung. Als erstes ermunterte ich Marv, seine Ernährung umzustellen, um sein persönliches Optimum zu erreichen.

Marv war skeptisch. Sollten sich alle Experten für Sportlernahrung täuschen? Zugleich wußte er von dem großen Erfolg, den Garrett Giemont mit den Los Angeles Rams durch das Einhalten der Leistungsdiät hatte und beschloß, es zu probieren.

Zwei Wochen später rief Marv mich an und erzählte mir, daß während seines Trainings etwas Außergewöhnliches passiert war. »Beim Gewichtstraining«, sagte er, »war es so ähnlich, als wehte plötzlich ein die Schwerkraft aufhebender Wind durch den Gewichteraum.« Nach diesem Erlebnis war er ernsthaft daran interessiert, seine gesamte nahrungsbezogene Angehensweise des Trainings zu ändern.

Marv war also überzeugt, doch seine Leute blieben skeptisch. Warum wollte er alles auf den Kopf stellen? Hatten seine bisherigen Ernährungsstrategien nicht immer gute Ergebnisse gebracht? Ja, aber die Aussicht auf noch bessere Ergebnisse spornt Menschen wie Marv, die an die Grenzen des Körpertrainings gehen, ungemein an.

Marv fragte mich, ob ich an einer Pilotstudie mit einer Gruppe von neun Sportlern interessiert sei, wenn er dafür garantiere, daß sie die Leistungsdiät einhielten. Ohne zu überlegen antwortete ich mit Ja.

Das Angebot war so attraktiv, weil die Art von Studie, die Marv mir anbot, mir die Arbeit mit einer größeren Gruppe durchtrainierter Sportler ermöglichte und die Stärke des Teams statistisch aussagekräftige Zahlen liefern würde. Jetzt konnte ich wissenschaftlich belegen, daß die Ergebnisse reproduzierbar waren – genau wie in meinen Studien mit leicht Übergewichtigen. Statistiken geben die Wahrscheinlichkeit wider, mit der Ergebnisse wiederholbar sind. Wenn man einen Wahrscheinlichkeitsfaktor von mehr als 95 Prozent hat (einen P-Faktor von weniger als 0,05), kann man sicher sein, daß man bei 100 entsprechenden Versuchen in 95 Fällen zum selben Resultat kommt. Für eine ordnungsgemäße statistische Analyse braucht man jedoch genug Testpersonen, die die Vorgaben für die Dauer der Studie einhalten. Marvs Sportler halfen mit, daß die Rechnung aufging.

Außerdem machten wir eine offene Pilotstudie, um zu entscheiden, ob sich weitere Forschungsarbeiten mit Spitzensportlern lohnten. Wenn ich unter diesen streng überwachten Bedingungen keine statistisch relevante Leistungsverbesserung erzielen konnte, würde es mir nie gelingen.

Im Sommer 1991 setzten wir neun von Marvs Sportlern (sechs Universitäts-Spitzenfußballer und drei Profi-Basketballspieler) für sechs Wochen auf die Leistungsdiät. Täglich wurde jede Mahlzeit überprüft. Wenn jemand Essen mit ins Lager brachte, das nicht der Leistungsdiät entsprach, wurde er von Marv verwarnt. Eine zweite Warnung gab es nicht – beim zweiten Mal flog der Sportler aus der Studie und aus Marvs Lager. Diese Situation war natürlich hart. Aber auf diese Weise konnte er sichergehen, daß die Diät eingehalten wurde.

Vor Beginn der sechswöchigen Phase maß Marv Gewicht und Körperfettanteil der Sportler und errechnete ihre reine Körpermasse. Damals testete er die Belastbarkeit des Herz-Kreislauf-Systems, Kraft (Grundgeschwindigkeit), die Ausdauer, die Beweglichkeit und die Kraftkoordination und maß sie an Hochsprüngen (Kraftmaß für den Unterkörper) und Würfen von Drei-Kilo-Bällen (für den Oberkörper).

Nach sechs Wochen Leistungsdiät (und zwei intensiven Trainingsabschnitten pro Tag) überprüfte und testete Marv die Sportler erneut. Die Ergebnisse (siehe Tabelle 5-1) waren erstaunlich, wenn nicht schlichtweg unfaßbar. Ihr Gewicht war durchschnittlich um mehr als fünf Kilo gestiegen, doch die Menge an Körperfett *um knappe fünf Pfund gesunken.* Das bedeutete, daß sie mehr als sieben Kilo reine Körpermasse gewonnen hatten.

Für diese relativ kurze Zeit (sechs Wochen) waren derartige Veränderungen im Körperaufbau (vgl. Tab. 5-1) überraschend – insbesondere, da keiner der Sportler mehr als 2500 Kalorien täglich verzehrte. Da sie sich aber ständig im Optimalbereich befanden, lieferte die Diät die angemessene Menge Eiweiß, um Muskelgewebe auszubessern und neues zu bilden und dabei die bestehende reine Körpermasse zu erhalten.

Veränderungen im Körperaufbau waren jedoch nicht die entscheidende Frage, auf die ich eine Antwort suchte. Ich war mehr an Leistungsverbesserungen interessiert. Diese Sportler waren ausgewählt worden, weil sie bereits ein intensives Konditionsprogramm hinter sich gebracht hatten und mit ihrem Programm weitermachen wollten, um für die Saison vorberei-

Veränderungen im Körperaufbau

Parameter	Veränderung in %	Wahrscheinlichkeitsfaktor
• *Körperaufbau*		
Gewicht	+ 5 %	P ‹ 0,005
Anteil Körperfett	– 20 %	P ‹ 0,005
Reine Körpermasse	+ 8 %	P ‹ 0,005
• *Leistung*		
NFL-Geschicklichkeitsablauf	– 2 %	P ‹ 0,0005
Herz-Kreislauf-Belastbarkeit	+ 118 %	P ‹ 0,0005
Kraft	+ 30 %	P ‹ 0,0005
Letzte Laufzeit nach 15 100-Meter-Sprints	– 7 %	P ‹ 0,0005
Überkopf-Wurf	+ 7 %	P ‹ 0,0005
Hochsprung	+ 10 %	P ‹ 0,0005

Tabelle 5-1

tet zu sein. Jeder Trainer weiß, daß eine weitere Leistungszunahme nach Erreichen des Konditionsgipfels in der Regel nur gering ausfällt. Wird das Training jedoch nicht fortgeführt, kann ein Großteil des Leistungsvorteils verlorengehen. Bei Spitzensportlern kann es innerhalb weniger Tage zu diesem Trainingsverlust kommen. Damit würde ein echter Test der Optimumvorteile vorliegen, wenn die Sportler während der sechswöchigen Dauer der Studie wesentliche Leistungs-*Steigerungen* aufweisen würden.

Als Marv mir die Analysedaten zusandte, waren die Ergebnisse so verblüffend, daß ich sie mir telefonisch von ihm bestätigen ließ. Sie waren dermaßen aufsehenerregend, daß Marv sich nicht traute, mit irgend jemandem darüber zu sprechen. Kein Sportmediziner hätte ihm geglaubt. *Jede Leistungskategorie, die wir testeten, verbesserte sich mit einer signifikanten Wahrscheinlichkeit von über 99,95 Prozent.* Das bedeutete, daß ich, würde ich dieselbe Studie 10 000mal wiederholen, 9995mal eine Leistungsverbesserung zu verzeichnen hätte.

Wie sahen die einzelnen Ergebnisse aus? Vor allem verbesserte sich der Hochsprung, und zwar um 10 Prozent. Es handelte sich hier um Sportler, die über 5 Kilo Gewicht gewonnen hatten, und dennoch ihr ohnehin beeindruckendes Sprungvermögen um weitere sieben Zentimeter steigern konnten.

Als nächstes folgte die Ausdauer. Marv maß die Ausdauer, indem er die Sportler 15 100-Meter-Sprints in Höchstgeschwindigkeit laufen ließ (mit 75 Sekunden Pause zwischen den Sprints) und ihre Zeiten dann im *letzten* Sprint verglich. Die Ergebnisse: Die Sportler waren im letzten Sprint 7 Prozent schneller als am Anfang der Studie, *obwohl sie im Durchschnitt 5 Kilo schwerer waren.* Auch als sie einen bestimmten Geschicklichkeitstest machten, waren sie bedeutend beweglicher.

So beeindruckend diese Verbesserungen waren, verblaßten sie doch im Vergleich zur beobachteten Steigerung der Kraft und Belastbarkeit des Herz-Kreislauf-Systems. Im American Football ist Härte nicht so wichtig wie Kraft. Die Kraft bestimmt, wie schnell man ein Gewicht bewegen kann. Die Sportler wiesen eine durchschnittliche Kraftsteigerung von 30 Prozent auf. Die Herz-Kreislauf-Belastbarkeit – der vielleicht wichtigste Maßstab für vollständige Gesundheit – stieg um sage und schreibe 118 Prozent. Marvs zusammenfassender Kommentar der Studie: »Unglaublich.«

Heute muß sich jeder Sportler, mit dem Marv trainiert, verpflichten, die Leistungsdiät einzuhalten. Ach, übrigens – Marv selber hat fast zehn Kilo verloren und hat jetzt mehr Kraft und Ausdauer als vor etwa fünfundzwanzig Jahren, als er selbst noch aktiv war.

Mit dem Abschluß von Marvs Studie konnte ich sicher sein, daß Spitzensportler deutliche Leistungsgewinne erwarten können, wenn sie im Optimalbereich trainieren. Doch was passierte mit Spitzensportlern unter normalen Bedingungen, wenn Marv ihre Essenswahl nicht streng überwachte?

Auf der Suche nach einer Antwort auf diese Frage bot sich mir eine zweite Testchance. Über einen gemeinsamen Freund lernte ich Richard Quick und Skip Kenney kennen, die Trainer der Männer- und Frauenschwimmteams der Stanford Universität. Richard und Skip sind vielleicht die besten Schwimmtrainer, die die USA zu bieten hat, wenn nicht die ganze Welt. Wie Marv treiben sie das Training bis an die Grenze und suchen ständig nach Möglichkeiten, um die Leistung ihrer Sportler zu verbessern.

Aber auch Richard und Skip waren erst einmal skeptisch. Ich schlug ihnen daher zunächst vor, das Programm selbst auszuprobieren. Ich rechnete damit, daß sie zirka zwei Wochen bräuchten, um erste Ergebnisse festzustellen.

Und tatsächlich: Nach zwei Wochen riefen mich die Trainer unabhängig voneinander an und sagten, daß sie den Unterschied kaum fassen könnten. Die Resultate überzeugten sie. Und im Hinblick auf die nahenden Olympischen Spiele von 1992 fragten sie mich anschließend, ob ich während des kommenden Jahres mit ihren Teams arbeiten würde. Die zweite große Chance für mich. Und die Ergebnisse sprachen für sich. Die Serie von Siegen riß nicht ab.

Marv Marinovichs Sportler und die Stanford-Schwimmer waren jedoch nicht die einzigen Weltklasseathleten, die von der Leistungsdiät profitierten. In den vergangenen fünf Jahren half das Programm Hunderten von Sportlern, ihre persönlichen Ziele zu erreichen.

Doch wie ließen sich diese bemerkenswerten Ergebnisse im einzelnen erklären? In welcher Weise brachte die Leistungsdiät diese Sportler dahin, ihr Leistungsniveau dermaßen in die Höhe zu treiben? Zur Beantwortung dieser Fragen müssen wir einen Blick auf die Körperfunktionen der Sportler werfen, um zu sehen, was wirklich passiert, wenn sie sich härtesten Körpertests unterziehen.

Jede Sportleistung auf Spitzenniveau ist letztlich abhängig

von der Anpassung an kontinuierliches Training. Auf Molekularebene erfordert diese Anpassung das komplexe Zusammenspiel verschiedener Hormonsysteme, das einen Sportler in die Lage versetzt, Leistung unter höherer Belastung zu erbringen.

Man muß den Einfluß von Training und Diät auf die Hormonsysteme verstehen, denn darin liegt der wirkliche Schlüssel zum Erreichen maximaler Sportleistung. Wenn Sie die gegensätzlichen Hormonwirkungen, die aus einer kohlenhydratreichen Diät resultieren, verstanden haben, sollte es deutlich werden, warum es hormonal gesehen unmöglich ist, daß eine kohlenhydratreiche Diät Höchstleistung bewirkt. Einfach gesagt können Spitzensportler, die eine kohlenhydratreiche Nahrung zu sich nehmen, niemals dauerhaft im Optimum bleiben, in dem wirkliche Höchstleistung erzielt wird.

Sie fragen sich wahrscheinlich, warum Spitzensportler, die kohlenhydratreiche Diäten einhalten, es dann immer noch schaffen, Rekorde zu brechen. Natürlich können Spitzensportler aufgrund ihrer natürlichen Fähigkeiten und ihres disziplinierten Trainings außerhalb des Optimums gute Leistungen erbringen. Im Optimum können sie sie weiter steigern.

Leben im Optimum verschafft diesen Sportlern einen Riesenvorteil gegenüber Athleten, die noch immer auf den Kohlenhydrat-Mythos setzen. Sehen Sie, die typische Sportlernahrung ist im Prinzip die gleiche, die gewöhnliche Menschen dick macht. Schlimmer noch, die Kohlenhydrate, die diese Sportler essen, stammen vor allem aus ungünstigen blutzuckersteigernden Quellen wie Nudeln, mit denen sie sich vollstopfen.

Wie sehen die hormonalen Folgen aus? Sportler, die eine kohlenhydratreiche Diät einhalten, zwingen ihre Körper, zuviel Insulin zu produzieren, das wiederum ihre Zellen dazu bringt, schlechte Eicosanoide auszustoßen. Diese unglückliche Kombination verringert den Sauerstofftransport zu den Muskelzellen und damit Ausdauer und gesamte Körperleistung. Gleichzeitig verdammt dieser fortdauernde Hyperinsulinismus zu ständigem Hunger und setzt einen Teufelskreis in Gang, wenn der Sportler seinen Hunger mit Kohlenhydraten stillt.

Eine Überproduktion an Insulin und schlechten Eicosanoiden versperrt dem Sportler auch den Zugang zum gespeicherten Fett, so daß ein Großteil der Energie, die sie oder er braucht, aus einer sehr begrenzten Quelle kommen muß: Kohlenhydrate. Genauso wichtig ist die Tatsache, daß eine kohlenhydratreiche Diät erhöhte Muskelermüdung und geringere Geistesgegenwart mit sich bringt.

Neueste Forschungsstudien zeigen allmählich, daß – zumindest was Spitzensportler betrifft – die kohlenhydratreiche Diät stark überbewertet wurde. Eine dieser Studien, die 1990 von einem Forscherteam der Ohio State University geleitet wurde, verglich die Wirkung zweier verschiedener Diäten auf die Trainingsstärke einer Gruppe von Hochschulschwimmern. Eine der Diäten deckte etwa 40 Prozent der Gesamtkalorien aus Kohlenhydraten, die andere 80 Prozent.

Nach Ablauf der neuntägigen Testphase brachten die Forscher die Schwimmer ins Schwimmbecken und stoppten ihre Zeiten über verschiedene Strecken. Die Ergebnisse? Die Zeiten der Schwimmer, die kohlenhydratreiche Diäten einhielten, waren nicht besser als die derjenigen, die sich an eine gemäßigtere Diät hielten. Bezogen auf die Trainingsintensität schlossen die Forscher, »daß eine Diät mit 80 Prozent Kohlenhydraten keinen Vorteil darstellt«.

Als dasselbe Team der Ohio State-Forscher 1993 eine ähnliche Studie durchführte, die Wettläufer und Radfahrer miteinbezog, kamen sie zu demselben Ergebnis: Kohlenhydratreiche Diäten bewirken keine Leistungssteigerung.

Will ein Sportler Höchstleistungen erbringen, muß sie oder er verstehen, wie eine Diät eingesetzt werden muß, um innerhalb des Optimalbereichs trainieren und am Wettkampf teilnehmen zu können. Eine Leistungsdiät, mit dem angemessenen Gleichgewicht an Eicosanoiden, bringt dem Sportler eine Menge sofortiger Vorteile. Der Kalorienverbrauch wird in der Regel um 50 Prozent reduziert, da der Sportler an sein Speicherfett als primäre Energiequelle herankommt, statt zusätzlich essen zu müssen.

Trotz der verringerten Kalorienzufuhr kommt es nicht zu ständigem Hunger, besonders nicht zu der Gier nach Kohlenhydraten, da der Blutzucker für vier bis sechs Stunden auf einem relativ konstanten Niveau gehalten wird – die Zeit, die zwischen den Mahlzeiten einer Leistungsdiät liegt.

Die hormonalen Vorteile, die eine Leistungsdiät hat, bringen nie dagewesene sportliche Konditionssteigerungen. Im Optimum werden Fettsäuren schneller aus dem Fettgewebe freigesetzt, was höhere Muskelausdauer bedeutet, da das Glykogen in den Muskeln unangetastet bleibt. Speicherfett wird sowohl beim Training wie in den Ruhepausen besser verwertet, was den erwünschten Fettverlust mit sich bringt, den fast alle Athleten zu erreichen suchen. Der Sauerstofftransport nimmt zu, und die Muskelermüdung ist auf ein Minimum herabgesetzt. Stabile Blutzuckerspiegel sorgen für eine höhere Geistesgegenwart, die unbedingt notwendig ist, wenn ein Sportler darauf hofft, seine Höchstleistung zu erreichen.

Wenn das alles stimmt – und meine Arbeit sowie die meisten kürzlich durchgeführten Studien anderer Forscher lassen das sehr stark vermuten –, warum haben die Experten für Sportlernahrung diese Ergebnisse bislang nicht anerkannt? Weil es Mut erfordert, eine etablierte Ernährungsphilosophie zu ändern – und auch enormes Durchsetzungsvermögen.

Und – viele Spitzensportler und Trainer sind mit einer kohlenhydratreichen Diät offensichtlich gut zurechtgekommen. Sie konnten so schließlich ihren jetzigen Leistungsstandard erreichen. Warum also das alles gefährden?

Die einzigen, die anfänglich das Risiko einer Umbesinnung eingingen, waren Sportler und Trainer, die auf Messers Schneide standen. Sie schenkten mir und meiner Arbeit enormes Vertrauen.

Glauben Sie mir: Wenn die Diät jedoch kontrolliert durchgeführt wird, so daß das Eiweiß-Kohlenhydrat-Verhältnis für fünf bis sieben Tage durchgehend aufrechterhalten wird, wird das Optimum schnell und dauerhaft erreicht. Diese Zeitspanne braucht der Körper zur Hormonregulierung, die dann letztendlich zu hervorragenden Leistungen, persönlichen Bestergebnissen, Weltrekorden, verblüffenden Comebacks und unzähligen Siegerpokalen führt.

Wenn Spitzensportler, Trainer und Ernährungsberater das begriffen haben, werden sportliche Leistungen auf ein neues Niveau hochschnellen und alle Rekorde wie Zinnsoldaten umfallen. Es ist nur eine Frage der Zeit. Bis dahin hoffen die Stanford-Trainer und andere Spitzensportler, mit denen ich gearbeitet habe, daß ihre Konkurrenten mit der Nudelstopferei weitermachen.

KAPITEL 6

Körpertraining im Optimum

Warum Spitzensportler trainieren, wissen wir – es ist ihr Job. Aber was ist mit den anderen? Warum trainieren die meisten Menschen? Um Gewicht zu verlieren und sich hoffentlich wieder im Badeanzug präsentieren zu können. Die traurige Wahrheit ist jedoch, daß die Fitneßbranche mit raschen Erfolgen arbeiten muß: Die Leute gehen in ein Fitneßstudio, um in Form zu kommen – das heißt, überschüssiges Körperfett zu verlieren. Diese Instant-Fitneß-Fans kaufen sich Profi-Ausrüstungen, trainieren mit religiösem Eifer und zerfließen vor Schweiß. Neunzig Tage später geben sie auf, wenn sich ihre Figur um kein Quentchen verändert hat. Wenn sie keinem Fitneßclub beitreten wollen, kaufen sie einen teuren Heimtrainer. Neunzig Tage später ist dieses glänzende Übungsteil nichts anderes als ein überteuerter Kleiderständer.

Ironischerweise verfügt das Land mit den meisten Übergewichtigen der Welt über die zahlreichsten Fitneßclubs und die größte Auswahl an Heimtrainern auf dem Markt. Amerikaner treten weit häufiger als andere Menschen Fitneßvereinen bei. Was geht hier vor? Hat das Training alle Amerikaner dick werden lassen, oder reichen diese Bewegungsprogramme einfach nicht aus, um die hormonalen Folgen einer kohlenhydratreichen Ernährung wettzumachen?

Natürlich sollte Bewegung fester Bestandteil eines vollständigen Gesundheitsprogrammes sein. Nicht nur wegen der besseren Gewichtskontrolle, dem Nutzen für das Herz-Kreislauf-System und der Kraftsteigerung, sondern auch wegen des Wohlbehagens, das selbst leichte Anstrengungen mit sich bringen. Worin aber liegt der eigentliche biologische Nutzen dieser Tatsache? Er ist einfach als Folge hormonaler Veränderungen anzusehen, die die verschiedenen Bewegungsarten bewirken.

Wenn Sie Trainer nach den Wirkungen des Trainings auf den Hormonhaushalt fragen, werden sie Sie in den meisten Fällen anstarren, als kämen Sie vom Mars. Interviewen Sie Ernährungsexperten (oder andere Ernährungsspezialisten, zum Beispiel Ihren Nachbarn) aus diesem Grund, und Sie ernten den gleichen erstaunten Blick.

Ich hoffe, ich habe Sie mittlerweile davon überzeugt, daß Sie sich Nahrung als einen Hormonmodulator vorstellen müssen. Sie sollten Bewegung unter derselben Prämisse betrachten. Wenn Sie in den Kategorien der Hormone denken, verstehen Sie, daß Bewegung und Essen eine unzertrennliche Einheit bilden. Sie wollen schließlich, daß die Segnungen des Trainings von den hormonalen Wirkungen Ihrer Nahrung gesteigert, und nicht zerstört werden.

Ja, Nahrung bleibt der wichtigste Weg ins Optimum, doch Training kann diesen Weg noch beschleunigen und es leichter machen, langfristig dort zu bleiben. Aber: Alles Training der Welt wird Ihnen nie zum Optimum verhelfen, wenn Sie die falsche Diät einhalten. Um das zu begreifen, müssen Sie den Zusammenhang zwischen Essen, Bewegung und Energie verstehen. Und Sie sollten erkennen, was es mit den bewegungsbedingten Hormonwirkungen wirklich auf sich hat.

Kalorienverbrennung im Gegensatz zu Fettverbrennung

Die meisten Leute glauben, daß ein Training darauf zielt, Kalorien zu verbrennen. Die meisten Kalorien, die Sie etwa bei Aerobicübungen verbrennen, werden Sie mit einem oder zwei Brötchen wieder ersetzen. Damit ist aber auch jeder hormonale Gewinn des Trainings aufgehoben, da die zwei Brötchen Sie sofort aus dem Optimum verbannen.

Fette, nicht Kohlenhydrate, sind die wesentliche Energiequelle unserer Muskeln. Sie sind nicht nur eine effizientere Rohmaterialquelle zur Energieerzeugung – sie liefern mehr als zweimal soviel Energie wie Kohlenhydrate –, sondern sind auch im Überfluß vorhanden. Ein Top-Marathonläufer zum Beispiel hat zwanzigmal mehr Energie in Form von Fett als in Kohlenhydraten gespeichert.

Klingt lächerlich? Schauen wir uns die Zahlen an. Ein typischer Marathonlauf erfordert etwa 2000 Kalorien Energie. Das entspricht zufällig der maximalen Kohlenhydratmenge, die ein Marathonläufer in Muskeln und Leber speichern kann: zirka 2000 Kalorien. Wenn der Marathonläufer nur die gespeicherten Kohlenhydrate verbraucht, hätte er oder sie vielleicht nicht genug Energie, um den Lauf zu beenden.

Wenn derselbe 70 Kilo schwere Läufer aber 10 Prozent Körperfett hat, so entspricht das 7 Kilo Fett. Zirka 1,5 Kilo des Gesamtfettes stehen für Energie nicht zur Verfügung, da sie an Stellen wie dem Gehirn sitzen. Damit verbleiben etwa 5,5 Kilo Fett für den Energieverbrauch.

Da pro Kilo Fett 7000 Kalorien vorhanden sind, kann die verfügbare Fettmenge den Läufer im Prinzip mit 38 500 Kalorien Energie versorgen – mehr als das Zwanzigfache der Energie aus gespeicherten Kohlenhydraten. Unter Nutzung des eigenen Speicherfetts hat der Läufer tatsächlich genug Energie, um mehr als neunzehn Marathons zu laufen! Welchen Brennstoff würde er oder sie demnach bevorzugen? Die Antwort sollte auf der Hand liegen: Fett.

Natürlich sind wenige unter uns Langstreckenläufer. Werfen

wir also einen Blick auf das andere Ende des Energie-Spektrums. Die meiste Energie wird einfach für Wärme verbraucht. Um den Ofen anzuheizen, tragen wir alle zwei Energiequellen in uns: gespeichertes Körperfett und gespeicherte Kohlenhydrate.

Der wichtigere Brennstoff, um den Körper warm zu halten, ist jedoch Fett. Wenn Sie in einem Sessel sitzen, liefert Fett tatsächlich 70 Prozent der Kalorien, die erforderlich sind, um Körperwärme und -funktionen zu erhalten. Solange Sie sitzen, wird der Fettfluß vom Speicherdepot (dem Fettgewebe) über die Schnellstraße (dem Blutstrom) zur Fabrik (die Muskeln) leicht in Gang gehalten.

Selbst wenn Sie vor dem Fernseher sitzen, verbrennen Sie also Fett – nur nicht besonders viel. Nichtsdestotrotz pumpt Ihr Herz mit einer gewissen Geschwindigkeit weiter. Nehmen wir an, Sie sind 50 Jahre alt und haben einen Ruhepuls von 72. Ihr höchster Puls (wenn man die Standardformel von 220 minus Alter anwendet) läge bei zirka 170 Schlägen pro Minute. Fernsehen erfordert einen Puls von 72 Schlägen pro Minute. Wenn ich 72 durch 170 teile, weiß ich, daß Sie 42 Prozent Ihres maximalen Pulses einfach zum Fernsehen brauchen. Sie haben wohl nicht geahnt, daß Sie beim Zapping so hart arbeiten müssen. Nehmen wir an, Sie gehen zum Kühlschrank, um sich etwas zum Knabbern zu holen. Das erfordert noch etwas mehr Energie, und Ihr Puls steigt leicht an, da Sie sich bewegen. Sie verbrennen weiterhin Fett, genauso wie im Fernsehsessel.

Jetzt lassen Sie uns noch aktiver werden. Irgendwann möchten Sie etwas Anstrengenderes tun, als vom Kühlschrank zum Fernseher zu gehen. Welche Aktivität auch immer das sein mag, sie wird erhöhte Muskelkontraktionen erfordern. An diesem Punkt müssen Sie noch mehr Ihres Körperbrennstoffes (gespeichertes Fett oder gespeicherte Kohlenhydrate) einsetzen, um die Energie zu gewinnen, damit Ihre Muskeln sich für längere Zeit kontrahieren können. Das versteht man unter Training.

Wenn Sie trainieren, stellen Sie höhere Arbeitsanforderungen an den Körper. Sie müssen also mehr Fett aus dem Speicherdepot zur Fabrik bekommen – den Muskeln. Wodurch wird die Freisetzung von Fett aus Ihrem Speicherdepot kontrolliert? Sie haben es erraten: durch das Eicosanoid-Gleichgewicht. Wenn Sie im Optimum sind, Ihr Körper also mehr gute und weniger schlechte Eicosanoide erzeugt, kann das Fett, das Sie zur Energiedeckung brauchen, schneller freigesetzt werden. Wenn Sie das Optimum verlassen, gleicht das freigesetzte Fett einem Rinnsal. Die Fabriken werden widerstrebend auf einen minderwertigeren Brennstoff mit niedrigerer Oktanzahl umstellen: Kohlenhydrate.

Unabhängig davon, wie sehr Sie sich bewegen – ob Sie nur fernsehen oder sich durch einen Marathon kämpfen –, verbrennen Sie außerhalb des Optimums gespeicherte Kohlenhydrate anstelle von gespeichertem Körperfett.

Sehen wir uns diesen Prozeß etwas genauer an. Für Muskelkontraktionen ist eine einzigartige chemische Energiequelle vonnöten, das sogenannte *Adenosintriphosphat* (ATP). Diese Energiequelle wird mit jeder Muskelkontraktion schnell aufgebraucht und muß aufgefüllt werden, wenn Sie Ihre Muskeln weiter kontrahieren wollen.

Um mehr dieser Energie herzustellen, ist viel Rohmaterial vonnöten. Die Arbeiter (Enzyme) in den Fabriken benutzen daher den besten zur Verfügung stehenden Stoff: Fett oder Kohlenhydrate. Und sie ziehen das Fett immer vor, da es eine ergiebigere Energiequelle darstellt und der Körper viel davon hat. (Kohlenhydrate sind weniger ergiebig, und Ihr Körper kann nicht viel davon speichern.) Wenn sie kein Fett bekommen, das sie ja bevorzugen, schalten die Enzyme auf Kohlenhydrate um.

Was bedeutet das für den Durchschnittsmenschen, der nur Sport treibt, um Fett zu verlieren? Es bedeutet, daß Sie die durch Training ausgelösten Körperabläufe, aerobische wie anaerobische, verstehen müssen und dadurch auch den hormonalen Nutzen des Trainings begreifen.

Aerobic-Übungen

Aerobic ist ein Begriff aus der Raumfahrt, aber lassen Sie sich dadurch nicht verwirren: Mit aerobischen Körperübungen ist nichts anderes gemeint, als daß Sie unter Sauerstoffzufuhr trainieren. Wenn Sie nur überschüssiges Körperfett verbrennen wollen – das heißt, wenn es Ihnen weniger wichtig ist, Körperkraft oder reine Körpermasse aufzubauen –, dann ist Aerobic das richtige für Sie.

Das übliche Vorgehen bei Aerobicübungen ist folgendes: Sie fangen mit einer Aktivität an, die Ihren Puls nahezu zum Maximum treibt. Die maximale Herzfrequenz ist abhängig vom Alter und nimmt mit den Jahren ab. Sie läßt sich in etwa kalkulieren, indem Sie 220 minus Ihr Alter rechnen. Ihr Lehrer hat Ihnen vielleicht gesagt, daß der einzige Weg, Fett zu verbrennen, darin besteht, die Intensität Ihrer Aerobic-Übungen bei 70 Prozent Ihrer maximalen Herzfrequenz zu halten, und zwar für zwanzig Minuten oder mehr. In gewisser Weise stimmt das (ich komme gleich darauf zurück), ist aber zu stark vereinfachend, weil die Art und Weise, in der der Körper seinen Trainingsbrennstoff auswählt, nicht berücksichtigt wird.

Sie wollen beim Training wahrscheinlich mehr Fett als Kohlenhydrate verbrennen. Wenn Sie jedoch zu stark ins Training einsteigen, ist bereits die Aufforderung, das Fett vom Speicher (dem Fettgewebe) dorthin zu bringen, wo Sie Energie erzeugen (in den Muskeln), ein fast unmöglicher Schritt. Wenn die Muskeln nicht genug Fett bekommen, schalten sie auf die in den Muskeln sitzenden gespeicherten Kohlenhydrate um. Wenn Sie sich mit der Übungsintensität an die üblichen Vorschriften der Fitneßvereine halten, bauen Sie Muskelenergie auf, verbrennen aber weniger Speicherfett.

Wie läßt sich dieses Dilemma umgehen? Eine Möglichkeit ist, länger zu trainieren als vom Aerobiclehrer empfohlen, aber bei niedrigerer Herzfrequenz. (Denken Sie daran, daß Ihr Herz, wenn Sie einfach nur im Sessel sitzen, mit 42 Prozent seiner maximalen Frequenz schlägt.)

Welche Übung ist am geeignetsten, um dieses Ziel zu erreichen? Das sogenannte Walking, schnelles Gehen. Neueste Forschungsergebnisse deuten darauf hin, daß sich eine höhere Lebensdauer am besten erreichen läßt, wenn man mehr als 2000 Kalorien pro Woche durch Bewegung verbraucht. Darüber kann kein weiterer Nutzen erzielt werden. Diesen Gesamtkalorienverbrauch erreichen Sie leicht durch tägliches Gehen. Im Gehen verbrauchen wir etwas mehr als 300 Kalorien pro Stunde. Wenn Sie das sechs Stunden wöchentlich tun – weniger als eine Stunde pro Tag –, verbrennen Sie alle nötigen Kalorien, um den lebenswichtigen, sogenannten Schwitznutzen zu erreichen und dadurch Ihr Gesamtrisiko, früh zu sterben, zu verringern.

Bei intensiverem Training wie Joggen werden etwa zweimal soviel Kalorien pro Stunde verbrannt wie beim Gehen. Wenn Sie also nicht sechs Stunden wöchentlich mit Gehen verbringen wollen, nehmen Sie sich drei Stunden Joggen pro Woche vor. Denken Sie daran, drei *Stunden* pro Woche – nicht die dreimal wöchentlich dreißig Minuten, die in der Regel empfohlen werden. Eineinhalb Stunden Joggen pro Woche wirken einfach nicht so gut wie sechs Stunden Gehen.

Wenn es also stimmt, daß Sie Körperfett einfach durch Gehen verbrennen können – oder sogar durch Fernsehen –, warum hören Sie dann auf den Aerobiclehrer, der Ihnen erzählt, daß der einzige Weg, überschüssiges Körperfett zu verbrennen, intensivste Aerobicübungen sind? Ihr Aerobiclehrer hat natürlich recht, allerdings aus dem falschen Grund.

Der wirkliche Schlüssel zum Erfolg – und wenige Aerobiclehrer wissen dies – liegt darin, daß mit zunehmender Übungsstärke die Hormonreaktionen steigen. Vor allem sehr intensive Aerobicübungen senken den Insulinspiegel und heben den Glukagonspiegel. Schon mal gehört? Müßten Sie eigentlich, denn genau das tut die Leistungsdiät.

Es ist dieselbe Geschichte: Wenn Ihr Insulin sinkt, stellen Sie mehr gute und weniger schlechte Eicosanoide her. Dieses günstige Eicosanoid-Gleichgewicht bedeutet, daß Sie mehr Speicherfett aus dem Fettgewebe freisetzen. Wenn Sie daher im Optimum sind, haben Sie die Bedingungen für die maximale

Fettfreisetzung gesetzt, und Sie verbrennen Fett, keine Kohlenhydrate. Das ist der Grund für intensive Aerobicübungen.

Selbst wenn die Fettverbrennung der einzige hormonale Nutzen von intensivem Aerobic wäre, könnte es immer noch als gesund und vernünftig erachtet werden. Es gibt aber noch eine weitere hormonale Belohnung, die das Training im Optimalbereich bringt: Die guten Eicosanoide, die Sie produzieren, erweitern die Blutgefäße und erhöhen damit die Sauerstoffabgabe vom Blut an die Muskeln. Wenn der Körper nicht mehr genug Sauerstoff an die Muskeln abgeben kann, ist es unmöglich, Fett in Energie umzuwandeln. Im Optimum (in dem die Sauerstoffabgabe erhöht ist) können Sie für eine längere Zeitspanne den oxydativen Metabolismus aufrechthalten, selbst bei höheren Trainingsanforderungen.

Wenn Sie mit höherer Intensität trainieren, fangen Sie an, die Hormonveränderungen herbeizuführen, die die wahren Früchte von Sport sind – so wie in den Hormonveränderungen die wahre Stärke der Ernährung liegt.

Die Trainingsstärke, die ein besseres Gleichgewicht von Eicosanoiden bewirkt, sollte zwischen 60 und 80 Prozent Ihrer maximalen Herzfrequenz erfordern. Es gibt viele Übungsformen, die diesem Stärkegrad entsprechen: Joggen, Laufen, Schwimmen oder Seilspringen. Leider langweilt man sich, wenn man diese Übungen kontinuierlich ohne Pause durchziehen muß, um einen positiven hormonalen Nutzen zu erzielen.

Ballsportarten wie Handball, Tennis oder Fußball machen bei weitem mehr Spaß, doch die Bewegung verläuft nicht kontinuierlich, und der hormonale Nutzen fällt damit geringer aus. Die meisten schnellen Bewegungsabläufe bei diesen Sportarten schießen über das Intensitätsniveau hinaus. Unterhalb des Niveaus ist die Sauerstoffabgabe an die Muskelzellen jedoch nicht ausreichend, um den aeroben (oxydativen) Stoffwechsel aufrechtzuhalten. An diesem Punkt müssen Ihre Muskelzellen auf anaeroben Stoffwechsel umschalten (Energieumwandlung ohne Sauerstoff), bei dem es unmöglich ist, Fett in Energie umzuwandeln.

Um also den bestmöglichen hormonalen Nutzen aus Aerobicübungen zu ziehen, sind Aktivitäten wie Joggen, Schwimmen, Rudern und Seilspringen vielleicht die geeignetsten. Wenn sie Ihnen zu langweilig sind, setzen Sie sich einen Walkman auf – es gibt sogar wasserdichte Modelle zum Schwimmen. Oder nutzen Sie die Zeit, in der Sie trainieren, zum Meditieren, zum Planen Ihrer Investitionen oder einer bevorstehenden Arbeit – Sie können dabei auch die Gästeliste für Ihr nächstes Leistungsdiät-Abendessen zusammenstellen.

Anaerobe Übungen

Vom hormonalen Standpunkt aus gesehen wirken anaerobe Übungen (Gewichtheben, Widerstandstraining oder Intervalltraining – Windsprints – im Laufen und Schwimmen) auf den ersten Blick nicht überzeugend. Vor allem können die Muskeln nicht länger Energie aus Fett gewinnen, weil der Sauerstofftransport unter anaeroben Bedingungen sehr begrenzt ist. Sie sind gezwungen, gespeicherte Kohlenhydrate zu nutzen. Soviel zur Fettverbrennung – oder was danach aussieht.

Nachteiliger ist, daß die Effizienz der Energieerzeugung bei anaerobem Training auf etwa 5 Prozent der unter oxydativen Stoffwechselbedingungen möglichen Energieerzeugung sinkt. Anaerobes Training scheint gemessen am Einsatz nicht genug Gewinn im Sinne von Fettumwandlung in Energie zu bringen und leert gleichzeitig in rasendem Tempo eine sehr begrenzte Energiequelle (gespeicherte Kohlenhydrate).

Warum sollte also ein halbwegs normaler Mensch auf diese Weise trainieren wollen, besonders, wenn anaerobes Training kein Fett verbrennt? Immerhin bringt Laufen, auch wenn es langweilig ist, mit Sicherheit mehr Spaß als Windsprints oder Gewichtheben. Die meisten wollen aber mit anaerobem Training einfach ihre Muskeln aufbauen. Darum geht das Märchen um, daß der einzige Weg, Fett zu verbrennen, Aerobic-Übungen sind.

Ahnen Sie es? Wieder einmal ist die gängige Weisheit falsch.

Obwohl anaerobes Training keinen direkten Zugang zum Fett bringt, hat es indirekt starken Einfluß auf die Fettverbrennung.

Wie sieht dieser Einfluß konkret aus? Wenn das anaerobe Training intensiv genug ist, veranlaßt es den Körper, Wachstumshormon freizusetzen. Dieses außergewöhnlich starke Hormon hat im Körper eine Reihe wichtiger Arbeiten zu erfüllen, unter anderem das Flicken kleiner Beschädigungen, die dem Muskelgewebe während des anaeroben Trainings zugefügt wurden. Dieser Vorgang verbraucht eine Menge Energie, und die stammt von Ihrem gespeicherten Körperfett.

Das bedeutet tatsächlich, daß *das Wachstumshormon das stärkste fettverbrennende Hormon des Körpers ist.* Die Freisetzung des Wachstumshormons aus der Hypophyse bewirkt somit eine entscheidende Hormonveränderung, die durch anaerobes Training hervorgerufen wird. Diese hormonale Veränderung bringt Ihnen zwei entscheidende Vorteile beim Schwitzen: Fettverbrennung und Muskelaufbau. (Und wodurch wird die Freisetzung des Wachstumshormons aus der Hypophyse kontrolliert? Durch gute Eicosanoide.)

Einige Forschungsstudien, einschließlich einer sehr bekannten von Daniel Rudman und seinen Kollegen am Medical College von Wisconsin in Milwaukee, haben gezeigt, daß die Injektion von Wachstumshormonen wie ein Jungbrunnen wirkt – selbst für Leute über fünfundsechzig. In der Rudman-Studie, über die 1991 im *New England Journal of Medicine* berichtet wurde, verloren ältere Männer, denen man sechs Monate lang Wachstumshormon gespritzt hatte, Fett und gewannen an reiner Körpermasse. Die Forscher berichteten, daß die Männer in ihrer Körperstruktur um fünfzehn Jahre jünger wirkten.

Eine andere Studie, in der durchtrainierte Gewichtheber getestet wurden, wurde an der medizinischen Fakultät der University of New Mexico im Jahre 1988 durchgeführt. Die Hälfte der Gewichtheber bekam während ihres sechswöchigen Trainings Wachstumshormon gespritzt, während die andere Hälfte Injektionen mit Kochsalzlösung erhielt. Nach Ablauf der sechs Wochen hatten diejenigen, denen man Wachstumshormon injiziert hatte (50 Prozent mehr als normalerweise im Blut vorhanden), viermal so viel Körperfett verloren und viermal so viel reine Körpermasse gewonnen wie diejenigen, denen man Placebos gespritzt hatte. (Übrigens entsprach das den Veränderungen, die Marv Marinovichs Sportler durch die Leistungsdiät erzielt hatten, nur waren die Veränderungen bei der Diät doppelt so stark wie die der Wachstumshormon-Studie.)

Diese Untersuchungsergebnisse öffnen uns die Augen für den besonderen Einfluß des Wachstumshormons. Hormonspritzen sind allerdings ein gefährlicher Weg, um Fett ab- und Muskeln aufzubauen. Die Injektion dieses wirkungsvollen Hormons hat starke Nebenwirkungen, nämlich die Drosselung der natürlichen Freisetzung des Hormons und ein erhöhtes Risiko, Diabetes zu entwickeln. Glücklicherweise muß man nicht Wachstumshormon injizieren, um Fett zu verbrennen und Muskeln aufzubauen. Sie müssen nur anaerob trainieren. Dazu sollten Sie aber wissen, daß anaerobes Training erst beginnt, wenn Sie 90 Prozent Ihrer maximalen Herzfrequenz überschreiten. Das bedeutet harte Arbeit. Aus diesem Grund sind Weltklasseläufer und Schwimmer äußerst muskulös und gleichzeitig mager – sie trainieren anaerob.

Übrigens gibt es eine andere Phase, in der das Wachstumshormon freigesetzt wird, die nichts mit Sport zu tun hat: der Schlaf – genau gesagt die Stufe zwischen 3 und 4 vor der REM-Phase (Rapid Eye Movement). In dieser Zeit bereitet sich Ihr Körper auf den nächsten Tag vor. Je besser die Schlafqualität, desto mehr Wachstumshormon wird im Schlaf freigesetzt.

Aber wie läßt sich die Hormonfreisetzung im Schlaf maximieren? Essen Sie einen Leistungsdiätsnack, bevor Sie zu Bett gehen. Dieser Snack wird die Hormonfunktionen, die eine maximale Sekretion von Wachstumshormon ermöglichen, aktivieren. Wenn Sie hingegen vor dem Zubettgehen etwas Kohlenhydratreiches zu sich nehmen, haben Sie alles getan, um die Freisetzung des Wachstumshormons zu verhindern. Warum? Weil Sie den Insulinspiegel erhöht haben und Insulin die Sekretion des Wachstumshormons aus der Hypophyse verzögert.

Daher ist auch das sogenannte Schlafparadox eine der Folgen, wenn man sich außerhalb des Optimums befindet: Sie schlafen länger, fühlen sich aber beim Aufwachen immer noch groggy. Im Optimum kehrt sich das Schlafparadox allerdings in sein Gegenteil um: Sie brauchen weniger Schlaf, sind aber beim Aufwachen klarer. Wenn Sie also im Schlaf von den hormonalen Gewinnen anaerober Übungen profitieren wollen, bleiben Sie im Optimum.

Training im Optimum

Warum sollten Sie trainieren, wenn Sie im Optimum sind? Weil innerhalb des Optimums alle vorteilhaften Hormonveränderungen, die durch Training (aerobes und anaerobes) zu erzeugen sind, beschleunigt werden. Wenn Sie aber außerhalb des Optimums trainieren, werden viele der hormonalen Trainingsgewinne aufgehoben.

Nehmen wir zum Beispiel an, daß Sie direkt nach dem Training eine kohlenhydratreiche Mahlzeit oder einen Snack zu sich nehmen – vielleicht einen dieser angeblich gesunden Energieriegel (Müsliriegel). Diese Kohlenhydrate treiben Sie aus dem Optimum. Ihr Insulinspiegel steigt, und da Insulin die Freisetzung des Wachstumshormons verhindert, wird die von Ihnen erwartete Hormonfreisetzung gedämpft.

Außerhalb des Optimums produzieren Sie zu viel Insulin und zu wenig gute Eicosanoide. Das bedeutet, daß Ihr anaerobes Trainingsprogramm mit geringerer Wahrscheinlichkeit das bewirkt, wozu es eigentlich gedacht war: Muskelaufbau und Fettabbau.

Dieselbe traurige Wahrheit gilt für das aerobe Training. Rufen Sie sich in Erinnerung, daß ein durch zu viele Kohlenhydrate erzeugter Insulinspiegel Sie aus dem Optimum treibt, da die Produktion guter Eicosanoide sinkt und die schlechter Eicosanoide steigt. Wenn das Eicosanoidgleichgewicht sich zu Ihrem Nachteil verändert, kommen Sie beim Training nicht so wirkungsvoll an das Körperfett heran, und der Sauerstofftransport wird drastisch reduziert. Endresultat: Sie verbrennen mehr gespeicherte Kohlenhydrate und weniger körpereigenes Fett. Ihr Aerobicprogramm macht Sie somit nicht im geringsten schlanker – besonders, auch wenn Sie die Unmenge an Zeit bedenken, die Sie im Fitneßcenter für ein paar Gramm weniger verbringen.

Daraus folgt: Wenn Sie aus dem Training, ob aerob, anaerob oder beides, den maximalen Hormongewinn ziehen wollen, müssen Sie im Optimum sein – vor dem Training, während des Trainings und unmittelbar nach dem Training. Das trifft auf Langstreckenläufer, Gewichtheber und Jogger ebenso zu wie auf jemanden, der dreimal wöchentlich Aerobic-Dance macht.

Übrigens: Essen Sie dreißig Minuten vor dem Training einen Leistungsdiätsnack. Die hormonalen Veränderungen, die er bewirkt (siehe Anhang D), ermöglichen Ihnen während des Trainings einen effektiveren Zugang zum gespeicherten Fett. Mit anderen Worten: Sie verbrennen Fett schneller. Direkt nach dem Training müssen Sie dann einen weiteren Diätimbiß zu sich nehmen.

Vergessen Sie nicht: Eine kohlenhydratreiche Diät wird Sie immer davon abhalten, Ihre Ziele zu erreichen – egal, ob Sie hochgesteckt oder eher klein sind. Wenn Sie zu viele Kohlenhydrate essen, können Sie sich selbst mit einem wohldurchdachten Aerobicprogramm auf folgendes gefaßt machen: ständigen Hunger, verminderte geistige Aufnahmefähigkeit, kaum merkliche Fettreduzierung (wenn nicht sogar Fettzunahme), verminderte Sauerstoffabgabe in die Muskelzelle und geringere Ausdauer. *All diese Dinge sind die Konsequenz eines Lebens außerhalb des Optimums.*

Wenn Sie aus dem Training den höchstmöglichen Hormongewinn erzielen wollen, kann die Lösung nur im Erreichen des Optimums liegen. Und wie erreichen Sie für vierundzwanzig Stunden am Tag Hormongewinne aus Ihrem Training? Ganz einfach: Machen Sie aus jeder Mahlzeit eine Leistungsdiätmahlzeit.

Stellen Sie sich das Leben im Optimum wie ein diätetisches

Zusatztraining vor. Ob Sie laufen, schwimmen, Gewichte heben oder irgendein anderes Dauertraining betreiben, dieses diätetische Zusatztraining – die Kombination einer Leistungsdiät mit einem fortlaufenden Trainingsprogramm – wird Sie bald zu einem neuen, stärkeren und besseren Selbst führen.

KAPITEL 7

Die Grenzen des Optimums

In diesem Kapitel möchte ich Ihnen die erste Regel vorstellen, wie Sie Ihre Eicosanoide in einem gesunden Gleichgewicht halten können. Obwohl auf dem Weg zum Optimum verschiedene Wegweiser existieren, ist es möglich, eine Abkürzung zu wählen, indem Sie meiner Hauptregel folgen.

Wie sieht diese Regel aus? Halten Sie mit jedem Essen ein günstiges Eiweiß-Kohlenhydrat-Verhältnis ein. Dieses einfache Prinzip bildet den Grundstein zum Aufbau einer Leistungsdiät. Wie sieht dieses günstige Eiweiß-Kohlenhydrat-Gleichgewicht aus? Das Ideal liegt bei 0,75 – das heißt 3 Gramm Eiweiß auf 4 Gramm Kohlenhydrate (siehe Abbildung 7-1).

Das ist das Ideal. Es gibt aber eine Reihe günstiger Eiweiß-Kohlenhydrat-Verhältnisse, die das Optimum ebenfalls begünstigen – zwischen 0,6 und 1,0 (siehe Abbildung 7-1). Nicht mehr und nicht weniger. (Diese Zahlen basieren übrigens nicht auf Tierversuchen, sondern auf Tests mit den Wesen, die hier zählen: Menschen.)

Die Spannbreite des Eiweiß-Kohlenhydrat-Verhältnisses, das Ihnen den Zugang zum Optimum verschafft, hängt von Ihren Genen ab. In diesem Fall zählen die Gene, die Ihre Insulinreaktion auf Kohlenhydrate, die Sie zu sich nehmen, bestimmen. Nur 25 Prozent der Bevölkerung haben eine günstige, niedrige Insulinreaktion. Alle anderen reagieren auf Kohlenhydrate, indem sie zu viel Insulin produzieren.

Wenn Sie eine genetisch bedingt niedrige Insulinausschüttung haben, können Sie sich glücklich schätzen. Sie können mehr Kohlenhydrate essen und trotzdem das Eiweiß-Kohlenhydrat-Verhältnis halten, das Sie zum Optimum brauchen. Anders ausgedrückt können Sie weiter vom Eiweiß-Kohlenhydrat-Verhältnis, das für das Optimum erforderlich ist, abweichen als Menschen mit weniger günstigen Genen. Das wiederum gibt Ihnen mehr Spielraum, bevor Ihr Körper beginnt, einen übermäßig hohen Pegel an schlechten Eicosanoiden zu erreichen.

Das Erreichen des Optimums erfordert genaue Kontrolle des Eiweiß-Kohlenhydrat-Verhältnisses

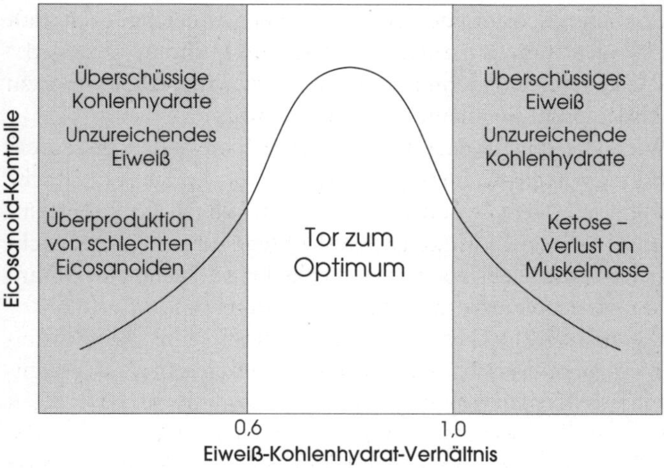

Abbildung 7-1

Zudem ist aber der Spielraum Ihres das Optimum begünstigenden Eiweiß-Kohlenhydrat-Verhältnisses um einiges begrenzter, wenn Ihre genetisch bedingte Insulinreaktion auf Kohlenhydrate sehr hoch ist. So ist Ihre Toleranzgrenze schon bei leichtem Anstieg des Kohlenhydratgehalts einer Mahlzeit schnell erreicht. Daher müssen Sie mit der Kohlenhydratzufuhr sehr viel sorgfältiger umgehen, denn Ihr genetischer Toleranzfaktor ist recht niedrig. Das ist ungerecht, aber das sind die genetischen Karten, die Ihnen gegeben wurden. (Übrigens schrumpft der Toleranzfaktor unabhängig von Ihren Genen mit zunehmendem Alter. Das macht verständlich, warum man mit dem Älterwerden auch so leicht zunimmt.)

In jedem Fall, auch wenn Ihr Toleranzfaktor ein anderer ist, liegt das ideale Verhältnis von Eiweißen zu Kohlenhydraten immer bei 0,75 (3 g Eiweiß auf 4 g Kohlenhydrate), unabhängig von Ihren Genen. Das heißt, daß Sie bei jedem Essen etwas mehr Kohlenhydrate als Eiweiße zu sich nehmen sollten. Auf diese Weise vermeiden Sie eine Ketose und stellen sicher, daß in der Leber immer genug Kohlenhydrate gespeichert sind, um eine optimale Gehirnfunktion zu erhalten.

Unabhängig von Ihrer genetisch bedingten Insulinreaktion auf Kohlenhydrate funktioniert Ihre Fähigkeit, das Eicosanoid-Gleichgewicht zu kontrollieren, besser, je näher Sie dem idealen Eiweiß-Kohlenhydrat-Gleichgewicht kommen (0,75).

Wenn Sie das mathematisch richtige Eiweiß-Kohlenhydrat-Verhältnis erreichen, sind Sie tatsächlich in der Lage, die Eicosanoide mit medizinischer Präzision in Schach zu halten. Im Grunde behandeln Sie dann alle Speisen wie ein rezeptpflichtiges Medikament: Pro Mahlzeit bekommen Sie eine bestimmte Menge an Eiweißen und Kohlenhydraten und kontrollieren auf diese Weise das Eicosanoid-Gleichgewicht für die nächsten vier bis sechs Stunden. Je besser Sie dieses Eicosanoid-Gleichgewicht halten, desto besser ist es für Ihre Lebensqualität.

Der Eiweiß-Faktor

Natürlich hängt das ideale Eiweiß-Kohlenhydrat-Verhältnis nicht nur mit den Kohlenhydraten zusammen, sondern ebenso mit dem Eiweiß. Die Kalorien zählen nicht, Eiweiß jedoch sehr wohl.

Niemand würde empfehlen, mehr Eiweiß zu essen als der Körper braucht. Ebenso sollte niemand empfehlen, weniger

Eiweiß zu essen als der Körper tatsächlich benötigt. Beide Extreme – zu viel oder zu wenig – können ernste Gesundheitsprobleme schaffen.

In Kapitel 2 habe ich erklärt, was passiert, wenn Sie zu viel Eiweiß essen: Sie können eine Ketose verursachen, die Fettzunahme bedeutet. Doch was passiert, wenn Sie zu wenig Eiweiß essen? Das Resultat ist als Eiweißmangelernährung bekannt. Zu den Symptomen einer Eiweißmangelernährung zählen ein geschwächtes Immunsystem, Abbau von Muskelgewebe und Haarausfall. Die tückischste Folge, wenn der Verzehr von Eiweiß im Verhältnis zu Kohlenhydraten zu niedrig ausfällt, ist die Überproduktion schlechter Eicosanoide.

Obwohl die meisten Experten behaupten, daß Eiweißmangelernährung hierzulande ungewöhnlich ist, ist sie nicht so selten, wie man meinen möchte. Es gibt in der Bevölkerung tatsächlich zwei Gruppen, die zu einer Eiweißmangelernährung neigen.

Zur ersten Gruppe zählt jeder, der eine Diät macht. Da eiweißreiche Nahrung Fett enthält, wird bei den meisten Reduktionsdiäten indirekt verordnet, Eiweiße zu meiden. Angeblich soll das helfen, überschüssiges Körperfett abzubauen. In Wirklichkeit bewirkt das Weglassen großer Eiweißmengen aus der Nahrung nur eine Eiweißmangelernährung. Und da sehr viele Menschen regelmäßig Diät halten, ist dieser Faktor nicht zu unterschätzen.

Überraschenderweise besteht die zweite Gruppe, die zu einer Eiweißmangelernährung neigt, aus Spitzensportlern, insbesondere Frauen. Ihr Eiweißbedarf ist oft äußerst hoch, da die reine Körpermasse höher ausfällt und sich das Training auf höherem Niveau abspielt. Diese hart arbeitenden Sportlerinnen neigen dazu, mehr als genug Kalorien zu verzehren, doch sie nehmen selten ausreichende Eiweißmengen auf. Zu viel oder zu wenig Eiweiß, beides ist gleichermaßen ungesund. Nun gut – doch: Wieviel Eiweiß sollten wir essen?

Die meisten Ernährungsexperten unterstellen gern, daß der Eiweißbedarf bei Männern und Frauen gleich ist. Danach braucht jeder Mann 56 Gramm Eiweiß pro Tag und jede Frau

45 Gramm. Die genetische und umweltbedingte Verschiedenheit der Menschen macht solche einfachen Eiweißberechnungen sinnlos. 56 Gramm Eiweiß mögen auf einen Mann von 70 Kilo zutreffen, der 23 Prozent Körperfett hat und eine sitzende Lebensweise führt. Wenn Sie als Mann jedoch mehr Gewicht haben oder weniger Körperfett oder aktiver sind, dann reichen 56 Gramm Eiweiß nicht annähernd aus, um einer Eiweißmangelernährung vorzubeugen.

In Wirklichkeit ist der individuelle Eiweißbedarf für jeden Menschen auf dieser Erde genetisch bedingt verschieden. Auch nicht jede Konfektionsgröße ist für alle passend. Und im nächsten Kapitel werde ich Ihnen auch erklären, wie Sie Ihren persönlichen Eiweißbedarf genau berechnen können. Im Augenblick möchte ich Sie bitten, über ein paar weitere Fragen im Zusammenhang mit dem Eiweiß nachzudenken: Woher kommt Ihr Eiweiß, wieviel von diesem Eiweiß gelangt ins Blut und mit welcher Geschwindigkeit?

Die Menge der Aminosäuren, die vom Blut aufgenommen werden, wird vor allem durch die Verdaulichkeit der Eiweißquelle bestimmt. Wenn die Enzyme des Verdauungsapparates nicht an das Eiweiß herankommen, passiert das unverdaute Eiweiß den Verdauungstrakt, ohne vom Körper aufgenommen und genutzt zu werden.

Hier kommen Ballaststoffe ins Spiel. Je höher der Faseranteil des Eiweißes, desto niedriger seine Verdaulichkeit und desto geringer die Aufnahme essentieller Aminosäuren durch den Körper. Es ist, als ob Sie einen Teil des Eiweißes niemals gegessen hätten.

Pflanzliches Eiweiß ist in der Regel in ein dichtes Fasersystem eingebaut. Tierische Eiweißquellen haben keinen Fasergehalt und damit einen höheren Grad an Verdaulichkeit. Bei pflanzlichen Eiweißquellen ist die Aufnahme von Aminosäuren daher geringer als bei tierischen Eiweißquellen.

Es gibt jedoch einen einfachen Weg, die Verdaulichkeit und damit die Aufnahme von pflanzlichem Eiweiß wesentlich zu steigern. Nehmen Sie einfach isoliertes Eiweißpulver, dem die Faserstoffe chemisch entzogen wurden. Für Vegetarier ist dies ein außerordentlich wichtiger Faktor, da sie ihren Proteinbedarf nicht mit tierischer Nahrung decken. Man kann leicht eine Diät zusammenstellen, die Fleisch und Vollmilchprodukte ausläßt, aber weiterhin genug Eiweiß liefert, um den Körperbedarf an Aminosäuren, einschließlich der essentiellen Aminosäuren, zu decken. Das Essen muß einfach nur mit pflanzlichen Eiweißen wie Tofu und isoliertem Sojabohnenpulver angereichert werden.

Ob Vegetarier oder Fleischesser – sie alle haben praktisch denselben Zugang zum Optimum; vorausgesetzt, sie erhalten täglich ihre Eiweißration, die im richtigen Verhältnis zu den Kohlenhydraten, die sie essen, stehen muß.

Modediäten kontra Leistungsdiät

Wie Sie im folgenden Kapitel sehen werden, hat die Leistungsdiät weit mehr aufzuweisen als nur das ideale Verhältnis von Eiweiß und Kohlenhydraten. Wie gesagt bildet dieses Verhältnis aber die Basis des zugrunde liegenden Prinzips. Unter diesem Aspekt möchte ich einige gängige Diätformen mit der Leistungsdiät vergleichen.

Beginnen wir mit der modernen, allgemein als gesund geltenden Diät, das heißt, der fett- und eiweißarmen, kohlenhydratreichen Kost, die fast immer empfohlen wird. Vielleicht befolgen Sie diese Diät auch bereits, wenn Sie ein Herzpatient oder Spitzensportler sind oder Übergewicht haben.

Abbildung 7-2 veranschaulicht die Zusammensetzung der Gesundheitskost. Beachten Sie, daß sich die Kohlenhydrate bei dieser Diätempfehlung im wesentlichen aus den von mir als ungünstig bezeichneten Kohlenhydraten zusammensetzen: große Mengen Brot, Nudeln, Reis und Kartoffeln. (Sie erinnern sich vielleicht, daß diese Kohlenhydrate ungünstig sind, weil sie einen hohen Blutzuckerindex aufweisen und dadurch den Insulinspiegel hochschnellen lassen.) Der Rest der Diät setzt sich fast wie ein Nachtrag aus 15 Prozent Eiweiß und 15 Prozent Fett zusammen.

Kalorienzusammensetzung bei der allgemeinen Gesundheitskost

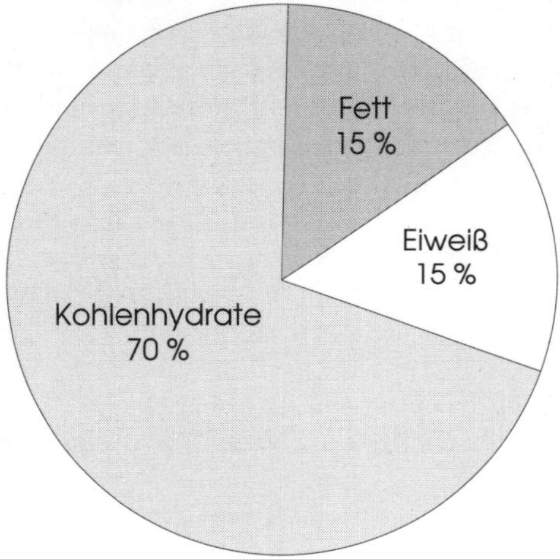

Abbildung 7-2

Sie mögen sagen: »Das macht doch auch Sinn. Genau das finde ich in führenden Frauenzeitschriften, warum sollten die es nicht wissen, genauso wie die Medizin- oder Sportjournale. All diese Experten können sich doch nicht täuschen.«

Doch wenn Sie die Gesundheitsdiät – wie in Abbildung 7-2 auf einem Kreisdiagramm dargestellt – sehen, erkennen Sie, wie unausgewogen ihre Zusammensetzung auf diesem Schaubild wirkt. Es sieht so aus, als gäbe es einen großen Kohlenhydratüberschuß. Und doch behaupten Fachleute und Zeitschriften, daß diese Art der Ernährung empfehlenswert sei.

Und wie schneidet die Gesundheitsdiät im Vergleich zur Leistungsdiät (siehe Abbildung 7-3) ab? Offensichtlich sind sie sehr verschieden. Zunächst einmal hat die Leistungsdiät einen viel niedrigeren Kohlenhydratanteil, wobei die Kohlenhydrate größtenteils solche sind, die einen niedrigen Blutzucker begünstigen: Obst und faserreiche Gemüse.

Kalorienzusammensetzung bei der Leistungsdiät

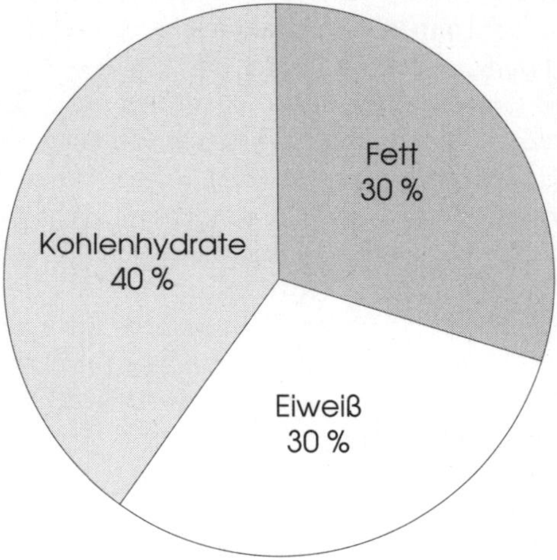

Abbildung 7-3

Wenn Sie natürlich an eine Gesundheitsdiät gewöhnt sind, scheint die Leistungsdiät ungewöhnlich hohe Eiweiß- und Fettanteile zu haben. Man hat Ihnen ja jahrelang weisgemacht, daß Sie mit einer derartigen Ernährung entweder sofort an einem Herzinfarkt sterben oder innerhalb eines Monats wie Schweinchen Dick aussehen. Doch wenn man die Leistungsdiät auf das gleiche Kreisdiagramm (siehe Abbildung 7-3) überträgt, sieht sie ausgewogener aus, finden Sie nicht? Dieser Vergleich soll veranschaulichen, daß es wirkungslos ist, Diäten nach der Kalorienzahl der Makronährstoffe zu beurteilen, was aber meistens getan wird. Zumindest macht es für das Verstehen des Optimalbereichs keinen Sinn.

Lassen Sie mich das erklären. Sehen wir uns einige Diätformen im Hinblick auf den Kalorienanteil an, den sie aus dem jeweiligen Makronährstoff liefern (siehe Abbildung 7-4). Wenn Sie sie unter dieser Perspektive betrachten –, und zwar genau –, stellen Sie fest, daß überraschenderweise alle etwas gemeinsam haben. Unabhängig davon, wie extrem eine Diät zu sein scheint, ist bei jeder der Anteil Kalorien, der aus Fett und Eiweiß gewonnen wird, der gleiche. Das Kalorienverhältnis von Eiweiß zu Fett ist immer 1:1.

Die vegetarische Diät deckt 10 Prozent der Kalorien mit Eiweiß und 10 Prozent mit Fett, die allgemein empfohlene Gesundheitsdiät sichert 15 Prozent Kalorien mit Eiweiß und 15 Prozent mit Fett. Auch hier wieder ein Verhältnis von 1:1. Und die geeignete Diät bei Diabetes deckt 20 Prozent der Kalorien mit Eiweiß und 20 Prozent mit Fett. Die Leistungsdiät schließlich sichert 30 Prozent der Kalorien mit Eiweiß und 30 Prozent mit Fett und bewahrt ebenfalls ein Eins-zu-Eins-Verhältnis. Alle diese Diäten haben, so verschieden sie scheinen, einen gemeinsamen Nenner.

Diätenvergleich

Diät	Kalorien in Prozent	Eiweiß-Fett-Verhältnis in Prozent	Eiweiß-Fett-Verhältnis in Gramm
Vegetarische Kost	80 % K, 10 % P, 10 % F	1:1	1:0,4
Gesundheitsdiät	70 % K, 15 % P, 15 % F	1:1	1:0,4
Diät bei Diabetes (ADA)	60 % K, 20 % P, 20 % F	1:1	1:0,4
Leistungsdiät	40 % K, 30 % P, 30 % F	1:1	1:0,4

Abbildung 7-4

Letztlich möchte ich Ihnen damit verdeutlichen, daß in Sachen Ernährung niemand wirklich ganz falsch liegen kann. Die Grundlagen der meisten Diäten sind einfach nicht sehr genau berechnet, was den entscheidenden Unterschied ausmacht. Ich versuche immer, nach Gemeinsamkeiten in der Ernährung zu schauen, statt nach Gegensätzen. Aber wenn Sie sich die Kalorienzusammensetzung jeder Diät ansehen, weichen sie doch stark voneinander ab. Auf dieser Abweichung beruhen die Meinungsunterschiede. Doch bei allen Diäten ist das Fett-Eiweiß-Verhältnis das gleiche. Hier liegt das gemeinsame Bindeglied und der entscheidende Hinweis für Sie, damit Sie Ihre jetzige Diät so ändern können, daß daraus eine Leistungsdiät wird.

Es gibt aber auch eine andere Betrachtungsmöglichkeit. Fett liefert neun Kalorien pro Gramm, während Eiweiß vier Kalorien pro Gramm liefert. Das heißt, daß Fett 2,25mal mehr Kalorien pro Gramm liefert als Eiweiß. Wenn wir daher in jeder Diät ein Kalorienverhältnis von 1:1 für Eiweiß und Fett haben, dann bedeutet das auch, daß Sie mit jedem Gramm Eiweiß, das Sie essen, etwas mehr als 0,4 Gramm Fett gegessen haben – unabhängig von der Diät.

Wie läßt sich das alles zusammenbringen? Sicher nicht durch die Kalorienanteile, die eine Diät liefert. Nochmals: Wenn Sie die Hormonwirkungen von Nahrung, und damit den Optimalbereich, ganz verstehen wollen, ist es sinnlos, sich um den Kaloriengehalt, den jeder Makronährstoff liefert, Gedanken zu machen. Nicht den Kalorienanteil stecken Sie sich in den Mund, es sind die absoluten Mengen an Makronährstoffen, basierend auf Ihrem Eiweißbedarf.

Der eigentliche Schlüssel zum Verständnis der Leistungsdiät ist das Wissen um Ihren ureigenen Eiweißbedarf. Ich möchte mich selber hier als Beispiel nehmen und prüfen, wie mein eigener Eiweißbedarf in die besprochenen Diätformen paßt.

Ich bin ein Meter dreiundneunzig, mäßig aktiv und mit 95 Kilo leicht übergewichtig. Mein täglicher Eiweißbedarf beläuft sich auf 100 Gramm. Würde ich weniger Eiweiß zu mir nehmen, wäre ich mangelhaft mit Eiweiß versorgt. Würde ich mehr als 100 Gramm Eiweiß essen, wäre es zu viel.

Werfen Sie einen Blick auf Abbildung 7-5. Ich gehe davon aus, daß die Eiweißmenge bei jeder dieser Diäten die gleiche ist. Ob ich also die Leistungsdiät, die Diabetesdiät, die Gesundheitsdiät oder die vegetarische Diät einhalte, sollte ich bei jeder einzelnen im Verlauf eines Tages 6,5 Gramm Eiweiß zu mir nehmen. Da wir nun wissen, daß die Fettmenge in Gramm in einem genauen Verhältnis zur Eiweißmenge in Gramm steht, würde ich bei jeder dieser Diäten genau 2,8 Gramm Fett verbrauchen.

Welch eine Überraschung! Bei jeder dieser vier anscheinend sehr unterschiedlichen Diäten, ist die absolute Eiweiß- und absolute Fettmenge in Gramm, die ich zu mir nehmen sollte, genau die gleiche!

Was also unterscheidet diese Diäten? Werfen Sie nochmals einen Blick auf Abbildung 7-5. Wenn wir die Leistungsdiät als Ausgangspunkt für den Vergleich benutzen, nehme ich bei den anderen Diätformen zunehmend viele Kohlenhydrate zu mir. Mehr Kohlenhydrate bedeutet mehr Insulin. Zu viel Insulin heißt zu viele schlechte Eicosanoide. Das Endergebnis: Ich muß den Optimalbereich verlassen. Je weiter ich vom Optimum entfernt bin, desto mehr nehme ich zu. Je weiter ich mich vom Optimum fortbewege, desto wahrscheinlicher werde ich krank und desto weniger Lebensqualität bleibt mir.

Eine andere Möglichkeit, dieses Konzept zu verstehen, ist die graphische Darstellung dieser Diäten im Hinblick auf ihr Eiweiß-Kohlenhydrat-Verhältnis. Abbildung 7-6 zeigt die Ergebnisse. Wie Sie sehen, haben die anderen Diätformen im Vergleich zur Leistungsdiät ein sehr niedriges Eiweiß-Kohlenhydrat-Verhältnis. Das heißt, daß Sie diese Diät auf immer und ewig befolgen können, ohne jemals das Optimum zu erreichen.

Spaßeshalber – und weil es den Vergleich krasser erscheinen läßt – habe ich in Abbilung 7-6 zwei typische Schokoriegel mit eingebaut. Eine Überraschung mehr: Die Schokoriegel weisen fast das gleiche Eiweiß-Kohlenhydrat-Verhältnis auf wie einige der Diäten! Und stellen Sie sich vor: Ihr Verdauungssystem kann hinsichtlich des Nährstoffgehalts keinen Unterschied

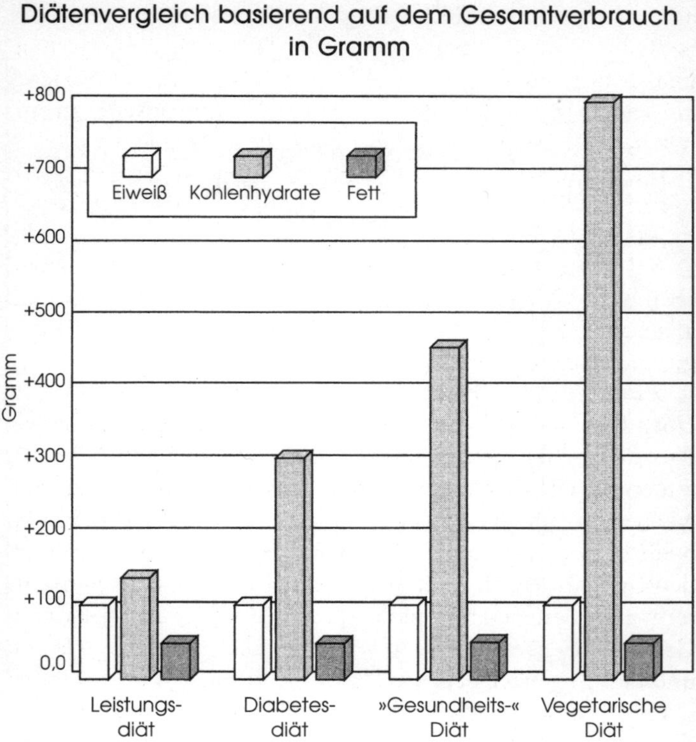

Abbildung 7-5

machen. Mit anderen Worten: Viele Leute, die eine kohlenhydratreiche Diät einhalten, könnten genausogut Schokoriegel essen.

Ich hoffe, diese Vergleiche öffnen Ihnen die Augen dafür, wie wichtig die Anwendung des Eiweiß-Kohlenhydrat-Verhältnisses (ausgehend von Ihrem eigenen Eiweißbedarf) als Kernstück der Leistungsdiät ist. Wie sieht es aber mit der Gesamtkalorienzahl aus? Schließlich basieren viele Diäten schlicht und einfach auf einer Reduzierung der Kalorienzufuhr.

Im Optimum ändert sich nicht Ihre Gesamtkalorienzufuhr,

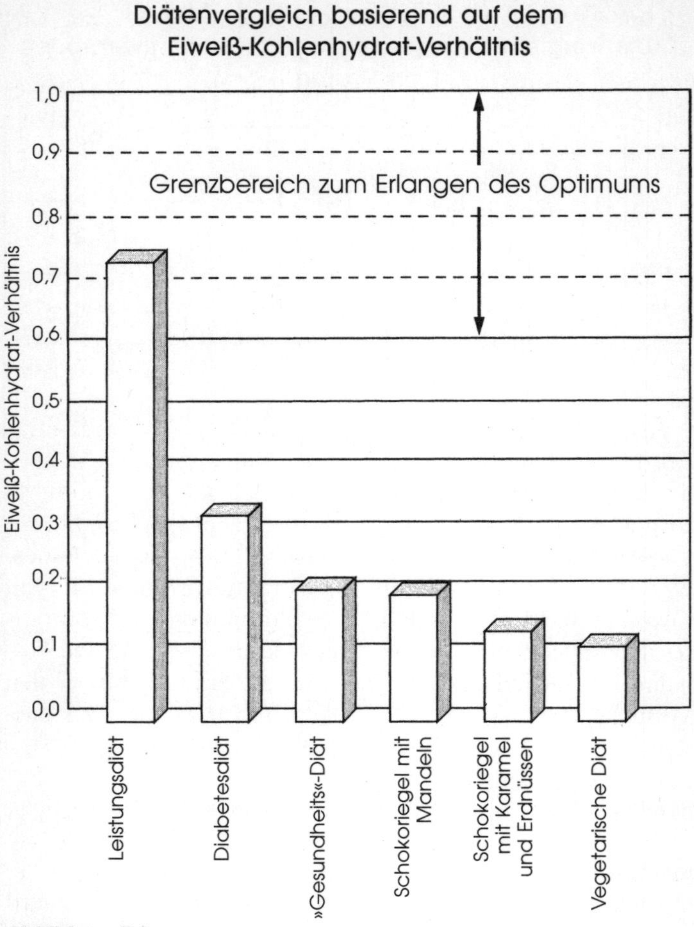

Abbildung 7-6

aber die Herkunft ändert sich. Wenn Sie einen Großteil Ihres Kalorienbedarfs damit decken können, daß Sie besseren Zugang zu Ihrem eigenen Speicherfett haben, dann müssen Sie nicht so viele Kalorien essen. Wenn Sie sich im Optimalbereich befinden, sind Sie leichter in der Lage, gespeichertes Körperfett zur Deckung des täglichen Energiebedarfs zu nutzen, was bedeutet, daß sich Ihre Kalorienzufuhr in der Regel um 50 Prozent reduziert. Bei der Leistungsdiät schränken Sie überschüssige Kalorien aus Kohlenhydraten ein, nicht die Gesamtkalorienzahl und mit Sicherheit nicht die Nahrung.

Wenn Sie zudem außerhalb des Optimums sind und den Zugang zu gespeichertem Körperfett drosseln, müssen Sie mehr Kalorien zu sich nehmen, um den für den Grundstoffwechsel erforderlichen Energiepegel aufrechtzuhalten. Mehr Kalorien heißt mehr Essen. Außerhalb des Optimums heißt zusätzliches Essen zusätzliches überschüssiges Körperfett. Und wir alle wissen, daß überschüssiges Körperfett erhöhtes Krankheitsrisiko bedeutet.

Fassen wir zusammen: Die Leistungsdiät basiert auf Prinzipien der Arzneimittelaufnahme des Körpers, nicht auf standardisierten Ernährungsvorschriften. Bei der Arzneimittelresorption ist das Hauptanliegen, die Aufnahmegeschwindigkeit des Medikaments ins Blut zu kontrollieren. Bei der Leistungsdiät ist das Primärziel, die Aufnahmegeschwindigkeit von Eiweißen und Kohlenhydraten ins Blut und damit die daraus resultierenden Hormonreaktionen zu kontrollieren. Diese Aufnahmegeschwindigkeiten zu überprüfen, bedeutet immer den Versuch, das anvisierte Eiweiß-Kohlenhydrat-Verhältnis zwischen 0,6 und 1,0 – mit dem angestrebten Ideal von 0,75 – aufrechtzuhalten.

Im nächsten Kapitel werde ich Ihnen zeigen, wie leicht es ist, der Leistungsdiät entsprechende Haupt- und Zwischenmahlzeiten zuzubereiten, die dieses ideale Eiweiß-Kohlenhydrat-Verhältnis berücksichtigen. Wenn Sie diese Gerichte konsequent essen, werden Sie mit dem erwünschten Eicosanoid-Gleichgewicht belohnt, das beste Gesundheit bedeutet.

Summa summarum: Die Leistungsdiät ist ein eiweißdeckendes, fettarmes, Kohlenhydrate einschränkendes Programm. Eigentlich keine besonders drastische Diät. Sie ist sogar der Ernährung aus Großmutters Zeiten sehr ähnlich – auch wenn diese nichts von Eicosanoiden und Optimum wußte.

KAPITEL 8

Ihr Diät-Fahrplan zum Optimum

Wenn Sie dauerhaft den Lohn eines Lebens im Optimum ernten wollen, müssen Sie Ihre Auffassung vom Essen radikal ändern. Nahrung aufnehmen bedeutet viel mehr, als nur aus Lust zu essen oder Ihren Hunger zu stillen. Speisen sind eine starke Droge, die Sie mindestens dreimal täglich bis an Ihr Lebensende zu sich nehmen. Ist die Nahrung erst einmal in ihre Grundbestandteile (Glukose, Aminosäuren und Fettsäuren) gespalten und an das Blut abgegeben worden, *hat sie letztlich einen stärkeren Einfluß auf Ihren Körper – und Ihre Gesundheit – als irgendein vom Arzt verschriebenes Medikament.*

Mit jedem Essen nehmen Sie eine starke Medizin zu sich, die in den nächsten vier bis sechs Stunden eine gute, schlechte oder neutrale Wirkung auf Ihren Körper haben wird. Wenn Ihnen der Arzt Tabletten verschreibt, sagt er Ihnen nicht, daß Sie alle am ersten Tag nehmen sollen – das würde Ihr System überlasten und könnte tödlich sein. Statt dessen möchte der Arzt, daß Sie für die Dauer der Behandlung für einen mäßigen, aber relativ konstanten Pegel dieses Medikaments im Blut sorgen.

Jedes Medikament hat ein therapeutisches Optimum. Zu große Mengen davon im Blut können eine toxische Reaktion herbeiführen, zu wenig kann das Mittel unwirksam machen. Damit es wirkt, müssen Sie es im Blut auf dem richtigen Pegel halten. Somit ist es nicht nur das Medikament, das Ihren körperlichen Zustand bestimmt und Ihre Gesundheit wiederherstellt, sondern auch die Regelmäßigkeit und Dosierung – mit anderen Worten, das therapeutische Optimum.

Das gleiche gilt auch für die Nahrung. Der Schlüssel hierfür liegt im Erhalt einer durchweg gesunden Balance der Eicosanoide über den längstmöglichen Zeitraum. Jede Haupt- und Zwischenmahlzeit, die Sie zu sich nehmen, sollte das gewünschte Gleichgewicht an Makronährstoffen – Eiweiß, Kohlenhydrate, Fett – aufweisen, das eine angemessene und günstige Hormonreaktion bewirkt, besonders hinsichtlich Glukagon, Insulin und Eicosanoiden.

Konzentrieren Sie sich also nicht auf Kalorien. Das ist, wie gesagt, die falsche Strategie. Hier noch einmal die Grundregel, die es Ihnen erlaubt, ins Zentrum des Optimums zu gelangen: Finden Sie heraus, wieviel Eiweiß Sie brauchen, und halten Sie das Eiweiß-Kohlenhydrat-Verhältnis so nah wie möglich bei 0,75 – jeden Tag, bei jeder Mahlzeit und jedem Imbiß zwischendurch.

Diese Richtlinie ist leicht zu befolgen. In vielerlei Hinsicht unterscheidet sich das Beachten dieses Eiweiß-Kohlenhydrat-Verhältnisses nicht vom Beachten des idealen Verbrennungsgemisches von Benzin und Luft für Ihren Automotor. Es ist nur eine relativ geringe Anpassung Ihrer üblichen Eßgewohnheiten nötig. Doch diese geringe Anpassung bei der Zusammensetzung Ihrer Makronährstoffe wird Sie, was Ihre Gesundheit und Ihr Wohlbefinden angeht, reichlich belohnen.

Da das Ziel sehr lohnend ist, ist es wichtig, bei dieser Anpassung sorgfältig und mit Genauigkeit vorzugehen. Das ist aber nicht schwer. Um das Optimum zu erreichen, müssen Sie nur die simplen Regeln befolgen, die ich Ihnen später verrate.

Die Eiweißverordnung

Der erste Schritt beim Aufbau einer Leistungsdiät liegt in der Ermittlung Ihres täglichen Eiweißbedarfs. Die Eiweißmenge, die Sie benötigen, ist genetisch einmalig und Ihnen ureigen. (Wenn ich von Eiweiß spreche, bedeutet das nicht unbedingt, daß man mehr Fleisch essen muß. Vom Standpunkt der Arzneimittelresorption gesehen, ist es mir egal, ob Ihr Eiweiß aus einer Dose Eiweißpulver, von einer Scheibe Puter oder einem Stück Tofu stammt.) Unabhängig von der Eiweißquelle hängt die richtige Eiweißmenge nur von drei Faktoren ab: Ihrem Gewicht, Ihrem Anteil an Körperfett und dem Grad Ihrer Körperaktivitäten.

Um Ihren Eiweißbedarf zu bestimmen, müssen Sie zuerst den Anteil Ihres Körperfetts berechnen. Jeder kennt sein Gewicht, aber fast niemand kennt den Körperfettanteil. Sie können diese Zahl leicht bestimmen, indem Sie die Arbeitsblätter in Anhang B benutzen. Als einzige Hilfsmittel brauchen Sie eine Skala, ein Bandmaß und einen Stift.

Sie nehmen einfach an bestimmten Körperstellen (diese Stellen sind, wie Sie bemerken werden, bei Frauen und Männern unterschiedlich) Maß und errechnen damit den Anteil Ihres Körperfetts und die reine Körpermasse. Das Schöne bei dieser Vorgehensweise ist, daß Sie alles zu Hause und für sich allein leicht und regelmäßig messen können. Wichtiger ist es aber, wenn Sie abnehmen wollen, daß Sie den Körperfettanteil im Lauf der Zeit neu berechnen, um zu sehen, welche Fortschritte Sie gemacht haben.

Wenn Sie mit Hilfe der Formeln aus Anhang E Ihren Körperfettanteil ermittelt haben, können Sie leicht Ihre Gesamtfett- und reine Körpermasse errechnen. (Vielleicht interessiert Sie ein Vergleich des Körperfettanteils bei verschiedenen Gruppen. Dann werfen Sie einen Blick auf Anhang F.)

Den anderen Teil der Eiweißbedarfs-Gleichung bestimmt der Grad Ihrer Körperaktivitäten. Wie aktiv sind Sie? Verbringen Sie den ganzen Tag vor der Flimmerkiste oder, wie die Stanford-Schwimmerinnen, vier Stunden täglich im Schwimmbecken? Je aktiver Sie körperlich sind, desto schneller spalten Sie Eiweiße. Daraus folgt, daß Sie die Eiweißzufuhr erhöhen müssen, um Muskulatur, die bei starkem Training verletzt wurde, zu flicken und wiederaufzubauen.

Hier eine Auflistung der Aktivitätsfaktoren: Wenn Sie viel sitzen, brauchen Sie nur ein Gramm Eiweiß pro Kilo reine Körpermasse, um dieses Reingewicht zu halten. Wenn Sie täglich Gewichtheben oder zweimal pro Tag trainieren, brauchen Sie die doppelte Menge (zwei Gramm Eiweiß pro Kilo reine Körpermasse). Zwischen diesen beiden Extremen liegt ein Kontinuum. Wenn Sie stark übergewichtig sind (über 30 Prozent Fett bei Männern und 40 Prozent bei Frauen) und dadurch quasi 24 Stunden am Tag leichtes Gewichtstraining machen, dann geben Sie sich den Aktivitätsfaktor 0,6. (Dieses Quasi-Training bewirkt bei Übergewichtigen, daß sie in der Regel mehr reine Körpermasse haben als Dünne. Übergewichtige brauchen einfach mehr Muskelmasse, um das zusätzliche Gewicht tragen zu können. Leider haben sie auch größere Mengen an Speicherfett.)

Jetzt können Sie endlich Ihren Eiweißbedarf berechnen. Denken Sie daran: Diese Größe trifft einzig und allein auf Sie zu.

Um Ihnen zu zeigen, wie einfach die Berechnungen sind, gehen wir von einem fiktiven 154-Pfund-Mann aus – der von Ernährungsexperten so häufig als das Paradebeispiel für angemessene Eiweißzufuhr hingestellt wird – mit 23 Prozent Körperfett (entspricht dem Durchschnitt amerikanischer Männer), der eine überwiegend sitzende Tätigkeit ausübt. Kommt Ihnen da etwas bekannt vor?

Faktoren der Körperaktivitäten

Aktivität	Eiweißbedarf (Gramm pro Pfund reine Körpermasse)
Sitzend	0,5
Leicht (zum Beispiel Gehen)	0,6
Mittel (30 Minuten pro Tag, dreimal pro Woche)	0,7
Aktiv (1 Stunde pro Tag, fünfmal pro Woche)	0,8
Sehr aktiv (2 Stunden pro Tag, fünfmal pro Woche)	0,9
Schweres Training (5 Tage pro Woche, zweimal pro Tag)	1,0

Tabelle 8-1

Berechnung Ihres Eiweißbedarfs

______________	Reine Körpermasse (siehe Anhang B)
x ____________	Aktivitätsfaktor (siehe Tabelle 8-1)
= ____________	Täglicher Eiweißbedarf

Tabelle 8-2

Nach den oben genannten Formeln hätte dieser fiktive 154-Pfund-Mann insgesamt 36 Pfund Fett (154 Pfund mal 0,23 ergibt 36 Pfund Fett). Bei dieser Fettmenge wäre sein reines Körpergewicht 118 Pfund (154 Pfund Gesamtgewicht minus 36 Pfund Gesamtfett). Multipliziert man die reine Körpermasse mit 0,5 Gramm Eiweiß pro Pfund reine Körpermasse (dem Aktivitätsfaktor bei einem Menschen mit sitzender Tätigkeit), ergibt das für den fiktiven 154-Pfund-Mann einen täglichen Eiweißbedarf von 59 Gramm (118 Pfund mal 0,5 Gramm pro Pfund ergibt 59).

Diese Zahl stimmt fast mit den 56 Gramm täglicher Eiweißzufuhr überein, die die National Academy of Sciences jedem empfiehlt. Ist Wissenschaft nicht etwas Wunderbares? Doch nicht jeder entspricht diesem fiktiven Mann. Ich mit Sicherheit nicht. Mein Eiweißbedarf liegt den oben genannten Formeln zufolge bei 100 Gramm pro Tag. Das ist die Menge, die ich essen sollte, nicht mehr und nicht weniger.

Wenn Sie Ihren Eiweißbedarf kennen, können Sie anfangen, ihn wie ein verordnetes Medikament zu behandeln. Das heißt, Sie müssen die Eiweißzufuhr gleichmäßig über den Tag verteilen, genauso wie Sie es mit einem verordneten Medikament tun würden.

Nehmen wir an, Ihr Eiweißbedarf liegt bei 75 Gramm pro Tag. Versuchen Sie nicht, ihn mit Steak und Eiern zum Frühstück zu decken. Abgesehen davon, daß Sie sich mit zwei Eiweißspendern vollstopfen, die reich an Arachidonsäure sind (dem Baustein schlechter Eicosanoide), überfordern Sie die Kapazität des Körpers, das Eiweiß dieser einen Mahlzeit zu verwenden.

Sie sollten nicht vergessen, daß Eiweiß, obwohl es in erster Linie Glukagon stimuliert, auch auf Insulin wirkt. Zu hohe Eiweißzufuhr mit einer Mahlzeit hebt den Insulinspiegel und holt Sie aus dem Optimum heraus. Darüber hinaus neigt man dazu, die Eiweißmenge in anderen Mahlzeiten zu reduzieren, wenn man ein Übermaß davon mit einer einzigen Mahlzeit zu sich genommen hat. Folglich beinhalten die anderen Mahlzeiten relativ wenig Eiweiß, um den Kohlenhydraten, die Sie verzehren, entgegenzuwirken. Wieder wird Ihr Insulin-Glukagon-Spiegel Richtung Insulin kippen und Ihr Eicosanoid-Gleichgewicht in die entgegengesetzte Richtung gleiten. Sie treiben sich selber aus dem Optimalbereich.

Verteilen Sie Ihren Eiweißbedarf gleichmäßig über den ganzen Tag, über drei Mahlzeiten und zwei Snacks. Um es sich leichter zu machen, folgen Sie meiner *Nährstoff-Block-Methode*. Stellen Sie sich Ihren Gesamteiweißbedarf in Eiweißblöcken vor, die jeweils 7 Gramm Eiweiß umfassen. Wenn Ihr täglicher Eiweißbedarf zum Beispiel 75 Gramm beträgt, entspräche das 11 Eiweißblöcken (runden Sie einfach nach oben auf). Versuchen Sie, mit jeder der drei Mahlzeiten drei Eiweißblöcke zu essen und pro Snack je einen Eiweißblock – am späten Nachmittag und vor dem Schlafgehen.

Ein typischer Leistungsdiättag, unterteilt in Eiweißblöcke, könnte folgendermaßen aussehen:

Frühstück	Mittagessen	Nachmittagssnack	Abendessen	Betthupferl
3 E	3 E	1 E	3 E	1 E

Wenn Sie Ihren Eiweißbedarf über den ganzen Tag verteilen, so müssen Sie auch eine andere wichtige Regel einhalten: Lassen Sie nie mehr als fünf Stunden verstreichen, ohne eine Leistungsmahlzeit oder einen Leistungsimbiß zu sich zu nehmen. Vergessen Sie nicht, daß die hormonalen Wirkungen eines Essens nur vier bis sechs Stunden anhalten. Sie möchten aber im Optimum bleiben, und zwar nicht nur vier bis sechs Stunden, sondern den ganzen Tag. Das heißt, daß Sie, auch wenn Sie das Optimum erreicht haben, diesen Prozeß alle vier bis sechs Stunden mit einem Essen in Gang halten müssen. Im Grunde sind Sie hormonal nur so gut wie Ihr letztes und Ihr nächstes Essen.

Die Mindestmenge an Eiweiß, die erforderlich ist, um diesen Prozeß wieder in Gang zu setzen, nennen wir einen Block. Beginnen Sie mit drei Eiweißblöcken zum Frühstück um sieben Uhr, und planen Sie das Mittagessen für etwa zwölf Uhr ein (denken Sie an die Fünf-Stunden-Regel). Mittags essen Sie drei Eiweißblöcke. Da die meisten Menschen um sieben Uhr zu Abend essen, ist die Zeit zwischen den Mahlzeiten zu lang, so daß Sie gegen fünf Uhr einen Nachmittags-Snack zu sich nehmen sollten, der einen Eiweißblock enthält.

Am Abend essen Sie drei weitere Eiweißblöcke, und bevor Sie schlafen gehen, ein Betthupferl mit einem Eiweißblock. (Warum diesen nächtlichen Imbiß? Sie fasten ja die nächsten acht Stunden, wollen aber während des Schlafs auch im Optimum bleiben.) Am nächsten Morgen fangen Sie einfach von vorne an.

Wenn Sie dieses Programm befolgen, haben Sie Ihre elf Eiweißblöcke gegessen und sie wie ein Medikament über den ganzen Tag verteilt. Wenn Ihr Eiweißbedarf höher oder niedriger als 75 Gramm ist, muß natürlich die Zahl der Eiweißblöcke, die Sie am Tag zu sich nehmen, auch höher oder niedriger ausfallen.

In Tabelle 8-3 finden Sie die Mengenangaben typischer fettarmer Eiweißquellen aufgelistet, die einen Eiweißblock enthalten. Egal, wie viele Eiweißblöcke eine Mahlzeit erfordert, addieren Sie einfach genug Blöcke, um diese Anzahl zu erreichen. Vergessen Sie nicht, daß, wenn Ihr Frühstücksbedarf drei Blöcke umfaßt, Sie aber nur zwei gegessen haben, Sie das mit einer anderen Mahlzeit desselben Tages wettmachen und einen Eiweißblock hinzufügen müssen.

Typische Eiweißblöcke

Typische eiweißreiche, fettarme Nahrungsmengen
mit je einem Eiweißblock (annähernd 7 Gramm).
Eine vollständigere Liste finden Sie im Anhang C.

- **Fleisch**
  - Hühnerbrust (ohne Haut) (30 Gramm)
  - Putenbrust (30 Gramm)
  - Mageres Schweinefleisch (30 Gramm)
  - Mageres Lammfleisch (30 Gramm)
- **Fisch**
  - Kabeljau (45 Gramm)
  - Thunfisch (30 Gramm)
  - Garnelen (45 Gramm)
  - Lachs (45 Gramm)
- **Eier**
  - Eiweiß (2 Stück)
- **Vegetarisch**
  - Tofu (30 Gramm)
  - Eiweißpulver (12 Gramm)
- **Milchprodukte**
  - Fettarmer Hüttenkäse (60 Gramm)

Tabelle 8-3

Kohlenhydrate

Wenn Sie Ihren täglichen Eiweißbedarf in Blöcken kennen, sind die Kohlenhydratmengen leicht zu bestimmen. Zu jedem Eiweißblock pro Mahlzeit oder Imbiß müssen Sie einfach nur einen Kohlenhydratblock essen.

Denken Sie daran, daß ein Proteinblock 7 Gramm enthält. Da jeder Kohlenhydratblock 9 Gramm hat, nehmen Sie mit jeder Haupt- oder Zwischenmahlzeit etwas mehr Kohlenhydrate als Eiweiß zu sich – aber nicht viel mehr. Wenn Sie die Eiweiß- und Kohlenhydratblöcke in einem Eins-zu-Eins-Verhältnis halten, werden Sie immer das gewünschte Eiweiß-Kohlenhydrat-Verhältnis von 0,75 bewirken, und dieses Verhältnis sichert Ihnen Ihren Platz mitten im Optimum zu.

Nehmen wir als Beispiel den Eiweißbedarf von 75 Gramm pro Tag, aufgerundet zu 11 Eiweißblöcken. Wenn das Ihr Gesamteiweißbedarf ist, sollten Sie im Laufe des Tages ebenfalls 11 Kohlenhydratblöcke essen. So wie die Proteine, sollten Sie Ihren Kohlenhydratbedarf gleichmäßig über die täglichen Haupt- und Zwischenmahlzeiten verteilen. Denken Sie einfach an das Gleichgewicht.

Jetzt würde Ihr täglicher Ernährungsfahrplan folgendermaßen aussehen:

Frühstück	Mittagessen	Nachmittagssnack	Abendessen	Betthupferl
3 E	3 E	1 E	3 E	1 E
3 K	3 K	1 K	3 K	1 K

Nun noch eine weitere wichtige Optimum-Regel. *Schenken Sie der Art von Kohlenhydraten, die Sie essen, besondere Aufmerksamkeit.* Nicht alle Kohlenhydrate sind gleich. Günstige Kohlenhydrate haben in der Regel einen niedrigen Blutzuckerindex – sie werden langsam ins Blut aufgenommen, heben den Blutzuckerspiegel langsam und bewirken eine mäßige Insulinreaktion. Das heißt, Sie halten die Eicosanoide in einem günstigen Gleichgewicht und damit im Optimum.

Ungünstige Kohlenhydrate haben meistens einen hohen Blutzuckerindex – sie werden schnell ins Blut aufgenommen, heben den Blutzuckerspiegel schnell und bewirken eine überzogene Insulinreaktion. (Das ist die biochemische Ursache für die Gier auf Kohlenhydrate.) Ein erhöhter Insulinspiegel stört das Eicosanoidgleichgewicht in negativer Weise, und Sie werden aus dem Optimum geworfen. Ungünstige Kohlenhydrate sollten daher in Maßen und in wesentlich geringeren Mengen als günstige Kohlenhydrate verwendet werden.

(Außerdem sollten ungünstige Kohlenhydrate nur begrenzt gegessen werden, da der Kohlenhydratanteil dieser Nahrungsmittel sehr hoch ist. Dadurch erschöpft sich Ihr Kohlenhydrat-Block-Depot pro Mahlzeit und Tag sehr schnell. Übrigens, wenn Sie schon ungünstige Kohlenhydrate essen – vor allem Brot –, sollten Sie immer Vollkornprodukte wählen.)

Sie wollen also sichergehen, daß Ihre Kohlenhydratblöcke größtenteils aus günstigen Kohlenhydraten bestehen. Dazu zählen die meisten – allerdings nicht alle – faserreichen Früchte und Gemüse. Ungünstige Kohlenhydrate umfassen Brot, Nudeln, Getreide, Mais, Kartoffeln und stark blutzuckersteigernde Früchte und Gemüse wie Papayas, Bananen, Mais, Karotten – und Fruchtsäfte.

Tabelle 8-4 zeigt eine Liste günstiger und ungünstiger Kohlenhydrate und gibt Ihnen typische Portionsangaben pro Kohlenhydratblock. Eine vollständigere Liste finden Sie in Anhang C. (Ich möchte Sie nochmals daran erinnern, daß ein Kohlenhydratblock etwa 9 Gramm Kohlenhydrate enthält.)

Typische Kohlenhydratblöcke

Günstige Kohlenhydrate

Gekochtes Gemüse (frisch oder gefroren)	Rohes Gemüse
12 Stangen Spargel	2 Tassen Brokkoli oder Blumenkohl
1 Tasse Brokkoli	2 Tassen geschnittener Weißkohl
1/4 Tasse Linsen, weiße Bohnen usw.	1 große Tomate
1 1/2 Tassen Blumenkohl	1 Salatkopf
1 Tasse grüne oder Wachsbohnen	4 Tassen Spinat
1 Tasse in Scheiben geschnittene Zucchini	3 Tassen in Scheiben geschnittene Gurke
	2 Tassen Sellerie
	2 grüne Paprika

Obst

1/2 mittelgroßer Apfel	1 Pfirsich
1/2 mittelgroße Orange	1/2 mittelgroße Grapefruit
7 Kirschen	9 Trauben
3 Aprikosen	1 Kiwi
1/2 große Nektarine	1/4 Netzmelone
1/3 mittelgroße Birne	1 mittelgroße Pflaume
1 Tasse Erdbeeren	1 Mandarine
1/2 Tasse gewürfelte Ananas	1/2 Tasse Heidelbeeren

Ungünstige Kohlenhydrate

1/5 Tasse brauner Reis	1/2 Scheibe Brot
1/4 Tasse Nudeln	1/4 Brötchen
1/2 Tasse Papaya	10 cm große Tortilla
1/3 Tasse Mango	2 Karotten
1/3 Banane	
15 Gramm Cornflakes, trocken	

Fruchtsäfte

Apfelsaft (100 Gramm)
Grapefruitsaft (120 Gramm)
Orangensaft (120 Gramm)

Tabelle 8-4

Fette

Zur Vervollständigung einer der Leistungsdiät entsprechenden Mahlzeit müssen Sie immer Fett hinzufügen. Denken Sie daran, daß Sie sich jeden erdenklichen Kniff, gesehen unter dem Aspekt der Arzneimittelresorption, zunutze machen sollten, um ein günstiges und dauerhaftes Eicosanoidgleichgewicht zu erreichen. Die besondere Verwendung von Fett gehört zu diesen Tricks.

Und so funktioniert er: Abgesehen davon, daß Fette die Bausteine für Eicosanoide liefern, haben sie, wie die Fasern, die Funktion eines Kontrollstabs, um die Aufnahmegeschwindigkeit von Kohlenhydraten ins Blut zu verlangsamen.

Fette sind auch aus zwei weiteren Gründen wichtig. Zunächst einmal verleihen sie dem Essen einen besseren Geschmack. Eine wirklich fade Diät ist eine fettfreie Diät – jeder französische Koch wird Ihnen das bestätigen. Zweitens bewirkt der Fettanteil einer Mahlzeit im Magen die Freisetzung eines Hormons namens *Cholecystokinin* (CCK), das dem Gehirn signalisiert, daß Sie satt sind und aufhören sollten zu essen.

Haben Sie also keine Angst vor Fetten: Sie sind entscheidend an der Eicosanoid-Produktion beteiligt, tragen wesentlich zur Reduzierung des Körperfetts bei und verbessern Ihren Gesamtzustand.

Sie mögen sich fragen, warum Sie dem Essen noch Fettblöcke zufügen sollen, wenn die meisten Eiweißquellen Fett enthalten. Obwohl auch fettarme Eiweißquellen etwas Fett enthalten, ist es nicht die ideale Fettmenge, um direkt ins Optimum zu gelangen. Für die Idealmenge müssen Sie einige Extrablöcke Fett hinzufügen. (Verstehen Sie mich nicht falsch: Das soll keine Einladung zu Fettorgien sein. Sie werden Ihren Tag nicht damit verbringen, Speck zu verschlingen.)

Bei der Verwendung dieser Fettblöcke müssen Sie jedoch gut darauf achten, welche *Art* von Fett Sie essen. So wie es günstige und ungünstige Kohlenhydrate gibt, gibt es gute und schlechte Fette.

Was versteht man unter schlechten Fetten? Der wirkliche Feind unter den Fetten ist die Arachidonsäure, der chemische Baustein für alle schlechten Eicosanoide. Genau dieses Fett sollten Sie fast oder ganz von Ihrem Speiseplan streichen. Nahrungsmittel mit hohem Arachidonsäureanteil sind Eidotter, Innereien (wie Leber und Nieren) sowie fettes rotes Fleisch. Diese Nahrungsmittel sind verständlicherweise auf ein Minimum zu reduzieren oder ganz zu streichen.

Gesättigte Fette müssen ebenfalls auf ein Minimum reduziert werden. Sie kommen in tierischem Eiweiß und Vollmilchprodukten vor. Bei der Leistungsdiät sollten Sie mit diesen Fetten vorsichtig umgehen, da sie den Insulinspiegel durch einen als *Insulinresistenz* (Mehrbedarf an Insulin) bekannten Vorgang leicht ansteigen lassen. Obwohl sie nicht annähernd so schädlich sind wie Arachidonsäure, sind gesättigte Fette keineswegs dem Körper zuträglich. Versuchen Sie daher, den Verzehr zu begrenzen. Aus diesem Grund empfehle ich fettarmes tierisches Eiweiß wie weißes Geflügelfleisch und Fisch mit einem niedrigen Gehalt an gesättigten Fetten.

Gibt es gute Fette? Natürlich. Die meisten guten Fette sind ungesättigte Fette – wie sie zum Beispiel in Olivenöl, Oliven, Macadamia-Nüssen und Avocados vorkommen. (Eine an ungesättigten Fetten reiche Kost wird manchmal als Mittelmeer-Diät bezeichnet.)

Ungesättigte Fettsäuren sind eicosanoid-neutral. Sie können nicht in Eicosanoide (ob gute oder schlechte) umgewandelt werden und haben keine Auswirkung auf den Insulinspiegel. Nachdem Sie so viel Zeit damit verbracht haben, Ihr Eiweiß-Kohlenhydrat-Verhältnis so anzupassen, daß es Insulin unter Kontrolle hält, sollten die ungesättigten Fettsäuren die vorrangige Fettquelle Ihrer Ernährung bilden. Auf diese Weise vermeiden Sie eine Unterbrechung der empfindlichen Hormonbalance, die Sie ja unbedingt halten wollen.

Zusammengefaßt lautet die Optimumregel für Fett: Schränken Sie schlechte Fette – Arachidonsäure und gesättigte Fette – ein, und decken Sie den größten Teil Ihrer täglichen Fettzufuhr mit guten (einfach oder mehrfach ungesättigten) Fetten.

Tabelle 8-5 führt einige Beispiele für gute Fette an (eine vollständigere Liste finden Sie in Anhang C). Jedes Beispiel wird in einem Fettblock zusammengefaßt, und jeder Fettblock enthält zirka 1½ Gramm Fett. Das ist bei weitem nicht viel Fett – denken Sie daran, daß die Leistungsdiät eine fettarme Diät *ist.*

Typische Fettblöcke

3 Oliven*	1/3 Teelöffel Olivenöl*
1/3 Teelöffel Traubenkernöl*	1 Macadamianuß*
	1/2 Teelöffel Erdnußbutter natur*
1 Teelöffel Light-Mayonnaise	
1/2 Teelöffel Mayonnaise	

* Reich an ungesättigten Fettsäuren

Tabelle 8-5

Nun, da Sie wissen, welche Art von Fett Sie essen sollten, stellt sich die Frage nach der Menge. Auf jeden Eiweißblock pro Haupt- oder Zwischenmahlzeit rechnen Sie einfach einen Fettblock. Damit schaffen Sie pro Essen und Imbiß das ideale Verhältnis, basierend auf Ihrem individuellen Eiweißbedarf. Wie bei Eiweißen und Kohlenhydraten verteilen Sie die Fettzufuhr gleichmäßig über den Tag, so daß das Verhältnis von Eiweiß, Kohlenhydrat- und Fettblöcken bei jedem Essen und Snack auf 1:1:1 gehalten wird. (Achtung: Spitzenathleten sollten pro Eiweißblock zwei Fettblöcke rechnen. Damit wäre das Verhältnis von Eiweiß, Kohlenhydraten und Fetten bei ihnen 1:1:2. Das zusätzliche Fett ist wegen des intensiven Trainings nötig, aber dieses Fett sollte fast ausschließlich ungesättigtes sein.)

Für eine Person mit einem Tagesproteinbedarf von elf

Blöcken würde das Leistungsdiät-Programm folgendermaßen aussehen:

Frühstück	Mittagessen	Nachmittagsimbiß	Abendessen	Betthupferl
3 E	3 E	1 E	3 E	1 E
3 K	3 K	1 K	3 K	1 K
3 F	3 F	1 F	3 F	1 F

Dieses Programm kombiniert die richtige Menge an Eiweiß und Kohlenhydraten mit der richtigen Menge an Fett, um die Insulin- und Glukagon-Sekretion optimal zu halten. Kurz gesagt steht es für ein günstiges Eicosanoid-Gleichgewicht: für einen Tag im Optimum.

Fassen wir nun das vorher Gesagte zusammen, damit Sie sehen, wie leicht sich eine der Leistungsdiät entsprechende Mahlzeit zusammenstellen läßt. Sie runden zunächst Ihren Proteinbedarf pro Mahlzeit auf die nächstfolgende Eiweißblockzahl auf. Dann fügen Sie die entsprechende Anzahl an Kohlenhydrat- und Fettblöcken hinzu, und schon haben Sie das richtige Rüstzeug zur Verfügung.

Wie sieht es mit den Zwischenmahlzeiten aus? Sie wenden dieselbe Berechnung an. In Tabelle 8-6 finden Sie einige typische Beispiele aufgelistet. Jeder Snack beinhaltet etwa einen Block Eiweiß, Kohlenhydrate und Fett. (Für weitere Leistungs-Snacks halten Sie sich an Anhang D.)

Leistungsdiät-Snacks

- 1/4 Tasse fettarmer Hüttenkäse mit 1/2 Stück Obst
- 120 Gramm fettarmer Naturjoghurt ohne Frucht oder andere zusätzliche Kohlenhydrate
- 180 Gramm fettarme Milch

Tabelle 8-6

Gehen wir die Prinzipien der Leistungsdiät nochmals durch, wobei wir als Beispiel wieder eine Person mit einem täglichen Eiweißbedarf von 75 Gramm zugrunde legen. Diese Person nimmt, Sie erinnern sich, drei Mahlzeiten mit drei Eiweißblöcken und zwei Zwischenmahlzeiten mit je einem Eiweißblock zu sich. Sie darf also einfach drei Eiweißblöcke auswählen und dann drei Kohlenhydratblöcke und drei Fettblöcke hinzufügen.

Und was ist mit den Zwischenmahlzeiten? Suchen Sie sich einfach eine aus Tabelle 8-6 aus, die Ihnen am besten gefällt.

Sollten Sie bei einem Gericht mehr Eiweißblöcke dazunehmen wollen, fügen Sie einfach die gleiche Anzahl Kohlenhydrat- und Fettblöcke hinzu, um alles im Gleichgewicht zu halten. Wenn Sie etwas bewußter leben, fällt das ganz leicht.

Eine Einschränkung muß dabei allerdings gemacht werden: Selbst wenn Sie ein ausgewogenes Leistungsgericht zusammengestellt haben, nehmen Sie, wenn Sie an einem Tag mehr Eiweißblöcke als erlaubt essen und als Ihr Körper verlangt, zu viel Eiweiß zu sich. Denken Sie immer daran, daß überschüssiges Eiweiß, welches der Körper nicht sofort verwendet, in Fett verwandelt wird. Das verlangsamt Ihren Fettverlust und treibt Sie möglicherweise aus dem Optimalbereich hinaus.

Überzählige Eiweißblöcke bedeuten ebenfalls überzählige Kalorien. Wenn Sie mit einer Mahlzeit zu viele Kalorien zu sich nehmen, steigt der Insulinspiegel, und das heißt: Überproduktion von schlechten Eicosanoiden. Was Sie erreichen wollen, ist ein präzises Eiweiß-Kohlenhydrat-Verhältnis, wobei *Sie die Gesamtkalorienzahl für jedes Gericht bei höchstens 500 halten – für jeden Snack bei höchstens 100.* Das bedeutet, daß Sie nie mehr als sechs Eiweißblöcke pro Gericht essen sollten, da Sie sonst die Kaloriengrenze überschreiten würden. (Ein durchschnittliches Essen mit vier Eiweißblöcken und derselben Zahl an Kohlenhydrat- und Fettblöcken beläuft sich auf weniger als 400 Kalorien.)

Diese Kombination hält Sie für die nächsten vier bis sechs Stunden im Optimum. Sie müssen also nur Zahlen addieren und können für den Rest Ihres Lebens Leistungsdiätgerichte zusammenstellen, wobei Sie nur die Speisen wählen sollten, die Ihnen schmecken. Sie müssen Ihre Eßgewohnheiten nur leicht verändern, brauchen also Ihre Ernährung nicht radikal umzustellen. Passen Sie einfach die Optimum-Regeln Ihrem derzeitigen Eßverhalten an – so flexibel wie es geht.

Zum Beispiel kann eine Mahlzeit aus folgenden Blöcken zusammengesetzt sein:

- 2 Eiweißblöcke plus 2 Kohlenhydrat- und 2 Fettblöcke,
- 3 Eiweißblöcke plus 3 Kohlenhydrat- und 3 Fettblöcke,
- 4 Eiweißblöcke plus 4 Kohlenhydrat- und 4 Fettblöcke,
- 5 Eiweißblöcke plus 5 Kohlenhydrat- und 5 Fettblöcke,
- 6 Eiweißblöcke plus 6 Kohlenhydrat- und 6 Fettblöcke.

Sie merken: Wenn Sie addieren können, können Sie auch Ihre Diät selbst zusammenstellen – ohne große Mühe. Wenn Sie diese Berechnungen aber nicht selber machen wollen, halten Sie sich einfach an den Anhang im zweiten Teil des Buches. Sie finden darin eine Reihe von Menüs und Rezepten, in denen die richtigen Nährstoffproportionen bereits festgelegt sind. Die Matheaufgabe hat schon ein anderer für Sie erledigt. Mit einiger Erfahrung können Sie später aber auch die bequeme Augenmaßmethode anwenden, die in diesem Kapitel noch erklärt werden wird.

Ich möchte Ihnen aber auch an dieser Stelle ein Beispiel dafür geben, was all diese Zahlen auf konkrete Gerichte übertragen bedeuten. Außerdem möchte ich Ihnen zeigen, daß diese Speisen wirklich gut schmecken. Mit freundlicher Genehmigung der auf französische Küche spezialisierten Profiköchin Jeanette Pothier und ihrer Kollegin Ann Rislove hier also einige appetitanregende Beispiele.

Jedes Rezept enthält je vier Eiweiß-, Kohlenhydrat- und Fettblöcke. Weitere Rezepte – genug für eine Woche voll köstlicher Leistungsgerichte – finden Sie im Anhang D.

Putenschnitzel mit Parmesan
(4 Personen, 4 Eiweißblöcke pro Person)

350 Gramm Putenbrust in feine Scheiben geschnitten
1/2 Teelöffel Olivenöl
1 Teelöffel Butter
Salz und Pfeffer
2 Knoblauchzehen
15 Petersilienzweige
1/2 Tasse Hühnerbrühe
30 Gramm Parmesan, gerieben

Die Putenscheiben mit dem Fleischklopfer so dünn wie möglich klopfen. Das Olivenöl in einer großen Pfanne erhitzen und Butter hinzufügen. Wenn sie geschmolzen ist, sautieren Sie jeweils mehrere Putenscheiben, bis sie leicht gebräunt sind. Auf eine feuerfeste, gebutterte Platte legen, mit etwas Salz und Pfeffer bestreuen und im Backofen warm halten.

Knoblauchzehen halbieren, mit der Petersilie sehr fein hacken. Knoblauch und Petersilie in die Pfanne mit dem Öl geben und die Hälfte der Hühnerbrühe hinzufügen. Das Ganze zum Kochen bringen und dabei den Pfannenboden gut abschaben, damit sich nichts absetzt. Dann die restliche Hühnerbrühe hinzugeben und die Mischung auf die Hälfte einkochen lassen. Die Sauce über die Putenscheiben gießen.

Das Putenfleisch mit Parmesan überstreuen und kurz in den Ofen schieben, bis der Käse geschmolzen ist. Sofort servieren. Dazu paßt »Vegetarische Pasta« (siehe Anhang D).

Bouillabaisse à la américaine
(4 Portionen, 4 Eiweißblöcke pro Person)

360 Gramm Lauch, halbieren, in dünne Scheiben schneiden und unter fließendem Wasser waschen
450 Gramm Hühnerbrühe
8 kleine rote Kartoffeln, geschält und halbiert

120 Gramm Hummerfleisch
120 Gramm Kammuscheln, gesäubert, Seitenmuskel entfernt
120 Gramm Garnelen, gesäubert, ohne Schale und Darm
180 Gramm Muscheln (8 – 10 Stück ohne Schale oder ganze Muscheln aus der Dose)
240 Gramm Tomaten (aus der Dose)
3 EL ungesalzene Butter

Lauch und die Hälfte der Hühnerbrühe in einen schweren Suppentopf geben. 10 bis 15 Minuten auf Mittelhitze unter häufigem Rühren kochen. Den Rest der Brühe, die Tomaten und die Kartoffeln zugeben und erneut zum Kochen bringen. Sind die Kartoffeln gar, Muscheln und Garnelen zugeben und kurz vor dem Kochen ebenso die Kammuscheln. So lange kochen, bis sie nicht mehr durchscheinend sind. Hummer und Butter zugeben und die Herdplatte ausschalten. Mit wenig Salz und Pfeffer abschmecken.

Mit einem kleinen Mais-Muffin pro Person servieren.

Ich kann mir vorstellen, daß die obigen Rezepte, wie die im Anhang D auch, Anklang bei Ihnen finden und die Gerichte Ihnen sehr gut schmecken. Und natürlich bringen sie Sie mit Genuß in den Optimalbereich.

Einkaufen im Optimum

Das Einkaufen für ein Leben im Optimum ist leicht: Meiden Sie einfach bestimmte Gänge des Supermarktes, und wagen Sie sich möglichst selten zu den Lebensmittelregalen vor, wo Sie nichts anderes finden als gehäufte Kohlenhydrate, verteilt auf diverse Verpackungen, die nur darauf lauern, von Ihnen mitgenommen zu werden.

Um den Nährstoffgehalt von Fertiggerichten berechnen zu können – besonders bei Tiefkühlkost –, überprüfen Sie die Nährwertangaben. Diese Tabellen sind wichtig. Rechnen Sie nach, wie viele Eiweiß- und Kohlenhydratblöcke in einer Portion enthalten sind (denken Sie daran, daß ein Eiweißblock 7 Gramm und ein Kohlenhydratblock 9 Gramm wiegen). Stehen die Blöcke nicht in einem Verhältnis von 1:1, wird Sie dieses Fertiggericht niemals das Optimum erreichen lassen. Um Fertiggerichte ins richtige Verhältnis zu bringen, müssen Sie fettarme Proteine hinzufügen. (Eine Liste mit Leistungsgerichten finden Sie in Anhang D.)

Wenn Sie frische Nahrungsmittel kaufen, können Sie sich als Faustregel immer an die folgenden Richtlinien halten:

- 120 Gramm fettarmes Fleisch beinhalten zirka 4 Eiweißblöcke
- 180 Gramm Fisch beinhalten zirka 4 Eiweißblöcke
- 2 Tassen rohes Gemüse beinhalten zirka 1 Kohlenhydratblock
- 1 Stück Obst beinhaltet etwa 2 Kohlenhydratblöcke
- 1 Tasse gekochte Nudeln, Bohnen oder Reis beinhaltet etwa 4 Kohlenhydratblöcke

Die Augenmaß-Methode

Wenn Sie bereits die Vorstellung zum Stöhnen bringt, Ihr ganzes Essen abwiegen und berechnen oder selbst die Nährstoffangaben lesen zu müssen, oder wenn Sie einfach zu viel zu tun haben, um Gewichte und Maßeinheiten zu beachten –, kümmern Sie sich nicht darum. Sie können ein in die Leistungsdiät passendes Gericht einfach per Augenmaß festlegen. Diese Methode ist zwar nicht so genau wie das Blocksystem, doch Zeit und Übung werden Ihnen helfen, alles mit den Augen zu taxieren.

Beginnen Sie mit dem Eiweiß, und nehmen Sie Ihre Handinnenfläche als Richtlinie. Eine Handvoll Eiweiß entspricht in der Regel vier Eiweißblöcken. Das sind in etwa eine Hähnchenbrust oder 120 Gramm Puterscheiben.

Die Eiweißmenge auf Ihrem Teller hilft Ihnen, Ihre Kohlenhydratportionen zu bestimmen. Wenn Sie gute Kohlenhydrate essen, sollte Ihre Kohlenhydratportion etwa zweimal so groß sein wie die Eiweißportion. Essen Sie schlechte Kohlenhydrate, nehmen Sie die Kohlenhydratportion in der gleichen Größe wie die Eiweißportion.

Wollen Sie eine Nachspeise – die meisten sind pure Kohlenhydrate –, reduzieren Sie einfach die Kohlenhydrate der Hauptmahlzeit.

Ist die Eiweißquelle fettarm – und das sollte sie –, ergänzen Sie das fehlende Fett, das Sie brauchen, durch einen kleinen Salat mit Salatdressing, etwas Mayonnaise oder einige Oliven.

Restaurantessen im Optimum

In unserer schnellebigen Zeit essen nur noch wenige Leute immer zu Hause. Für jeden, der Nahrungsvorschriften einzuhalten versucht, kann das Essen in einem Restaurant zu einem wahren Problem, wenn nicht sogar zu einem absoluten Hindernis werden. Was also tun, wenn Sie essen gehen?

Zunächst einmal versuchen Sie, vor dem Ausgehen einen Leistungsimbiß einzunehmen. Im Restaurant sollten Sie dann das Weißbrot meiden (was leichter ist, wenn Sie vorher Ihre Zwischenmahlzeit hatten). Wichtiger ist jedoch die Tatsache, daß Sie vielleicht ein paar Kohlenhydratblöcke für die abschließende Nachspeise aufheben wollen.

Bestellen Sie eine fettarme Vorspeise. Wenn sie serviert wird, schätzen Sie die Eiweißmenge auf Ihrem Teller mit der Handfläche als Richtlinie ab. Verwenden Sie die Augenmaßmethode ebenso zur Bestimmung der Kohlenhydratportion. Denken Sie daran, daß es nicht wichtig ist, wieviele der Nährstoffe Ihnen serviert werden – was zählt, ist einzig und allein, wieviel Sie essen. Wenn Sie also eine Nachspeise einplanen, notieren Sie im Geist, daß Sie die Kohlenhydrate bei der Vorspeise drosseln müssen. Trinken Sie ein Glas Wein, reduzieren Sie die Kohlenhydratzufuhr nochmals.

Wenn nach dem Essen der Kellner erscheint und die übliche Frage stellt: »Darf es noch eine Nachspeise sein?«, können Sie, zum Entsetzen der anderen Gäste, prompt mit Ja antworten. Sie haben beim Essen Kohlenhydratblöcke eingespart, und nun ist es an der Zeit, die übrigen einzulösen. Bestellen Sie einen Nachtisch, und fragen Sie, ob jemand die Hälfte möchte. Verspeisen Sie genüßlich Ihren Anteil, und Sie bleiben immer noch im Optimum.

Sie waren in Ihrem Lieblingsrestaurant und hatten ein herrliches Essen – eine Portion Eiweiß, etwas Kohlenhydrate, ein Glas edlen Wein und eine halbe, außerordentlich gute Nachspeise. Wenn alles vorbei ist, sind Sie immer noch im Optimum. Meint es das Leben nicht gut mit Ihnen?

Fastfood und Optimum

Die größten Probleme wirft natürlich ein Fastfoodrestaurant auf. Aber: Ob Sie es glauben oder nicht, selbst unter den Goldbögen können Sie Ihre Leistungsdiät zusammenstellen – und im Optimum bleiben. Wenn Sie mit Überlegung bestellen, können Fastfoodspeisen für eine gelegentliche Zwischenmahlzeit auf die Schnelle sogar ein nahezu ideales Eiweiß-Kohlenhydrat-Verhältnis bieten.

Wenn Sie mir nicht glauben, schlagen Sie einfach unter Anlage D nach. Dort finden Sie eine Liste von Gerichten verschiedener Fastfood-Lokale, die mit der Leistungsdiät in Einklang zu bringen sind.

Vorgehensweise für ein Leben im Optimum

Fassen wir zusammen. Die Vorgehensweise ist einfach:

1. Finden Sie heraus, wieviel Eiweiß Sie brauchen. Essen Sie nie mehr Eiweiß, als Ihr Körper verlangt. Und essen Sie niemals weniger.
2. Versichern Sie sich bei jedem Essen, daß die Eiweiß- und Kohlenhydratblöcke im Verhältnis 1:1 bleiben.

3. Verteilen Sie Ihren Proteinbedarf mit drei kleinen Mahlzeiten und zwei Zwischenmahlzeiten über den ganzen Tag.

4. Lassen Sie nie mehr als fünf Stunden ohne Essen oder Imbiß vergehen. (Sie sind nur so gut wie Ihre letzte und nächste Mahlzeit. Und die Zeit zum Essen ist immer dann, wenn Sie nicht hungrig sind.)

5. Bevorzugen Sie fettarme Eiweiße.

6. Wählen Sie Ihre Kohlenhydrate unter den guten aus (faserreiches Gemüse und Obst).

7. Verwenden Sie einfach ungesättigte Fette.

8. Versuchen Sie, pro Mahlzeit nicht mehr als 500 Kalorien beziehungsweise pro Snack nicht mehr als 100 Kalorien zu verzehren. Wenn Ihr Eiweißbedarf außergewöhnlich hoch ist (weil Sie zum Beispiel Fußballer sind), müssen Sie mehr als drei Mahlzeiten täglich zu sich nehmen.

Hilfreiche Hinweise zum Erreichen des Optimums

Wie bei jeder anderen Diät auch gibt es ebenso zum Erreichen des Optimums einige hilfreiche Hinweise, die Sie beachten sollten.

1. Seien Sie nicht beunruhigt, wenn Sie Ihr Essen nicht im genauen Eiweiß-Kohlenhydrat-Verhältnis zusammengestellt haben. Ein etwas höheres oder niedrigeres Verhältnis wird Sie dennoch zum Optimum bringen, wenn auch nicht ganz ins Zentrum, wo das Eicosanoid-Gleichgewicht ideal ist. Wollen Sie dorthin, so müssen Sie schon alles dafür tun.

2. Denken Sie daran, daß Sie es hier nicht mit einem Kalorienentzugsprogramm zu tun haben. Es könnte Ihnen sogar schwer fallen, das ganze für das Optimum erforderliche Essen zu verspeisen.

3. Ihr Ziel ist es, solange wie möglich im Optimum zu bleiben. Planen Sie daher Ihren täglichen Ernährungsplan entsprechend dem Zeitpunkt des Aufwachens, und bestimmen Sie

dann die Zeitpunkte am Tag, an denen Sie Ihren Körper auftanken müssen. Anders gesagt: Behandeln Sie Nahrung wie eine verordnete Medizin.

4. Trinken Sie immer mindestens zwei große Gläser Wasser oder ein zucker- und koffeinfreies Getränk zu jeder Haupt- oder Zwischenmahlzeit. Wenn Sie zur Zeit viel Koffein brauchen, reduzieren Sie die Zufuhr, wann immer es möglich ist, allmählich bis auf Null. (Der Spalteffekt des Koffeins kann den Insulinspiegel erhöhen und Sie damit aus dem Optimum treiben.)

5. Wenn Sie zwei bis drei Stunden nach einer Mahlzeit Hunger oder eine Gier auf Süßes verspüren, haben Sie unter Umständen zu viele Kohlenhydrate gegessen. Immer wenn Sie Hunger oder Appetit auf Kohlenhydrate verspüren, überlegen Sie, ob Sie in den letzten Mahlzeiten einen Grund dafür finden.

6. Egal, wie ausdauernd Sie diese Diät einhalten, Sie werden Fehler machen, besonders bei Einladungen oder auf Reisen. Denken Sie daran, daß Sie, wenn Sie nur kurzzeitig außerhalb des Optimums waren, Sie es mit einem einzigen Gericht wieder erreichen können. Es ist, als ob Sie vom Fahrrad fallen – Sie stehen einfach auf und fahren weiter.

Sie kennen jetzt die Regeln zum Erreichen des Optimums und haben damit für den Rest Ihres Lebens einen gültigen Ernährungsfahrplan. Vergessen Sie nicht: Ein einziges Leistungsgericht schenkt Ihnen vier bis sechs Stunden im Optimum. Ein Tag mit der Leistungsdiät ist ein Tag im Optimum, und ein Leben mit der Leistungsdiät ist ein Leben im Optimum. Die richtige Wahl liegt bei Ihnen.

Und damit: *Bon Appétit!* Willkommen im Optimum!

KAPITEL 9

Evolution und Optimum

Wenn Sie die Leistungsdiät konsequent verfolgen, werden Sie in Ihrem körperlichen, geistigen und emotionalen Befinden bald tiefgreifende Veränderungen feststellen. Diese sind deshalb so elementar, weil es von einem entwicklungsgeschichtlichen Standpunkt aus den Menschen bestimmt ist, auf diese Weise zu essen.

Um das zu verstehen, müssen wir die Entwicklungsgeschichte zurückverfolgen. Wir beginnen vor 500 Millionen Jahren. Zu dieser Zeit war natürlich der *Homo sapiens* als Spezies noch nicht in Erscheinung getreten – bis zu den ersten Urmenschen sollten noch weitere 495 Millionen Jahre vergehen (plus minus einer Million).

Menschen gab es damals nicht, aber es gab Eicosanoide. Tatsächlich *stellten die Eicosanoide eines der ersten hormonalen Kontrollsysteme für lebende Organismen dar, um mit ihrer Umwelt zu interagieren.* Aus diesem Grund sind bestimmte von Schwämmen gebildete Eicosanoide die gleichen wie die heutiger Menschen. Aus demselben Grund ist jede menschliche Körperzelle in der Lage, Eicosanoide zu produzieren, denn diese Fähigkeit hat sich in jeder Einzelzelle über 500 Millionen Jahre Evolution erhalten.

Am Anfang waren also die Eicosanoide. Etwa 450 Millionen Jahre später hatten sich endokrine Hormonpaare wie Insulin und Glukagon entwickelt, Hormone, für die sekretorische

Drüsen und der Blutstrom erforderlich waren, damit sie das Zielgewebe erreichen konnten. Diese Hormone brauchten ein bereits bestehendes biologisches Kontrollsystem, um ihre Funktionen zu regulieren, und da die Eicosanoide bereits da waren, bekamen sie den Job. So gesehen stellten die Eicosanoide das zentrale Rechenzentrum dar, das praktisch alle Hormonvorgänge kontrolliert – genauso wie ein Mikrochip die meisten PCs steuert.

Die Evolution schien mit diesem Hormonsystem – Insulin, Glukagon und Eicosanoide – als Kontrollmöglichkeit der Körperreaktionen auf Essen äußerst zufrieden zu sein. So zufrieden, daß die Evolution dieses Hormonsystem für Hunderte von Millionen Jahren aufrecht erhalten hat und zur Standardausrüstung einer faszinierend breiten Artenvielfalt, einschließlich dem Menschen, gemacht hat. (Das ist übrigens der Grund, warum man Menschen Insulin – das ein Protein ist – von Schweinen oder Kühen spritzen kann, ohne daß sie Gegenreaktionen zeigen. Wenn Sie Menschen irgendein anderes Protein von Schweinen oder Kühen spritzen, wird es einen ernstzunehmenden, anaphylaktischen Schock auslösen.)

Ohne Essen ist Leben nicht möglich. Und ohne ein Biosystem zur Kontrolle der Essensverwertung ist Leben ebenso wenig möglich. An dieser Schnittstelle kommen die erwähnten Hormone ins Spiel. Insulinreaktionen entwickelten sich, um mit der unsicheren Nahrungsversorgung unter extremen, möglicherweise hungersnotartigen Bedingungen fertig zu werden. Wenn Tiere oder Menschen lange Zeiten ohne Essen durchstehen müssen (was oft der Fall ist, wenn die Nahrung erjagt oder gesammelt werden muß), kann die Fähigkeit, Nährstoffe zu speichern, zwischen Leben und Tod entscheiden.

In kargen Zeiten – zwischen den Mahlzeiten zum Beispiel, oder beim Fasten – bedeuten sinkende Insulinspiegel einen entsprechenden Anstieg des Glukagonniveaus. Das wiederum signalisiert der Leber, auf maßvolle und kontrollierte Weise gespeicherte Kohlenhydrate freizusetzen, um das Gehirn zu versorgen und die Geistesfunktionen aufrechtzuhalten.

Eicosanoide regulieren nicht nur Insulin und Glukagon, sondern üben auch eine wesentliche Kontrolle über die Freisetzung von gespeichertem Körperfett aus, das eine Reservebrennstoffquelle für das Gehirn ist, wenn die Glykogen-Speicher in der Leber aufgebraucht sind. Außerdem bildet die Freisetzung von gespeichertem Körperfett Ihr Sicherheitsnetz in Hungersnöten. So wie es einem Langstreckenläufer möglich wäre, zwanzig Marathonläufe mitzumachen und nur Speicherfett als Brennstoff zu nutzen, könnten Sie zirka vierzig Tage ohne Nahrung, nur von Ihrem gespeicherten Körperfett leben.

Als vor etwa vierzig Millionen Jahren sich schließlich die Säugetiere auf der Welt verbreiteten, waren diese Systeme fest integriert. Das war natürlich äußerst positiv, denn als sich der Mensch mit seinem Kohlenhydrate verschlingenden Gehirn entwickelte, brauchte er ein ausgetüfteltes, effektives System, um dieses gefräßige Organ mit Brennstoff zu versorgen.

Schlußfolgerung: Als der Mensch sich entwickelte, wurden die genannten Kontrollsysteme tief in seine Gene eingebettet. Nun gehen aber genetische Veränderungen sehr langsam vor sich. Die Gene von Menschen und Schimpansen zum Beispiel differieren nur gering voneinander, obwohl fünf Millionen Jahre verstrichen sind, seit sich die beiden Arten auseinander entwickelten. Genetisch gesehen existiert praktisch kein Unterschied zwischen uns und unseren Vorfahren, die vor 100 000 Jahren über die Erde zogen. Tatsächlich haben sich die menschlichen Gene in der letzten Million Jahren nicht verändert.

So wie die Evolution ein langsam fortschreitender Prozeß ist, verändern sich auch Ernährungsmuster nur sehr langsam. Das heißt, daß eine Spezies eine Vorliebe für bestimmte Nahrung entwickelt, die sie mit Energie versorgt, und auf Veränderungen im Speiseplan nicht besonders gut reagiert.

Vor hunderttausend Jahren, in der jüngeren Altsteinzeit, zogen Tierherden umher, und bald darauf gab es den Homo sapiens. Der Mensch der ausklingenden Altsteinzeit war ein eifriger Jäger, der manche Arten regelrecht ausrottete. In guten Jagdgebieten hielten sich diese Menschen längere Zeit auf und sammelten Früchte und faserreiches Gemüse. Mageres Fleisch, Früchte und Gemüse stellten die bevorzugte Kost dar

– eine Ernährung, die vollends im Einklang mit der genetischen Ausstattung des Menschen stand.

Allem Anschein nach hatten Männer wie Frauen im Neo-Paläolithikum die Knochenstruktur von Topathleten. Mit Sicherheit waren sie aber keine Langstreckenläufer, sondern eher Zehnkämpfer, die Schnelligkeit und Kraft in einem auszeichnet.

Aktuelle Untersuchungen der Hinweise auf die Ernährung im Neo-Paläolithikum haben gezeigt, warum unsere Vorfahren physisch so stark entwickelt waren. Vor allem waren ihre Kohlenhydratquellen – Früchte und faserreiches Gemüse – außerordentlich reich an Vitaminen und Spurenelementen (Mikronährstoffen). Es wurde kürzlich sogar geschätzt, daß die typische Ernährung eines im Neo-Paläolithikum lebenden Menschen das Zwei- bis Fünffache der allgemein empfohlenen täglichen Menge (RDA) an Vitaminen und Spurenelementen lieferte.

Wichtiger jedoch ist die Tatsache, daß *die Ernährung im Neo-Paläolithikum das gleiche Eiweiß-Kohlenhydrat-Verhältnis aufweist wie die Leistungsdiät* – so berichtet in einem Artikel des *New England Journal of Medicine* aus dem Jahre 1985. Damit hielt diese Ernährungsweise Insulin-, Glukagon- und Eicosanoidreaktionen auf einem ausgeglichenen Niveau.

Sie mögen sich fragen, warum der Mensch des Neo-Paläolithikums im Vergleich zu heute eine so kurze Lebensdauer (zirka 18 Jahre) hatte, wenn er sich so leistungsorientiert ernährte. Das Leben in der Altsteinzeit war außerordentlich hart; die Menschen mußten unaufhörlich um ihr Essen kämpfen. Manchmal wurden die Menschen natürlich selber zur Beute, denn es gab viele lebensverkürzende tödliche Unfälle. Diese Tatsache, zusammen mit einer hohen Zahl tödlicher Infektionskrankheiten, erklärt die kurze Lebenserwartung.

Tatsächlich veränderte sich die Höhe der Lebenserwartung bis zum nachindustriellen Zeitalter nicht wesentlich, wobei eine spürbare Steigerung erst im letzten Jahrhundert durch bessere Ernährung und Hygiene erfolgte. Die durchschnittliche Lebenserwartung im alten Rom zum Beispiel (ungefähr zweiundzwanzig Jahre) unterschied sich nur unwesentlich von der des Menschen im Neo-Paläolithikum.

Diese genetische und nahrungsbedingte Harmonie wurde vor ungefähr zehntausend Jahren durch die Entwicklung der Landwirtschaft gestört. Mit ihr traten zwei vollkommen neue Nahrungsmittel auf den menschlichen Speiseplan: Getreide und Milchprodukte.

Sie müssen bedenken, daß in entwicklungsgeschichtlicher Hinsicht zehntausend Jahre nicht mehr sind als ein Augenzwinkern. Genome – die Gesamtheit der Gene eines Individuums – verändern sich in zehntausend Jahren nicht sehr. Die menschlichen Gene konnten sich somit nur sehr zögernd auf die Einführung dieser zwei neuen Nährmittelgruppen vor zehntausend Jahren einstellen. Im großen und ganzen *war die Menschheit genetisch nicht in der Lage, mit dieser neuen Nahrung fertig zu werden.*

Sehen wir uns zuerst die Milchprodukte an. Alle Menschen werden mit einem Enzym namens Laktase geboren, das es ihnen ermöglicht, Laktose (Milchzucker) in der Muttermilch zu spalten, damit sie vom Körper aufgenommen werden kann. Bei vielen Leuten sinkt die Tätigkeit dieses Enzyms nach der frühen Kindheit sehr weit ab, so daß viele Erwachsene eine Laktoseintoleranz entwickeln – das heißt, sie haben Probleme mit der Verdauung von Milch und Milchprodukten.

Erst mit der Viehzucht vor etwa achttausend Jahren war Kuhmilch (die, wie die menschliche Muttermilch, reich an Laktose ist) in großen Mengen verfügbar. Die einzigen Völker, die in ihrer Entwicklung die Fähigkeit bewahrt hatten, die Tätigkeit der Laktase auch als Erwachsene beizubehalten, waren jene, die durch anhaltenden Verzehr von Milchprodukten ständig mit Laktose konfrontiert waren – vor allem Europäer skandinavischer Abstammung. Dadurch können diese Menschen Laktose auch als Jugendliche und Erwachsene verdauen.

Leider haben 80 Prozent der Weltbevölkerung die Skandinavier noch nicht einholen können. Für die restliche Bevölkerung sind Milchprodukte (es sei denn, sie sind wie bei Joghurt vergoren und laktosefrei) eine Katastrophe, was die Auswirkungen auf die Verdauung angeht. Vielleicht wird nach weiteren zwanzigtausend Jahren jeder Mensch in der Lage sein, Milchprodukte zu verdauen, aber jetzt ist das bestimmt nicht der Fall.

Das gleiche trifft auf kohlenhydratreiche Lebensmittel wie Getreide zu. Sie erinnern sich, daß etwa 25 Prozent der Bevölkerung eine sehr gedämpfte Insulinreaktion zeigt, so daß diese Menschen kohlenhydratreiche Kost ohne große Probleme zu sich nehmen können. Weitere 25 Prozent der Bevölkerung reagieren bei der Zufuhr der gleichen Menge komprimierter Kohlenhydrate mit einem stark erhöhten Insulinspiegel. Zwischen diesen beiden Extremen bewegt sich die übrige Bevölkerung in den Industrieländern.

Ich vermute, daß – wie bei den Nordeuropäern, die sich durch ständigen Verzehr von Milchprodukten genetisch dahingehend entwickelt haben, daß sie Milch vertragen –, der ständige Verzehr von Getreide allmählich eine entwicklungsgeschichtliche Anpassung bewirkt hat und die konsequenterweise erhöhte Insulinreaktion auf komprimierte Kohlenhydrate (wie Nudeln) abnimmt. In zwanzigtausend Jahren können vielleicht alle Menschen komprimierte Kohlenhydrate essen, ohne überzogene Insulinreaktionen zu haben. Dann vielleicht, aber nicht jetzt.

Eine andere Folge der Einführung von Getreide als Hauptnahrungsmittel vor zehntausend Jahren war die verminderte Zufuhr fettarmer tierischer Eiweiße. Das Ergebnis war, daß die Bevölkerungszahl schrumpfte. Die durchschnittliche Körpergröße der Männer im Neo-Paläolithikum lag bei ein Meter fünfundsiebzig, die der Frauen bei ein Meter fünfundsechzig. Sobald jedoch Getreide auf dem menschlichen Speiseplan stand, sank die Durchschnittsgröße von Männern wie Frauen um zirka fünfzehn Zentimeter. Es dauerte zehntausend Jahre, um diese fünfzehn Zentimeter zurückzugewinnen, und der größte Teil dieser Entwicklung lief im zwanzigsten Jahrhundert ab, als Nahrung ganz allgemein – und Protein insbesondere – in größeren Mengen vorhanden war.

Unglücklicherweise hat sich die Körperstruktur des modernen Menschen bei diesem Prozeß anders als zuvor entwickelt. Statt wie Topathleten auszusehen, ähneln viele Leute eher Semmelknödeln. Warum? Mit dem steigenden Eiweißverzehr kam es zu einem explosiven Anstieg des Kohlenhydratverbrauchs. Das Ergebnis sind chronisch erhöhte Insulinspiegel und zunehmend viele Körperfettanteile.

In den Supermärkten stehen Regal für Regal Kohlenhydratbomben in verschiedenster Herstellungsversion. Nun gut, der Magen kennt den Unterschied zwischen einem Schokoriegel und einem Teller Nudeln nicht. Beides heißt für ihn nur, Kohlenhydrate verdauen. Im Übermaß gegessen bewirken also beide vermehrte Insulinausschüttung und Anhäufung von mehr Körperfett.

Wie gesagt, der moderne Mensch ist genetisch nicht an diese zivilisierte Nahrung angepaßt. Um ihren Anforderungen gerecht zu werden, braucht die Menschheit eine moderne Version der steinzeitlichen Ernährung, eine Ernährung, die dem genetischen Gesamtbild der heutigen Zeit entspricht. Genau das ist die Leistungsdiät: eine Diät, die mit der genetischen Struktur der Menschen, die sich in den letzten 100 000 Jahren kaum verändert hat, zusammenwirkt.

Somit gibt es noch eine weitere Möglichkeit, wie man sich die Leistungsdiät vorstellen kann: eine *Evolutionsdiät*. Unsere Körper entwickelten sich vor Jahrmillionen, um in bestimmter Weise zu essen. Wir sind von diesem Pfad abgewichen, aber wir können mit Hilfe der Leistungsdiät, einer genetisch gesehen richtigen Diät, leicht zurückfinden.

KAPITEL 10

Vitamine, Mineralstoffe und das Optimum

Bisher habe ich fast ausschließlich über die Makronährstoffe Eiweiß, Kohlenhydrate und Fett gesprochen. Wie sieht es mit den anderen, den Mikronährstoffen – Vitaminen und Mineralstoffen – aus? Sind sie wichtig? Spielen sie in der Leistungsdiät eine Rolle?

In der modernen Ernährungsforschung schenkt man diesen Mikronährstoffen große Aufmerksamkeit. Die Leute scheinen zu glauben, daß Vitamine und Mineralstoffe wie ein Zaubermittel wirken und man sie nur isolieren und in eine zweiteilige, hartschalige Kapselform bringen muß, und schon ist das Wunder möglich. Dieses Denken ist so verbreitet, daß sehr viele Menschen Vitamin- und Mineralstoffpräparate nehmen – obwohl das wichtigste erst einmal eine ausgewogene Ernährung ist, die alle Vitamine und Mineralstoffe, die der Mensch benötigt, beinhaltet.

Viele fürchten dadurch auch, daß ihre ausgewogene Ernährung letztendlich gar nicht so ausgewogen ist. Die fehlende Balance könnte ja schließlich der Grund dafür sein, daß sie müde, übergewichtig oder ausgesprochen krank sind. Diese Angst hat dazu beigetragen, daß eine umsatzstarke Industrie entstehen konnte, die Vitamine und Mineralstoffe in Kapsel- oder Tablettenform verkauft. Es mag somit kaum verwundern, daß die Produktion der Vitamine von den größten Pharma- und Chemiekonzernen beherrscht wird.

Und wenn so viel Macht und Geld in die Erforschung und Herstellung dieser Nahrungsbestandteile gesteckt wird, sollte man annehmen, daß sie eine entscheidende Rolle in der Krankheitsverhütung spielen. Das entspricht sicher dem, was Vitaminhersteller und Pharmakonzerne uns glauben machen wollen, insbesondere was Antioxydantien, Vitamin C, E und Betacaroten angeht. In Wahrheit haben viele klinische Studien, bei denen hohe Dosen dieser Antioxydantien eingesetzt wurden, zu unterschiedlichen Ergebnissen geführt. Ein Beispiel: In einer kürzlich in Finnland durchgeführten Studie mit 29 000 männlichen Rauchern wiesen diejenigen, die über sechs Jahre eine hohe Dosis Betacaroten erhalten hatten, ein achtzehn Prozent höheres Vorkommen an Lungenkrebs auf. In derselben Studie erlitten diejenigen, denen man hohe Dosen Vitamin E gegeben hatte, vermehrt Schlaganfälle. Eine andere aktuelle Untersuchung zeigte, daß Betacarotene, Vitamin E und C nicht verhinderten, daß sich präkanzerogene Läsionen (Schädigungen vor Ausbruch von Krebs) im Dickdarm anschließend zu Dickdarmkrebs entwickelten.

Gleichzeitig kommen einige Studien, die die Vorteile der Antioxydantien angeblich deutlich herausstellen, zwar zu den richtigen Ergebnissen, aber aus den falschen Gründen. Erste Untersuchungen hatten vermuten lassen, daß eine Ernährung, die reich an grünem Blattgemüse und Früchten ist, vor Krebs schützt. Die Tatsache, daß die günstigen Kohlenhydratspender dieser Diäten auch viele Antioxydantien enthielten, führte die Forscher zu der übereilten Schlußfolgerung, daß es die Antioxydantien waren, die die Leute vor Krebs schützten.

Doch Moment mal: Bilden grünes Blattgemüse und Früchte nicht den wichtigsten Kohlenhydratanteil in einer Leistungsdiät? Natürlich tun sie das. Also rührten die krebssenkenden Vorteile dieser Studie vielleicht gar nicht von den Antioxydantien her, sondern von der Tatsache, daß die Menschen mehr günstige Kohlenhydrate zu sich nehmen. Sie befolgten unwissentlich eine der Leistungsdiät sehr ähnliche Diät.

Natürlich gibt es eine beeindruckende Fülle an Ergebnissen, die mögliche Vorteile einer ergänzenden Antioxydantienzufuhr aufzeigen. Die Angaben sind wie gesagt sehr unterschiedlich – manche sind gut, manche schlecht, die meisten überzeugen nicht, was nur heißt, daß isolierte Antioxydantien keine Zauberpillen sind. Würde ich vor der Wahl stehen, ein Antioxydans zu nehmen, um mich vor Krebs zu schützen, oder eine Leistungsdiät einzuhalten, um die Überproduktion schlechter Eicosanoide zu begrenzen, die eine Krebsausbreitung erleichtern (siehe Kapitel 14), würde ich persönlich mich für eine Diät entscheiden. Ich hoffe, Sie auch.

Damit will ich nicht sagen, daß diese Mikronährstoffe nicht wichtig sind. Das sind sie durchaus. Manche von ihnen spielen in der Leistungsdiät eine entscheidende Rolle, weil sie indirekt Einfluß auf die Eicosanoide haben. Denken Sie daran, daß das Optimum im wesentlichen durch die Kontrolle der Eicosanoide bestimmt wird. Die Mikronährstoffe, die sich auf die Eicosanoide auswirken, lassen sich in zwei Gruppen teilen: Antioxydantien und Coenzyme (siehe Abbildung 10-1). Damit Sie verstehen, wie sie Ihnen helfen, in den Optimalbereich zu kommen, müssen wir näher auf ihre Wirkungsweise eingehen.

Antioxydantien

Mittlerweile hat fast jeder von den als Antioxydantien bezeichneten Vitaminen gehört: Vitamin E, C und Betacaroten. Diese besonderen Mikronährstoffe werden in den Medien marktschreierisch als Schutz gegen den Angriff der so gefürchteten freien Radikale angeboten. Was sind freie Radikale? Technisch gesehen handelt es sich bei ihnen um Sauerstoffmoleküle mit einem fehlenden Elektron (das heißt, mit einem »Single«-Elektron). Ironischerweise – und das lassen die Medien Sie nie wissen – brauchen wir freie Radikale zum Erhalt des Lebens. Die lebensspendende Wirkung von Sauerstoff ist tatsächlich erst möglich, wenn Sauerstoff in freie Radikale umgewandelt wird. Freie Radikale zählen auch zu den wichtigsten Waffen des Immunsystems, wo sie bei der Bekämpfung krankheitserregender, bakterieller Eindringlinge helfen. Das ist der ausschlaggebende Punkt: Ohne freie Radikale wäre es dem Körper unmöglich, Eicosanoide zu produzieren.

Mikronährstoffe, die für eine erfolgreiche Eicosanoid-Regulierung wichtig sind

Antioxydantien

- Vitamin E
- Vitamin C
- Betacaroten

Coenzyme

- Vitamin B3
- Vitamin B6
- Zink
- Magnesium

Abbildung 10-1

Nur wenn diese lebenserhaltenden freien Radikale zu lange oder in zu großer Menge vorhanden sind, schaffen sie Probleme. Dann sind sie wie ein unbequemer Gast oder ein drei Tage alter Fisch: Sie bleiben einem länger erhalten als erwünscht. Ein Übermaß an freien Radikalen wurde sogar als möglicher Faktor bei der Verursachung von Herzkrankheiten, Krebs und anderen besorgniserregenden Erkrankungen in Erwägung gezogen.

Warum? Weil überschüssige freie Radikale bevorzugt die Bausteine der Eicosanoide angreifen: die *essentiellen Fettsäuren*, denn sie enthalten große Mengen mehrfach ungesättigter Fettsäuren, die ein sehr reizvolles Ziel für überschüssige freie Radikale bilden, um freie Elektrone abzuspalten. Unglücklicherweise durchlaufen die essentiellen Fettsäuren dabei einen

Oxydationsprozeß. Die Eicosanoidbausteine schwenken regelrecht eine molekulare rote Flagge mit dem Signal: »Bitte oxydieren.« Und wenn eine essentielle Fettsäure das dann tut, kann daraus kein Eicosanoid mehr entstehen.

Darum ist es so wichtig, mit Hilfe von Antioxydantien jedwede Überproduktion freier Radikale zunichte zu machen. Antioxydantien sind wie tapfere Soldaten: Sie schießen freie Radikale ab und werden dabei selber getötet – das äußerste Opfer. Da Antioxydantien ständig zerstört werden, müssen sie auch ständig ersetzt werden. Wenn Sie also Vitamin E, Vitamin C und Betacaroten zuführen und auf einem angemessenen Niveau halten, schützen Sie die essentiellen Fettsäuren, so daß sie in Eicosanoide umgewandelt werden können.

Was aber passiert, wenn Sie *zu viele* Antioxydantien im Körper haben? Sie haben es erraten: Die Eicosanoid-Produktion verlangsamt sich. (Denken Sie daran, daß die Eicosanoidbildung zunächst nur mit freien Radikalen möglich ist.) Wieder ist es eine Frage der Balance: Ein Zuviel oder Zuwenig an Antioxydantien, und sofort leidet die lebenswichtige Produktion von Eicosanoiden.

Entscheidend ist somit ein angemessenes Maß an Antioxydantien. Was ist angemessen? Die derzeitige in Amerika empfohlene tägliche Menge (RDA) beträgt 30 IE (Internationale Einheiten) Vitamin E, 60 mg Vitamin C und 5000 IE (3 mg) Betacaroten. Untersuchungen weisen darauf hin, daß die tatsächlich angemessene Menge über der empfohlenen Tagesmenge liegt. Daher halte ich persönlich es für gut, wenn Sie versuchen, eine Tageszufuhr von 200 IE Vitamin E, 500 mg Vitamin C und 10 000 IE (6 mg) Betacaroten beizubehalten – vorausgesetzt, Sie befolgen die Leistungsdiät. Das sind keine Megadosen, liegen aber höher als die empfohlenen Mindestmengen zur Vermeidung von Mangelerscheinungen.

Wie lassen sich diese Mengen decken? Meistens sind dazu keine Pillen oder andere Nahrungsergänzungsmittel nötig. Sie müssen nur Kohlenhydrate essen, die das Optimum begünstigen.

Werfen Sie einen Blick auf Tabelle 10-1. Sie zeigt, daß die Mengen von Vitamin C und Betacaroten, die meines Erachtens nach wirkungsvoll sind, mit einer Leistungsdiät sehr leicht erreichbar sind.

Lieferanten für Vitamin C und Betacaroten in der Leistungsdiät

- Vitamin C (Empfohlene Menge nach der Leistungsdiät: 500 mg pro Tag, RDA: 60 mg)

Rote Paprikaschoten (1 Tasse)	190 mg
Honigmelone (1/2)	172 mg
Brokkoli (1 Tasse)	120 mg
Grüne Paprikaschoten (1 Tasse)	90 mg
Erdbeeren (1 Tasse)	82 mg
Orange (1)	80 mg
Netzmelone (1/2)	75 mg
Kiwi (1)	75 mg
Blumenkohl (1 Tasse)	56 mg
Tomate (1)	24 mg
Heidelbeeren (1 Tasse)	20 mg

- Betacarotene (Empfohlene Menge nach der Leistungsdiät: 6 mg pro Tag, RDA: 3 mg)

Spinat (gekocht, 1 Tasse)	9,8 mg
Netzmelone (1/2)	4,8 mg
Aprikosen (2)	2,5 mg
Römischer Salat (1 Tasse)	1,1 mg

Tabelle 10-1

Das einzige Antioxydans, dessen Bedarf man ohne Ergänzung nur schwer decken kann, ist Vitamin E. Die beste Quelle sind reine Pflanzenöle – das im Ölsamen enthaltene Vitamin E schützt die mehrfach ungesättigten Fettsäuren vor Oxydation.

Da die Leistungsdiät auch eine fettarme Diät ist, könnte eine angemessene Vitamin-E-Versorgung zum Problem werden. Dies ist einer der wenigen Fälle, wo ich einen Zusatz empfehlen würde, allerdings mit 200 IE Vitamin E pro Tag als empfohlene Menge.

Coenzyme

Die andere Gruppe wichtiger Mikronährstoffe sind die Coenzyme, einschließlich Vitamin B6, Vitamin B3, Magnesium und Zink. Diese Coenzyme werden für den Stoffwechsel essentieller Fettsäuren wie auch für die Eicosanoidbildung gebraucht.

Selbst wenn die essentiellen Fettsäuren durch entsprechende Mengen von Antioxydantien geschützt werden, müssen sie zu Eicosanoiden umgewandelt werden. Hier setzen die Coenzyme ein. Ohne sie wäre der Prozeß der Eicosanoidbildung ernstlich eingeschränkt. Sie brauchen keine Megadosen dieser Mikronährstoffe, aber sie müssen Bestandteil Ihrer Ernährung sein.

Welche Nahrungsquellen sind besonders reich an Coenzymen? Es sollte eigentlich nicht mehr überraschen, daß die besten Quellen auch Hauptbestandteile einer Leistungsdiät sind (siehe Tabelle 10-2).

Die Lieferanten für Coenzyme in der Leistungsdiät (in % nach der RDA)

• Vitamin B3	
Thunfisch (120 Gramm)	65 %
Puter (120 Gramm)	55 %
Huhn (120 Gramm)	55 %
Lachs (120 Gramm)	37 %
• Vitamin B6	
Thunfisch (120 Gramm)	45 %

Lachs (120 Gramm)	35 %
Forelle (120 Gramm)	35 %
Puter (120 Gramm)	27 %
Huhn (120 Gramm)	27 %
• Zink	
Kabeljau (120 Gramm)	97 %
Weiße Bohnen (120 Gramm)	29 %
Puter (120 Gramm)	23 %
• Magnesium	
Thunfisch (120 Gramm)	42 %
Tofu (180 Gramm)	33 %
Seezunge (120 Gramm)	18 %

Tabelle 10-2

Sie sehen, die meisten Nahrungsmittel, die reich an den wichtigsten Coenzymen sind, entsprechen der Leistungsdiät und sind fettarm. Ungünstige Kohlenhydrate, die Sie sowieso nur in Maßen verwenden sollten, liefern relativ wenig wichtige Coenzyme. Noch ein Grund, die Leistungsdiät zu befolgen.

Ich sagte bereits, daß die Mikronährstoffe – Antioxydantien und Coenzyme – eine wichtige Rolle in der Eicosanoidbildung spielen. Es ist also kaum verwunderlich, daß diese Vitamine und Mineralstoffe auch von der Health-Food-Branche aufs Podest gehoben werden.

Ständig hören wir von Tante Millie, die Vitamin B6 gegen ihre Arthritis nimmt, von Onkel Robert, der Vitamin C als Krebsmittel bevorzugt und von Cousin Jakob, der mit Vitamin E sein schlechtes Herz behandelt. Diese Krankheitszustände haben eine entscheidende Gemeinsamkeit: Sie können alle als Folgeerscheinung einer andauernden Überproduktion schlechter Eicosanoide betrachtet werden. Der Zusatz von Mikronährstoffen mag daher gerade ausreichend gewesen sein, um bei Tante, Onkel und Cousin eine günstige Eicosanoidbalance zu bewirken.

Die wirklichen Vorteile mögen aber daher rühren, daß ihre Ernährungsweise *fast* einer Leistungsdiät entsprach. Die Diät als solche hat sie dem Optimalbereich näher gebracht, und die zusätzlichen Mikronährstoffe gaben ihnen den letzten Schubs ins Optimum, in dem sich Krankheiten besser behandeln und heilen lassen.

Was bei Onkel und Tante funktionierte, muß nicht (und wird wohl auch nicht) bei allen gleich wirken. Natürlich sind Mikronährstoffe wichtig, doch was das Optimum betrifft, spielen sie nur eine zweitrangige Rolle. Wenn Sie die Absicht haben, in den Optimalbereich zu kommen, ist es hundertmal wichtiger, auf eine ausgewogene Zufuhr von Makronährstoffen als von Mikronährstoffen zu achten. Außerdem müßten Sie alle erforderlichen Mikronährstoffe (außer Vitamin E) durch die Einhaltung der Leistungsdiät bekommen.

Ist es eine schlechte Idee, zusätzliche Mikronährstoffe zu nehmen? Natürlich nicht. Solange Sie es in Maßen tun, kann es eine relativ preiswerte Absicherung sein. Wenn Sie allerdings große Mengen Mikronährstoffe verzehren, ohne die Leistungsdiät zu befolgen, haben Sie nichts dafür getan, das Optimum zu erreichen. Das Ganze mag vergebliche Mühe sein. Wenn Sie Ihre Ernährung mit Mikronährstoffen ergänzen, ohne gleichzeitig das Gleichgewicht der Makronährstoffe zu kontrollieren, ist es, als ob Sie am Strand eine Sandburg bauen, um sich vor einer reißenden Hormonflut zu schützen.

Wenn Sie bei der Krankheitsverhütung und -behandlung mithelfen wollen, überlegen Sie, ob Sie den Optimalbereich nicht durch die Leistungsdiät erreichen wollen, statt nach irgendwelchen Zauberpillen zu greifen.

KAPITEL 11

Wunderdroge Aspirin

Unter all den Wundermitteln dieses Jahrhunderts mag Aspirin das Wichtigste sein. Kein anderes Medikament hat so umfassende Wirkungen. Es bekämpft Schmerzen, dämmt Fieber, mildert Entzündungen und kann vorbeugend gegen Herzinfarkte und Schlaganfälle eingenommen werden. Es gibt sogar Hinweise, daß es auch bei Krebs vorbeugend wirken kann. Für ein so verbreitetes Schmerzmittel ist Aspirin erstaunlich vielseitig.

In den ersten siebzig Jahren nach seiner Einführung durch das bedeutende Pharmaunternehmen Bayer kannte niemand die tatsächliche Wirkung von Aspirin. Noch 1966 nannte das *New York Times Magazine* Aspirin »Die Wunderdroge, die keiner versteht«.

Erst in den späten sechziger Jahren gelang John Vane, Pharmakologe am Royal College of Surgeons in London, der Durchbruch im Verstehen der Wirkungsweise von Aspirin, als er entdeckte, daß es die Körperzellen daran hinderte, eine wichtige Unterklasse der Eicosanoide, die Prostaglandine, zu bilden. Wie erfüllt Aspirin diese Aufgabe? Es führt ein Selbstmordkommando zur Zerstörung eines wesentlichen Enzyms, der Cyclooxygenase, an, das die Produktion der Prostaglandine kontrolliert.

Es stellte sich heraus, daß ein Aspirinmolekül zur vollständigen Zerstörung eines Cyclooxygenase-Enzyms führt. Der Körper braucht vier bis sechs Stunden, um dieses Enzym her-

Arachidonsäure-Stoffwechsel mittels Cyclooxygenase

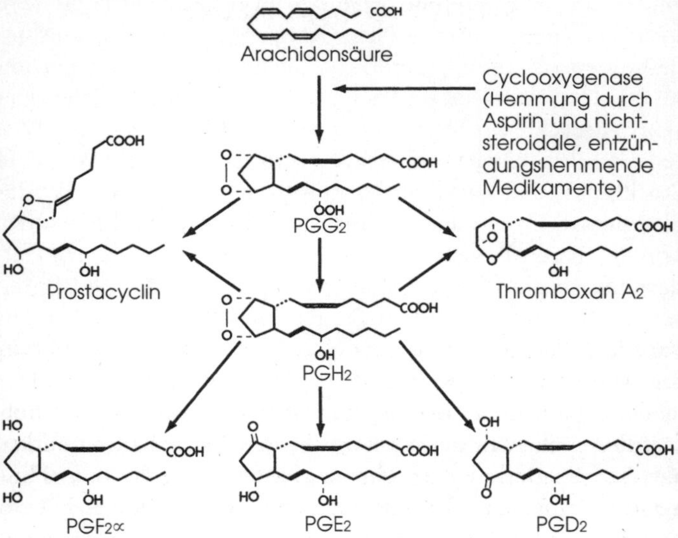

Abbildung 11-1

zustellen, so daß er je nach eingenommener Aspirinmenge sehr wenige Prostaglandine, gute oder schlechte, produziert.

Im Einfluß von Aspirin auf die Prostaglandinbildung liegt der Schlüssel zu seinen weitreichenden Wirkungen. Wie Aspirin sind auch viele Prostaglandine ein biologischer »Hansdampf-in-allen-Gassen«: Sie helfen bei der Weit- und Engstellung der Blutgefäße und dem Ausbruch einer Entzündung, besonders in den Gelenken. Die Entdeckung, daß Aspirin die Herstellung bestimmter schlechter Eicosanoide bremst, erklärte seine Rolle in der Schmerz-, Fieber- und Entzündungshemmung und legte den Grundstein zum Verständnis seiner Bedeutung als Schutzmaßnahme gegen Herzinfarkte, Schlaganfälle und Krebs.

1982 wurde Vane für diese frühe Entdeckung als einem von drei Preisträgern die meistbegehrte wissenschaftliche Ehrung zuteil: der Nobelpreis in Medizin. Er hatte allerdings noch nicht erklären können, welche Rolle Aspirin bei der Verhinderung der Blutgerinnselbildung spielte – das Erfolgsgeheimnis bei Herzinfarkten und Schlaganfällen. Mitte der siebziger Jahre entdeckte ein Team unter Führung des schwedischen Wissenschaftlers Bengt Samuelsson vom Karolinska Institut in Stockholm, daß eines der Prostaglandine, und zwar Prostaglandin G2, in ein anderes Eicosanoid umgewandelt werden konnte, Thromboxan A2 (siehe Abbildung 11-1). Diese Entdeckung brachte Samuelsson 1982 einen Teil des Nobelpreises in Medizin. (Als Dritter erhielt Sune Bergstrom, ebenfalls vom Karolinska Institut, den Nobelpreis für die Entschlüsselung der Eicosanoidstruktur.)

Samuelsson fand heraus, daß Thromboxan A2 die Blutplättchen veranlaßt, zu verklumpen und Gerinnsel zu bilden. Werden die Gerinnsel groß genug, können sie die Blutgefäße verstopfen und zu Herzinfarkten und Schlaganfällen führen. Durch Vanes Entdeckung der Wirkungsweise von Aspirin wurde nun klar, warum es die Produktion von Thromboxan A2 stoppte: Aspirin verhindert die Bildung von Prostaglandin, dem biologischen »Erzeuger« von Thromboxan, und damit die Bildung lebensbedrohlicher Blutgerinnsel.

(In Anbetracht der Rolle von Thromboxan A2 bei Herzinfarkten ist es nicht verwunderlich, daß es als eines der gefährlichsten schlechten Eicosanoide betrachtet wird. Etwas Thromboxan A2 ist aber immer vonnöten, wir würden sonst schon an kleinen Schnitten verbluten. Wieder zeigt sich die Notwendigkeit, gute und schlechte Eicosanoide im Gleichgewicht zu halten.)

Samuelsson hatte den Mechanismus erklärt, durch den Aspirin Herzinfarkten vorbeugt. Doch über die Untersuchung, die Aspirin weltweit ins Brennlicht des Interesses brachte, wurde erst 1988 berichtet, als das *New England Journal of Medicine* die Ergebnisse einer Studie bekanntgab, bei der Aspirin die Anzahl der Herzinfarkte bei gesunden Ärzten um 40 Prozent gesenkt hatte. Buchstäblich über Nacht wurde Aspirin zum billigsten je dagewesenen Medikament zur Verhütung von Herzinfarkten.

(Obwohl Samuelsson und die Forscher des *New England Journal* das Lob – und die Preise – für die Entdeckung der vorbeugenden Wirkung von Aspirin bei Herzinfarkten erhielten, hatte mehr als dreißig Jahre zuvor ein einsamer Pionier im Bereich der Herz-Kreislauf-Behandlung, Dr. Lawrence Craven, bereits darüber berichtet. Leider veröffentlichte er seine Erkenntnisse in dem obskuren *Mississippi Valley Medical Journal*. Hätte Dr. Craven ein angeseheneres und zitierbareres Magazin gewählt, wer weiß, wie viel Millionen Herzinfarkte vermieden hätten werden können? Vielleicht sogar der vorzeitige Tod meines Vaters und seiner Brüder.)

Was diese Studien an lebensrettendem Potential von Aspirin enthüllten, war wirklich imposant. Sehen wir uns die Zahlen an. Voruntersuchungen zeigten, daß Aspirin das Auftreten von Herzinfarkten um 40 Prozent, das von Schlaganfällen um 20 Prozent verringern kann. Das sind keine unerheblichen Zahlen – jährlich kommt es in den USA zu 1 500 000 Herzinfarkten, die für 500 000 Menschen tödlich enden. Gleichzeitig werden 400 000 Menschen pro Jahr Opfer eines Schlaganfalls, der für über 100 000 zum Tod führt.

Man muß kein Rechenkünstler sein, um aufzuzeigen, daß die richtige Anwendung von Aspirin möglicherweise über 600 000 Herzinfarkte pro Jahr verhindern und über 200 000 Leben retten könnte. Gleichermaßen könnten jährlich 80 000 Schlaganfälle verhindert und annähernd 20 000 Leben gerettet werden. Die Anzahl dieser geretteten Leben entspricht den jährlich durch Lungenkrebs, der verbreitetsten Krebsform, verursachten Todesfällen. Außerdem könnten Milliarden von Dollar bei den Gesundheitskosten eingespart werden.

Ein weiterer Vorzug von Aspirin ist die Reduzierung der Sterblichkeitsrate bei der Behandlung von schwangerschaftsbedingter Hypertonie. Etwa 10 Prozent aller Schwangeren entwickeln eine besondere Form von Bluthochdruck, die durch eine Überproduktion von Thromboxan A2 ausgelöst wird. Die

Verabreichung geringer Dosen Aspirin konnte den schwangerschaftsbedingten Bluthochdruck deutlich senken.

Wie kommt es dazu? Thromboxan A2 fördert nicht nur die Blutplättchenhäufung ganz entscheidend, sondern zählt auch zu den stärksten bekannten Vasokonstriktoren. Es überrascht also nicht, daß sich auch der schwangerschaftsbedingte Bluthochdruck senken läßt, wenn man die Bildung von Thromboxan A2 verhindert.

Interessant ist auch der mögliche Einsatz von Aspirin bei Dickdarmkrebs. Unter Nichtrauchern ist diese Form die verbreitetste Ursache krebsbedingter Todesfälle. Mehr als 150 000 Menschen erkranken jährlich in den USA an Dickdarmkrebs, und mehr als ein Drittel sterben daran. Tatsächlich ist die jährliche Todesrate durch Dickdarmkrebs (58 000) weit höher als bei Brustkrebs (46 000). Eine 1991 im *New England Journal of Medicine* bekanntgegebene Untersuchung zeigte, daß die Sterberate bei Dickdarmkrebs sich durch regelmäßige Einnahme von Aspirin bei Männern wie Frauen um mehr als 40 Prozent reduzieren ließe.

Wie Herzerkrankungen kann auch Krebs als Folge eines kontinuierlichen Eicosanoid-Ungleichgewichts betrachtet werden. Eine bestimmte Zellart des Immunsystems, die sogenannten natürlichen Killerzellen (NK), zählt zu den wichtigsten natürlichen Abwehrmechanismen gegen Krebs. Die NK-Zellen sind im wahrsten Sinne die Krebspolizei des Körpers, immer auf der Suche nach entarteten Zellen, die zerstört werden müssen. Die Aktivität der NK-Zellen wird allerdings durch schlechte Eicosanoide wie PGE2 gedämpft. Offensichtlich haben Krebszellen eine bessere Überlebens- und Wachstumschance, wenn die Aktivität der NK-Zellen vermindert ist.

Denken Sie daran, daß Aspirin ein unspezifischer Hemmstoff der Prostaglandinproduktion ist. Wenn es PGE2 ausschaltet, um Entzündungen und Schmerzen zu reduzieren, reduziert es gleichzeitig das Prostaglandin, das die NK-Zellen ausschaltet. Endresultat: Das körpereigene Abwehrsystem ist jetzt besser in der Lage, entartete Krebszellen zu entdecken und zu zerstören, bevor sie lebensbedrohliche Tumore bilden.

Obwohl der Einfluß von Aspirin auf Herzinfarkte und schwangerschaftsbedingte Hypertonie – wie auch die mögliche Wirkung als Krebsmittel – geradezu spektakulär ist, wird es meistens zur Behandlung einfacherer Erkrankungen wie Kopfschmerzen und Fieber eingesetzt. Hier zeigt sich ein weiterer faszinierender Aspekt der Rolle, die Eicosanoide im Körper spielen.

Kopfschmerzen entstehen entweder durch Verengung der Blutgefäße, die das Gehirn versorgen, oder einfach durch übermäßige Freisetzung der »Schmerzsubstanzen« des Körpers, der schlechten Eicosanoide. In manchen Fällen geschieht beides gleichzeitig. Aspirin jedenfalls kümmert sich um beide. Wie wir gesehen haben, senkt es die Vasokonstriktion durch Senkung des Thromboxan A2-Spiegels. Doch wie sieht es bei Schmerz aus? Wieder spielt PGE2 die Schlüsselrolle. PGE2 ist der wichtigste Vermittler von Schmerz und Fieber. Wenn Aspirin die Bildung der Prostaglandine verhindert, gilt das gleiche für die Bildung von PGE2. Ist die PGE2-Bildung gehemmt, sinken auch Schmerz und Fieber. Die Wunderdroge bringt ihre Wunder also einfach dadurch zustande, daß sie die Überproduktion schlechter Eicosanoide zeitweise drosselt.

Herzerkrankungen, Krebs, Hypertonie, Schmerz, Fieber – die Liste der Krankheiten, die mit Aspirin behandelt – wenn nicht sogar verhindert – werden können, ist lang und beeindruckend. Doch Aspirin hat auch eine Schattenseite – es ist nämlich bei weitem kein absolut harmloses Medikament, sondern hat gravierende und gefährliche Nebenwirkungen.

Nehmen wir das Beispiel der Schwangerschaft. Obwohl Aspirin den schwangerschaftsbedingten Bluthochdruck senkt, kann es ebenso Fehlgeburten und innere Blutungen auslösen. Der Arzt muß gut abwägen, bevor er Aspirin bei schwangerschaftsbedingter Hypertonie verschreibt. (Die Gefahr innerer Blutungen sollte die Millionen Amerikaner, die Aspirin zur Schmerzlinderung bei chronischer Arthritis nehmen, auch Vorsicht walten lassen.)

Zudem wird jährlich von über zehntausend Fällen einer Aspirin-Überdosierung aus verschiedensten Gründen berichtet.

Nur wenige Menschen wissen, daß hochdosiertes Aspirin zum Tod führen kann. Es ist eben kein harmloses Mittel, auch wenn Sie es rezeptfrei überall kaufen können.

Eigentlich ist Aspirin keine besonders subtile Droge, sondern eher ein medizinischer Holzhammer: Wenn es schlechte Prostaglandine zerstört, zerstört es gleichzeitig gute Prostaglandine. Wenn Sie übermäßig viele schlechte Prostaglandine produzieren (die sich als Kopfschmerz oder arthritischer Schmerz zeigen), ist es Ihnen egal, ob einige gute Prostaglandine zerstört werden, wenn Sie nur eine vorübergehende Erleichterung erfahren. Tun Sie das aber über einen längeren Zeitraum, wird die gesamte Prostaglandin-Produktion des Körpers gesenkt.

Wenn es dazu kommt, verschmelzen die Blutplättchen nicht, wie es erforderlich wäre (was innere Blutungen auslösen kann), im Magen wird kein Bikarbonat produziert (Geschwüre können sich entwickeln), und es kann zu Magen-Darm-Blutungen kommen. Schlimmer ist, daß die Langzeiteinnahme von Aspirin letztendlich das Immunsystem schwächt. Aber das sind noch nicht alle Probleme, die auftreten können. Man kann zum Beispiel eine Überempfindlichkeit gegen Aspirin entwickeln. Wenn die Bildung von Prostaglandinen verhindert wird, verschwindet die Arachidonsäure im Körper nicht einfach, sondern wird in eine andere Unterklasse der Eicosanoide, die sogenannten Leukotriene, umgewandelt, die allergische Reaktionen auslösen. Damit können Menschen im Endeffekt genau auf das Medikament allergisch reagieren, das sie eigentlich heilen sollte.

Mit Aspirin zu behandeln, ist ein zweischneidiges Schwert. Es kann Krankheiten heilen oder verhindern, aber es kann die Menschen auch krank machen. Wir brauchen also ein Mittel, das alle Vorzüge von Aspirin besitzt, ohne seine Nebenwirkungen zu zeigen. Ein probateres Mittel würde so den Anteil der guten Eicosanoide erhöhen und gleichzeitig die schlechten Eicosanoide senken, ohne Nebenwirkungen auszulösen.

Was für ein Mittel könnte das sein? Ohne Zweifel: Das leistet die Nahrung – vorausgesetzt, Sie befolgen die Leistungsdiät.

Vergessen Sie nicht, daß Aspirin nur grobe Arbeit leistet, da es ausschließlich auf eine Untergruppe der Eicosanoide (Prostaglandine) Einfluß nimmt, dafür aber alle anderen ausschaltet – gute wie schlechte. Die Leistungsdiät hingegen kann ein angemessenes und gesundes Gleichgewicht von guten und schlechten Eicosanoiden aufrechterhalten, indem die Produktion der richtigen Menge guter Eicosanoide stimuliert und schlechter Eicosanoide ausgeschaltet wird, und zwar mit einer Präzision, die Aspirin nicht annähernd erreichen könnte. Wenn Aspirin eine Wunderdroge ist, dann sind die Eicosanoide die Superhormone.

KAPITEL 12

Superhormone: Eicosanoide

Erinnern Sie sich an Ihre letzte Grippe? Wenn Sie so sind wie ich, haben Sie vielleicht ein paar Aspirin geschluckt. Obwohl Aspirin die Krankheit nicht geheilt hat, haben Sie sich kurz darauf schon besser gefühlt. Die Grippesymptome schienen nachzulassen, das Fieber fiel, der Kopf war klarer, und Sie konnten wieder denken. Warum hatte aber das Aspirin einen so starken Einfluß auf Ihr Befinden? Weil es auf die Prostaglandine wirkt – diese wichtige Untergruppe der Familie der Eicosanoide.

Wäre man nicht der Verbindung zwischen Aspirin und Prostaglandinen auf die Spur gekommen, würde ich dieses Buch nicht schreiben. Meine Entdeckung und die tiefgreifenden Auswirkungen auf die Behandlung sowie Verhütung von Herzerkrankungen waren ausschlaggebend für meine Suche nach dem Optimum. Im letzten Kapitel habe ich bereits einige der Gründe aufgezählt, warum Aspirin von so starkem Nutzen ist. Kann Aspirin Sie aber in den Optimalbereich bringen? Nein.

Aspirin verändert kurzzeitig das Gleichgewicht von guten und schlechten Eicosanoiden, da es die Produktion aller Prostaglandine drosselt; damit wird aber das Optimum aufs gröbste verletzt. Wenn Sie zu viele schlechte Eicosanoide bilden, korrigiert Aspirin das Gleichgewicht kurzzeitig zu Ihren Gunsten. Ihr Ziel ist es aber, dieses Gleichgewicht dauerhaft zu halten. Das kann nur mit Nahrung erreicht werden.

Eicosanoide werden durch Nahrungsfett kontrolliert

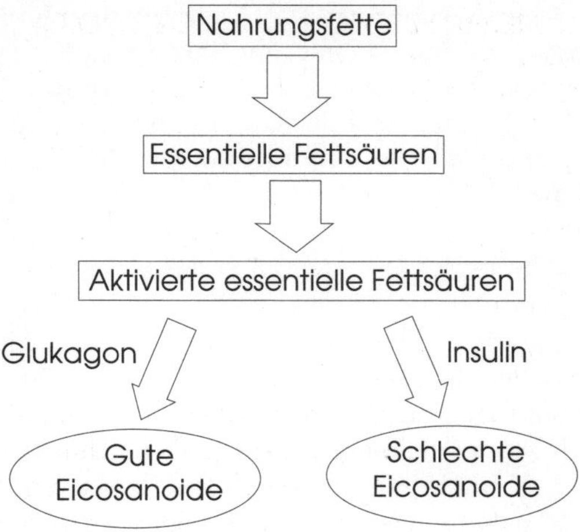

Abbildung 12-1

Um die entscheidende Verbindung zwischen Diät und Optimum genauer zu verstehen, sollten Sie sich mit dem wichtigen Nahrungscode vertraut machen, der bestimmt, welche Art von Eicosanoiden (gute oder schlechte) der Körper zuerst produziert. In vielerlei Hinsicht ist dieser Nahrungscode genauso wichtig wie Ihr genetischer Code. Je besser Sie ihn verstehen, desto gründlicher sind Sie auf einen dauerhaften Optimalzustand vorbereitet.

Das besondere am Nahrungscode ist, daß er angesichts der gängigen Meinung über die Rolle von Nahrungsfetten wie eine Herausforderung wirkt. Fett spielt in vielerlei Hinsicht eine zentrale Rolle in der Geschichte des Optimums. Vergessen Sie nicht, daß das zur Produktion aller Eicosanoide verwendete Rohmaterial eine Gruppe von Fettsubstanzen ist, die essentiellen Fettsäuren. Sie müssen mit dem Nahrungsfett zugeführt werden, da der Körper sie nicht selber herstellen kann.

Insgesamt gibt es acht essentielle Fettsäuren, die in zwei Klassen unterteilt werden – Omega 6- und Omega 3-Fettsäuren. Obwohl beide in Eicosanoide umgewandelt werden können, sind die Omega 6-Fettsäuren zum Erreichen des Optimums die wichtigeren. Die Eicosanoide, die von Omega 3-Fettsäuren stammen, sind relativ neutral und wirken sich in keiner Hinsicht stark aus. Omega 6-Fettsäuren hingegen sind die Bausteine für gute und schlechte Eicosanoide. Im Kern bedeutet das, daß *die Wirkung der Nahrung (insbesondere das Protein-Kohlenhydrat-Verhältnis Ihrer Mahlzeiten) auf den Stoffwechsel von Omega 6-Fettsäuren bestimmt, ob Sie das Optimum erreichen.*

Die Produktion guter oder schlechter Eicosanoide beginnt mit einer essentiellen Fettsäure der Omega 6-Familie, die unter dem Namen *Linolsäure* bekannt ist. Linolsäure kommt in fast jeder Nahrung vor: Eiweiß, Gemüse und sogar Getreide. In den meisten Fällen gilt: Je höher der Fettanteil eines Nahrungsmittels, desto höher der Linolsäuregehalt.

Linolsäure ist im Grunde wie ein hilfloses Kind und muß erst einmal wachsen, bevor aus ihr ein Eicosanoid gemacht werden kann. Dieses Wachstum umfaßt in Wirklichkeit eine Flut von Veränderungen – molekulare Vorgänge, die als Entwicklungsphasen bei der Umwandlung von Linolsäure in ein erwachsenes Eicosanoid betrachtet werden können.

Der erste Schritt in diesem Umwandlungsprozeß findet statt, wenn ein Schlüsselenzym namens *Delta 6-Desaturase* die Linolsäure zu einer mehrfach ungesättigten Fettsäure, *Gamma-Linolensäure* (GLA), synthetisiert. Anders als Linolsäure, die fast in jeder Nahrung zu finden ist, kommt GLA so gut wie nie vor. Die an GLA reichste Quelle ist die Muttermilch, obwohl sich Spuren davon auch in einem anderen verbreiteten Nahrungsmittel finden – in Hafermehl.

GLA wird als »aktivierte« essentielle Fettsäure betrachtet, weil sehr kleine Mengen die Stoffwechselleitungen füllen, die es dem Körper ermöglichen, andere aktivierte essentielle Fettsäuren zu bilden. Abbildung 12-1 illustriert diesen Vorgang. Wenn der Körper aus irgendeinem Grund nicht genug aktivierte essentielle Fettsäuren wie GLA produziert, gibt es keine Möglichkeit, Eicosanoide (gute oder schlechte) zu bilden und keinen Weg, die Körperfunktionen zu optimieren. Mit anderen Worten, wenn Sie jemals das Optimum erreichen wollen, müssen Ihre Stoffwechselleitungen für Omega 6 mit einer entsprechenden Menge GLA angefüllt sein.

Es gibt zwei Lebensabschnitte, in denen die Fähigkeit des Körpers, GLA aus Linolsäure herzustellen, gefährdet ist und eine möglicherweise einschneidende Unterbrechung in der Eicosanoid-Produktion entsteht – der guten wie der schlechten. Der erste Abschnitt folgt auf die Geburt. Es dauert ungefähr sechs Monate, bevor das Enzym Delta 6-Desaturase danach seine volle Aktivität erreicht. Während dieser Zeit erfolgt die lebenswichtige Versorgung mit GLA (das das Kind noch nicht wirksam bilden kann) ausschließlich durch die Muttermilch.

Das erklärt, warum Babys, die gestillt wurden, ausnahmslos gesünder und schlanker sind als Flaschenbabys. Sie bekommen mehr GLA mit der Nahrung und können daher mehr gute Eicosanoide bilden. Kuh- oder Sojamilch, die für Babynahrung verwendet werden, enthalten praktisch kein GLA. (Nestlé, führender Hersteller von Säuglingsnahrung und einer der größten Lebensmittelhersteller, hat seit zehn Jahren ein großes Forschungsprogramm laufen, um GLA zu isolieren und in Säuglingsnahrung einzubauen.)

Sechs Monate nach der Geburt, wenn Delta 6-Desaturase voll aktiv wird, können Säuglinge entwöhnt werden, weil sie nun selbständig Linolsäure aus der Nahrung in entsprechende Mengen GLA umwandeln können.

Der zweite Abschnitt, in dem die Fähigkeit des Körpers, GLA herzustellen, gefährdet ist, folgt auf das dreißigste Lebensjahr. Mit dem Alterungsprozeß verlangsamt sich die Tätigkeit von Delta 6-Desaturase. Wissenschaftliche Untersuchungen lassen vermuten, daß die Eicosanoidbildung im Alter von fünfundsechzig Jahren nur noch ein Drittel der mit fünfundzwanzig Jahren möglichen Produktion beträgt.

Darüber hinaus sind viele chronische Erkrankungen, die mit dem Alterungsprozeß zusammenhängen (Herzerkrankungen,

Faktoren, die die Delta 6-Desaturase-Tätigkeit bremsen

Alterungsprozeß

Diäten
(Alpha Linolensäure, freie Fettsäuren)

Krankheiten
(Virusinfektionen)

Streßhormone
(Cortisol, Adrenalin)

Abbildung 12-2

Arthritis, Krebs u. a.), eng verbunden mit dem Eicosanoid-Ungleichgewicht (wenn nicht sogar einem wirklichen Mangel). Das könnte von einer Verlangsamung der Delta 6-Desaturase-Tätigkeit herrühren. Mit zunehmendem Alter wird es immer schwieriger, das Optimum zu erreichen. Einer der wichtigsten Vorteile einer Leistungsdiät ist es aber, daß sie die natürliche Tätigkeit dieses Enzyms selbst im Alter beschleunigt. Im wesentlichen heißt das, daß Sie durch Einhalten der Diätrichtlinien auch beim Älterwerden ein jugendliches Niveau von GLA erzeugen können.

Gibt es andere Faktoren neben dem Altern, die die Fähigkeit des Körpers, GLA zu bilden, senken können? Ja. Einige von ihnen sind in Abbildung 12-2 aufgeführt.

Sehen wir uns nun die anderen Faktoren an, die einen Einfluß auf die GLA-Produktion haben. Der vielleicht wichtigste – und sicher am ehesten beeinflußbare – ist die Ernährung. Es gibt drei Wege, wie Ernährung der Aktivität von Delta 6-Desaturase entgegenwirken und damit die GLA-Produktion reduzieren kann. Der sicherste Weg ist eine kohlenhydratreiche Ernährung. Ein hohes Maß an Kohlenhydraten im Blut verlangsamt die Delta 6-Desaturase-Tätigkeit und senkt die GLA-Produktion. Ist die GLA-Produktion verlangsamt, schränkt man die Produktion guter Eicosanoide ein, nimmt leichter zu und ist weniger gesund – genauso wie das Flaschenkind im Vergleich zum Brustkind.

Der Effekt kohlenhydratreicher Ernährung auf Delta 6-Desaturase ist einleuchtend. Es gibt aber heimtückischere Wege, die Produktion dieses entscheidenden Enzyms zu vermindern und damit die GLA-Bildung einzuschränken. Zum einen sind das große Mengen an Alpha Linolensäure (Alpha Linolenic Acid = ALA). Es handelt sich dabei um eine Omega 3-Fettsäure, die in großen Mengen in Leinsamen, Leinsamenöl und Walnüssen vorkommt.

ALA ist für die Enzyme, die letztendlich die Entwicklung von Omega 6-Fettsäuren zu Eicosanoiden kontrollieren, wie ein nasser Waschlappen. In vielerlei Hinsicht ist ALA das biologische Equivalent zu Aspirin: Es begrenzt die Aktivität von Delta 6-Desaturase und blockiert dadurch die Produktion von guten und schlechten Eicosanoiden.

Eine andere Nahrungserfindung des Menschen hat ebenfalls sehr nachteilige Auswirkungen auf die Eicosanoid-Produktion. Es handelt sich um die Entwicklung teilgehärteter Pflanzenöle, die freie Fettsäuren enthalten. Diese künstlich hergestellten Öle werden langsamer ranzig und finden daher in der Lebensmittelindustrie häufige Verwendung. Obwohl Nahrungsmittel, die freie Fettsäuren enthalten, weniger leicht verderben, zahlen die Verbraucher dieser Nahrungsmittel einen hohen, biochemischen Preis. Freie Fettsäuren treten auch als Hemmstoff der Delta 6-Desaturase-Aktivität auf. Das Ergebnis: eine Verlangsamung der Produktion von GLA und guten Eicosanoiden.

Da gute Eicosanoide die Cholesterin-Produktion der Leber reduzieren, überrascht es nicht, daß ein hohes Maß an freien Fettsäuren sich als Cholesterinspritze entpuppt hat. Ein an freien Fettsäuren reiches Nahrungsmittel ist die Margarine. Margarine selbst ist zwar cholesterinfrei, aber das ist bedeutungslos: Sie hebt Ihren Cholesterinspiegel. Schlimmer noch: Da sie reich an freien Fettsäuren ist, ist sie ein starker Feind, der Sie aus dem Optimalbereich treibt.

Ein weiterer Faktor, der die GLA-Produktion verlangsamen kann, sind Erkrankungen, insbesondere Viruserkrankungen. An der Universität von Ohio durchgeführte Studien haben gezeigt, daß bei Patienten mit langandauernder chronischer Ermüdung nach Epstein-Barr-Virus-Infektion die Aktivität des Delta 6-Desaturase-Enzyms unterdrückt wird. Damit wird die Verbindungsleitung zur Produktion guter Eicosanoide wirksam unterbrochen.

Es ist durchaus möglich, daß chronische Ermüdung einfach das Ergebnis einer Unterproduktion von GLA ist. Ebenso wahrscheinlich ist, daß sich alle Viruserkrankungen – von der Erkältung bis zu AIDS – ähnlich auf die GLA-Bildung auswirken, allerdings je nach Virulenz des Virus in unterschiedlichen Graden. Umgekehrt kann Ihnen die richtige Menge GLA in den Zellen helfen, einen Virus zu bekämpfen.

Der letzte einflußnehmende Faktor auf die GLA-Bildung ist Streß. In einer zunehmend komplexen Gesellschaft wird Streß zum ständigen Begleiter. Emotional wie physisch hat er einschneidende Auswirkungen. Der Körper reagiert auf Streß, indem er verstärkt Adrenalin und Kortisol ins Blut abgibt. Ein erhöhter Adrenalinspiegel senkt die Aktivität des GLA-bildenden Enzyms, und das wiederum senkt die Produktion guter Eicosanoide. Kortisol hebt den Insulinspiegel und führt zu einer Überproduktion schlechter Eicosanoide. Streß ist somit wie ein Doppelpaß: Er leistet gute Arbeit – und hält Sie fern vom Optimum.

Von all diesen Faktoren (Ernährung, Virusinfektionen, Streß) läßt sich die Ernährung am besten kontrollieren. Auf jeden der drei genannten Ernährungsfaktoren können Sie leicht Einfluß nehmen und damit sichergehen, daß Sie die Stoffwechselfabriken, in denen GLA produziert wird, nicht schließen. Es ist weder schwer, die übermäßigen Kohlenhydratmengen in Ihrer Ernährung zu reduzieren, noch ALA oder freie Fettsäuren zu vermeiden. Mit der Leistungsdiät werden Sie allen dreien gerecht.

Fassen wir zusammen: Für eine optimale Gesundheit ist es außerordentlich wichtig, einen angemessenen GLA-Spiegel aufrechtzuhalten. Der beste Weg, diesen GLA-Spiegel sicherzustellen, ist, auf das Fett zu achten, das Sie essen, und die Leistungsdiät kontinuierlich zu befolgen.

Trotzdem tun Sie erst den ersten Schritt auf der Reise ins Optimum, wenn Sie die Leitung, die aktivierte essentielle Fettsäuren enthält, mit GLA auffüllen. Um die Rolle in der Eicosanoid-Produktion voll spielen zu können, muß GLA in eine andere Fettsäure umgewandelt werden, die sogenannte *Dihomo Gamma Linolensäure* (DGLA). Diese Umwandlung ist ein relativ schneller Prozeß, und wenn Ihr GLA-Anteil groß genug ist, ist Ihnen dieser Teil der Reise ins Optimum garantiert. Wenn der GLA-Anteil allerdings niedrig ist, wird die Umwandlung von GLA zu DGLA unterbunden und somit auch die Wahrscheinlichkeit, daß Sie das Optimum erreichen.

Erst mit DGLA beginnt die eigentliche Produktion guter und schlechter Eicosanoide. An diesem Punkt spaltet sich der Eicosanoid-Fluß in zwei Arme. In dem einen wird DGLA zum Baustein guter Eicosanoide wie PGE1. Im anderen wird DGLA durch ein anderes Enzym – *Delta 5-Desaturase* – in eine weitere aktivierte essentielle Fettsäure umgewandelt: *Arachidonsäure.*

Im wesentlichen wirkt Delta 5-Desaturase wie ein Ventil in einer Bewässerungsanlage, da es den Fluß der aktivierten essentiellen Fettsäuren reguliert. Einige DGLA läßt es übrig, damit daraus gute Eicosanoide gemacht werden können, einige leitet es um, damit daraus Arachidonsäure entstehen kann, die die Herstellung schlechter Eicosanoide auslöst. (Siehe dazu Abbildung 12-3)

Überschüssige Arachidonsäure – der schlimmste biologische Alptraum! Sie ist der Baustein für schlechte Eicosanoide, einschließlich Thromboxan A2 (das die Thrombozyten-Aggregation stimuliert), PGE2 (das Schmerz verschlimmert und das Immunsystem unterdrückt) und Leukotriene (die Allergien und Hautkrankheiten fördern). Arachidonsäure ist dermaßen stark und gefährlich, daß Kaninchen, denen es ins Blut injiziert wurde, innerhalb von drei Minuten starben.

Die Balance von DGLA und Arachidonsäure in jeder Körperzelle bestimmt, ob gute oder schlechte Eicosanoide hergestellt werden, wenn die Zelle von außen stimuliert wird. Diese Balance ist der Grundstein zum Optimum und wird ausschließlich von der Aktivität dieses einen Enzyms, Delta 5-Desaturase, kontrolliert.

Stoffwechsel der essentiellen Omega 6-Fettsäuren

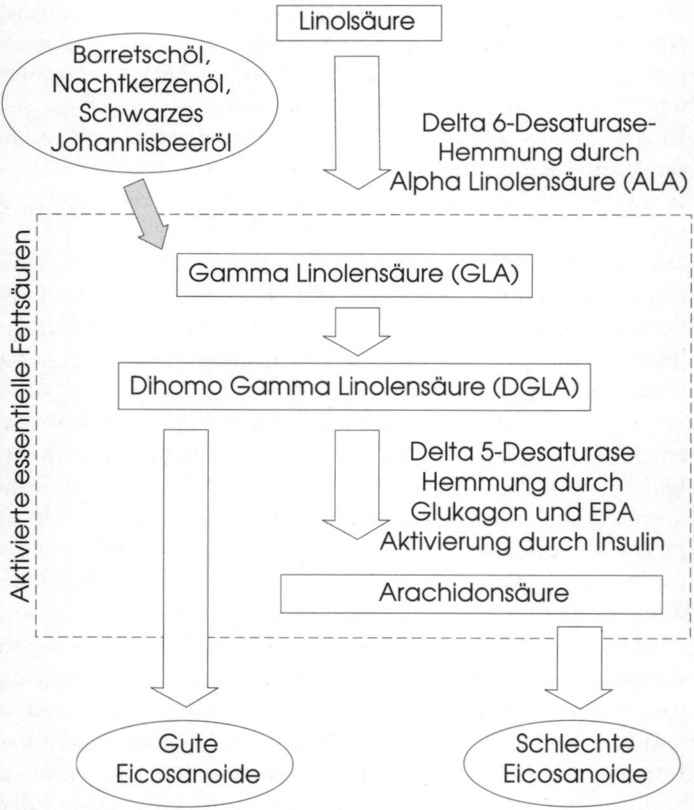

Abbildung 12-3

Je aktiver das Delta 5-Desaturase-Enzym, desto größer das Potential zu verstärkter Arachidonsäure-Herstellung. Je schwächer die Aktivität des Enzyms, desto größer die Herstellung von DGLA. Sie wollen natürlich, daß Ihr Körper mehr DGLA bildet und weniger Arachidonsäure, damit er mehr gute und weniger schlechte Eicosanoide produziert.

Wer kontrolliert die Aktivität von Delta 5-Desaturase? Hormone – insbesondere Insulin und Glukagon. Delta 5-Desaturase wird durch Insulin aktiviert und durch Glukagon gehemmt. Auf Molekülebene erlaubt die dynamische Insulin-Glukagon-Balance (die durch die Leistungsdiät kontrolliert wird) Ihnen also, dieses enzymatische Ventil zu regulieren, und zwar mit einer laserartigen Präzision, die ein Medikament nie erreichen könnte. Diese Präzision ermöglicht es Ihnen, die Bausteine für gute und schlechte Eicosanoide unter Kontrolle zu bekommen.

Linolsäure, GLA, ALA, DGLA, Arachidonsäure und die Delta-Desaturase-Enzyme – eine lange Liste entscheidender Spieler in dem komplexen Stoffwechselspiel, das Eicosanoide reguliert. Aber lesen Sie weiter – es gibt noch eine wichtige Zutat in dieser Buchstabensuppe. Diese Zutat ist eine weitere essentielle Fettsäure namens *Eicosapentaensäure* (Eicosapentaenoic Acid = EPA) und gehört zur Omega 3-Familie der Fettsäuren. Wie alle essentiellen Omega 3-Fettsäuren, reguliert EPA die Schlüsselenzyme, die den Fluß von essentiellen Omega 6-Fettsäuren auf dem Entwicklungsweg zu Eicosanoiden als letztes Ziel kontrollieren.

Während EPA ein unmittelbarer Molekülbaustein für besondere Eicosanoidarten ist, spielen diese Eicosanoide weder in positiver noch in negativer Hinsicht eine große Rolle. Warum ist EPA dann so wichtig? Weil es die Aktivität des Delta 5-Desaturase-Enzyms, das Arachidonsäure bildet, hemmt. Was bedeutet: Der Verzehr von entsprechenden Mengen EPA ist Bestandteil eines umfassenden Ernährungsprogrammes, das helfen soll, gegen die Überproduktion schlechter Eicosanoide vorzugehen.

Worin ist EPA enthalten? In einigen Fischarten. Besonders

reichhaltig (und für mein Empfinden besonders schmackhaft) findet man es in Lachs. Andere gute Quellen für EPA sind Sardinen und Makrelen. Fettarme Fischarten wie Kabeljau oder Flunder beinhalten nur Spuren von EPA.

Wieviel Fisch sollten Sie essen? Eine 1985 im *New England Journal of Medicine* veröffentlichte Studie wies darauf hin, daß 200 mg EPA wöchentlich ausreichen, um das Herzinfarktrisiko deutlich zu senken. Das entspricht einer Portion Lachs oder drei Portionen Thunfisch pro Woche.

Warum gehe ich so detailliert auf den Stoffwechsel der Omega 6-Fettsäuren ein? Weil ich anfangs glaubte, daß das Optimum allein durch den Einsatz aktivierter essentieller Fettsäuren erreichbar wäre. 1982 gingen meine Überlegungen dahin, daß, wenn GLA und EPA so entscheidend für die Produktion guter Eicosanoide waren, ich diese aktivierten essentiellen Fettsäuren einfach der Nahrung zufügen und den ganzen Aufwand um die Kontrolle des Makronährstoffeinhalts vergessen konnte. Ich glaubte, wenn ich das richtige Verhältnis von GLA und EPA in Kapselform lieferte, ich damit das Gleichgewicht von guten und schlechten Eicosanoiden kontrollieren konnte.

Durch meinen pharmazeutischen Wissenshintergrund glaubte ich an so etwas wie eine Wunderpille. Wenn es mir gelang, eine passende Pille aus GLA (um die Verbindungsleitung mit aktivierten essentiellen Fettsäuren zu füllen) und EPA (um die Aktivität von Delta 5-Desaturase zu senken) zu entwickeln, könnten die Leute essen, was sie wollten, ein paar Kapseln mit GLA und EPA schlucken und so das Optimum erreichen. Leider ist das Leben selten so leicht – und das Optimum gleichermaßen.

Bei meinen frühen Versuchen ging ich davon aus, daß es nur darum ginge, genug GLA und EPA zu isolieren und das richtige Verhältnis zu bestimmen, welches das Gleichgewicht guter und schlechter Eicosanoide regelte. Offensichtlich gab es genug Meeresfische, um EPA zu liefern, doch Rohfischöl brachte ein Problem mit sich: Es ist häufig mit wirklich giftigen Schadstoffen wie Schwermetallen und PCB belastet.

Um die Schwermetalle zu entfernen, ist nur ein einfaches

Veredelungsverfahren vonnöten, aber bei PCB sieht die Sache ganz anders aus. Die einzige Möglichkeit, PCB aus Fischöl zu entfernen, stellt ein kompliziertes technisches Verfahren, die Moleküldestillation, dar. Dieses Verfahren existierte bereits. Damit war es zwar teuer, aber machbar, isoliertes EPA für den menschlichen Verzehr aufzubereiten. Die Hälfte der Gleichung ging also auf, das glaubte ich jedenfalls.

Eine andere Geschichte war GLA. Es gibt wenige GLA-Quellen auf der Erde, und die beste Quelle, die Muttermilch, ist relativ knapp. Das einzige andere verbreitete Nahrungsmittel, das GLA enthält, ist Hafermehl, doch der GLA-Anteil in Hafermehl ist äußerst gering – es kommt nur in Spuren vor.

Wenn ich einen für Handelszwecke ausreichenden Vorrat an GLA bereitstellen wollte, mußte ich eine Pflanze finden, die wirtschaftlich genutzt werden konnte. Also vergruben mein Bruder und ich uns in der Bibliothek des MIT, um nach Lieferanten von GLA-reichen Samen zu suchen. Von den 250 000 bekannten Samen enthielten nur an die 250 überhaupt GLA. Und von diesen verfügten nur fünf über bedeutende Mengen von GLA, und von diesen fünf kam wiederum nur einer als möglicher Kandidat für eine ausgedehnte Ölsamen-Produktion in Frage: Borretsch. Andere in Frage kommende Quellen wie Nachtkerzenöl und schwarzes Johannisbeeröl brachten ihre eigenen Probleme mit sich, die ihre wirtschaftliche Nutzung eingrenzten. (Schwarzes Johannisbeeröl hatte zu viel Alpha Linolensäure, während Nachtkerzensamen schwer zu verarbeiten waren und ihr Öl nur sehr wenig Gamma Linolensäure enthielt.)

1983 machten Doug und ich uns daran, den Weltmarkt für Borretsch aufzukaufen. Etwa zur selben Zeit versuchten die Hunt-Brüder, den Weltmarkt für Silber unter ihre Kontrolle zu bringen. Sie scheiterten, doch die Sears-Brüder hatten Erfolg – wenigstens auf dem Borretschsektor. Offen gestanden war es nicht besonders schwer, da ein Großteil der weltweit vorhandenen Borretschsamen auf den Rücksitz eines Autos paßten.

Wir besaßen also praktisch alle Borretschsamen, die es weltweit gab. Als nächstes mußten wir lernen, sie anzubauen. Es stellte sich heraus, daß Borretsch nur an zwei Orten gut wächst: in den flachen Tälern von Neuseeland und auf den Hochebenen von Saskatchewan in Kanada. (Das rührt daher, daß GLA in Pflanzen als Reaktion auf niedrige Temperaturen erzeugt wird – es ist fast so etwas wie ein botanisches Frostschutzmittel.) Da Saskatchewan näher lag, zogen wir für eineinhalb Jahre dorthin, um zu lernen, wie Borretsch zu wirtschaftlichen Zwecken angebaut und wie das Öl aus den Samen gewonnen werden konnte, um es zum menschlichen Verzehr geeignet zu machen.

1985 waren wir dann so weit, um Borretschöl zum ersten Mal in den Vereinigten Staaten einzuführen. Allerdings wußte ich, daß eine Nahrungsergänzung nur mit GLA, ohne gleichzeitigen Zusatz der entsprechenden Menge EPA, letztlich das Gegenteil bewirkte.

Die Frage schien zu sein, wie viel EPA für eine bestimmte Menge GLA erforderlich war. Doug und ich machten uns zu Versuchskaninchen und kamen auf GLA-EPA-Verhältnisse, die gut geeignet waren, uns zum Optimum zu bringen. Natürlich gingen wir davon aus, daß alle Welt die gleiche Biochemie hatte wie wir.

Ich glaubte mich schon auf dem Weg zum großen Ruhm und Glanz, denn schließlich hatte ich die erste brauchbare Nahrung entwickelt, die die Erkenntnisse des Nobelpreises für Medizin umsetzte. Doch dieser Enthusiasmus wurde bald gedämpft. Als ich mir die Ergebnisse der GLA-EPA-Ergänzung bei Athleten und Patienten mit Herz-Kreislauf-Erkrankungen anschaute, erkannte ich, daß wir mit dieser relativ groben Form der Eicosanoid-Regulierung insgesamt nicht die erwarteten Resultate erhielten. In einigen Fällen führte die EPA-GLA-Kombination zu spektakulären Ergebnissen, in anderen waren die Wirkungen anfangs überzeugend, fielen dann aber ab. In manchen Fällen passierte überhaupt nichts.

Am Anfang konnte ich dieses Problem umgehen, indem ich das GLA-EPA-Verhältnis für jeden einzelnen ständig änderte. Das schien besser zu funktionieren. Es wurde aber auch deutlich, daß der ausschließliche Zusatz von aktivierten essentiellen Fettsäuren bei jeder Person eine ständige Anpassung des GLA-EPA-Verhältnisses erfordert, damit sie im Optimalbereich bleiben konnte. Der Zugang zum Optimum mittels aktivierter essentieller Fettsäuren wurde somit zu einer Kunstform, nicht zu einer Wissenschaft. Mir fehlte ganz offensichtlich ein entscheidendes Stück im Puzzle, aber welches? Einen Hinweis lieferten die unterschiedlichen Ergebnisse bei Männern und Frauen. Mir fiel auf, daß ich das EPA-GLA-Verhältnis bei Frauen stärker ändern mußte als bei Männern. Wieder landete ich auf der Suche nach Erklärungen zum intensiveren Studium in der Bibliothek.

Die Antwort lag tief verborgen in eher zweifelhaften Zeitschriften, aber sie war relativ leicht: Delta 5-Desaturase untersteht einer strengen hormonalen Kontrolle. Obwohl EPA die Aktivität dieses Enzyms in gewissen Grenzen steuern kann, ist eine dauerhafte Kontrolle nur durch die Überwachung des hormonalen Gleichgewichts möglich. Welche Hormone sind das? Natürlich Insulin und Glukagon.

Endlich fing ich an zu verstehen, warum Frauen eine mehr oder weniger kontinuierliche Anpassung des EPA-GLA-Verhältnisses benötigen, um im Optimalbereich zu bleiben: Sie nehmen in der Regel weniger Proteine zu sich als Männer, weil sie sich häufiger fettarm und kohlenhydratreich und somit auch proteinarm ernähren. Als Folge der kohlenhydratreichen Ernährung wurde das zugesetzte GLA ständig in Arachidonsäure umgewandelt, weil der aktivierende Effekt von Insulin stärker als der dämpfende des EPA war.

Bei Frauen nahm das Verhältnis von DGLA zu Arachidonsäure also anfangs zu und kehrte sich im Laufe der Zeit um. Das traf besonders auf jene zu, die sich kohlenhydratreich ernährten. Aus diesem Grund brauchten die Frauen, um im Optimum zu bleiben, zunehmend weniger GLA und mehr EPA.

An diesem Punkt wurde mir klar, daß es für das Optimum wichtiger war, das Insulin-Glukagon-Verhältnis zu kontrollieren als die Ernährung durch aktivierte essentielle Fettsäuren zu ergänzen. Ich schaltete um und schenkte dem Eiweiß-Kohlenhydrat-Verhältnis als Haupttor zum Optimum verstärkte

Aufmerksamkeit. Mit der Verlagerung des Schwergewichtes auf die Makronährstoffe der Ernährung kam eine überraschende Entdeckung, die sich auf Männer wie Frauen anwenden ließ. Je näher eine Person dem idealen Eiweiß-Kohlenhydrat-Verhältnis von 0,75 kam und es halten konnte, desto deutlicher wurde die zunehmende Aktivität des Delta 6-Desaturase-Enzyms.

Im wesentlichen verhindert eine fortdauernde Leistungsdiät die durch den Alterungsprozeß bewirkte normale Abnahme der Aktivität dieses Enzyms. Wenn die Aktivität von Delta 6-Desaturase erhöht ist, besteht wenig Notwendigkeit, vor allem GLA in hohen Dosen zu ergänzen, da der Körper nun ausreichende GLA-Spiegel produziert, um die Verbindungsleitungen mit aktivierten essentiellen Fettsäuren zu füllen.

Nachdem ich – vom Erfolg beseelt – zwar 1983 alle erreichbaren Borretsch-Bestände gänzlich aufgekauft hatte, bin ich mittlerweile zu der Erkenntnis gekommen, daß ein normaler Mensch, solange er die Leistungsdiät einhält, alle GLA, die sie oder er braucht, mit drei bis fünf Schalen Hafermehl pro Woche aufnehmen kann. Der Grund liegt darin, daß die Leistungsdiät die natürliche Produktion von GLA steigert und daher nur geringe Mengen von zusätzlichem GLA als eine Art Nahrungs-Absicherung benötigt werden. So viel zu meinen süßen Träumen von ausgedehnten Borretschfeldern, die weltweit den GLA-Bedarf decken sollten.

Wenigstens waren die eineinhalb Jahre Kanada interessant gewesen – fruchtlos, aber interessant, und ich erwähne diese Geschichte nur, um Ihnen etwas in Erinnerung zu rufen: Wie bei Vitaminen und Mineralstoffen sollte nie der unbedeutendste Teil das Regiment führen. Die Aktivität von Delta 5-Desaturase (dem wirklichen Tor zum Optimum) läßt sich am besten kontrollieren, wenn man eine Leistungsdiät befolgt, statt Zusätze von aktivierten essentiellen Fettsäuren zu nehmen.

So wie Vitamine und Mineralstoffe eine zusätzliche Absicherung bieten, tut es auch zusätzliches EPA. Wie versorgt man sich am besten mit EPA? Essen Sie Fisch, zum Beispiel Lachs.

Wenn Sie den nicht mögen, versuchen Sie Schwertfisch oder Thunfisch, die allerdings einen niedrigeren Gehalt an EPA haben. Diejenigen, die Fisch grundsätzlich nicht essen, könnten eine Ergänzung mit Fischölkapseln erwägen, aber achten Sie darauf, daß Sie ein Produkt wählen, bei dem die Schadstoffe (zum Beispiel PCB) herausdestilliert wurden.

Wenn Sie sicher gehen wollen, daß Sie ausreichende Mengen GLA erhalten (bei einem gesunden Menschen in der Regel 1 bis 2 mg pro Tag), essen Sie drei- bis fünfmal pro Woche frisch zubereiteten gekochten Haferschleim. Und wenn Sie Ihre Diät mit GLA ergänzen, fügen Sie mindestens fünfzig- bis hundertmal mehr EPA hinzu – das sind die GLA- und EPA-Proportionen, die Sie brauchen, um im Optimum zu bleiben.

Aber vergessen Sie nicht: Die beste Ergänzungsmenge ist immer die kleinste, und die beste Quelle für aktivierte essentielle Fettsäuren bleibt stets die Nahrung.

Vorteile eines günstigen Gleichgewichts von DGLA und Arachidonsäuren

Wie werden Sie biologisch belohnt, wenn Sie das Verhältnis von DGLA zu Arachidonsäure in einem angemessenen Gleichgewicht halten? Da viele Medikamente (Aspirin, nichtsteroidalen Antiphlogistika – sogenanntes NSAR, englisch NSAID – wie Ibuprofen und Kortikoide), die zur Behandlung chronischer Krankheiten eingesetzt werden, alle Eicosanoide ausschalten, wird allgemein angenommen, daß alle Eicosanoide schlecht sind. Dennoch sind die guten Eicosanoide, die aus DGLA entstehen, genauso einflußreich wie die schlechten Eicosanoide*.

Um zu verstehen, wie wichtig die guten Eicosanoide auf

* Es gibt ein gutes Eicosanoid, das aus Arachidonsäure gewonnen wird: PGE1 oder Prostacyklin. Es kommt vor allem im Endothel der Gefäßinnenwände vor. Leider gibt es keine Möglichkeit, den Prostacyklin-Spiegel mit der Nahrung zu erhöhen, ohne auch die schlechten Eicosanoid-Anteile zu steigern.

Molekularebene sind, werfen wir einen genaueren Blick auf eines der bekanntesten guten Eicosanoide, das aus DGLA entsteht – Prostaglandin E1 beziehungsweise PGE1 – sowie auf seine Wirkungsweise im Körper. Zunächst einmal erfüllt PGE1 eine Menge wichtiger Aufgaben im Herz-Kreislauf-System. Es verhindert die Anhäufung von Blutplättchen und senkt damit das Thrombose-Risiko. Es unterstützt die Blutgefäßerweiterung, indem es einen angemessenen Blutfluß vom und zum Herzen sichert und damit die Flußbehinderung durch Arteriosklerose bekämpft. (Interessanterweise ist diese erhöhte Durchblutung der Grund, warum Spritzen mit PGE1 zu den vorrangigen Behandlungsmethoden bei impotenten Männern zählen.) Außerdem hilft es, die Cholesterin-Herstellung in der Leber zu drosseln.

PGE1 hat auch auf das Immunsystem starke Auswirkungen. Es kontrolliert die Freisetzung von Lymphokinen, natürlichen Substanzen, die das Immunsystem darauf »vorbereiten«, aktiv zu werden. Es reduziert die Proliferation von Immunzellen, die manchmal überhand nehmen können und andere Körperzellen angreifen. (Genau das passiert im Prinzip bei *Autoimmunerkrankungen* wie rheumatoider Arthritis.) Es drosselt die Histamin-Freisetzung und bremst damit eine breite Spanne allergischer Reaktionen. Außerdem wirkt PGE1 schmerzlindernd und entzündungshemmend.

Im Endokrinsystem stimuliert es die Herstellung und Sekretion wichtiger Hormone in Schild-, Nebennieren- und Hirnanhangdrüse, einschließlich dem Wachstumshormon. Es kontrolliert die Neurotransmitter, die im Nervensystem wie chemische Boten wirken. Durch erhöhte Aufnahme und Freisetzung dieser Boten kann PGE1 das Schlafbedürfnis senken und Depressionen mildern. PGE1 wirkt auf die Insulinfreisetzung im Pankreas stark hemmend – und schafft damit das positive Feedback, um Sie im Optimum zu halten.

Im Magen hemmt PGE1 die Sekretion von Säure, die unkontrolliert Geschwüre hervorruft. Im Atemtrakt wirkt es entspannend auf das Bronchialgewebe und trägt damit zur Abschwächung von Asthmaanfällen bei.

Sie werden wohl mit mir übereinstimmen, daß das für eine einzige Substanz eine faszinierend lange Tätigkeitsbeschreibung ist. Wenn man bedenkt, daß PGE1 nur eines von vielen guten Eicosanoiden ist, bekommt man eine Vorstellung davon, wie allgegenwärtig sie im Körper sind und wie absolut notwendig, um die ganze Körpermaschinerie problemlos am Laufen zu halten.

Die Karten werden neu gemischt

Versuchen wir, die Teile zusammenzubringen. Um das Optimum zu erreichen und den Gesundheits- und Leistungslohn zu ernten, müssen Sie die Eicosanoid-Karten zu Ihren Gunsten mischen. Sie wollen sicher gehen, daß Ihre Zellen mehr gute als schlechte Eicosanoide erzeugen. Was müssen Sie dafür tun? Die Waagschale von DGLA zu Arachidonsäure in ein für Sie günstiges Verhältnis bringen.

Wie ich bereits sagte, ist der sicherste Weg, dieses Ziel zu erreichen, Ihre hormonalen Dauerbegleiter Insulin und Glukagon im passenden Gleichgewicht zu halten. Zu viel Insulin steigert die Aktivität von Delta 5-Desaturase, dem Auslöser für vermehrte Produktion von Arachidonsäure und schlechten Eicosanoiden.

Glukagon wiederum senkt die Aktivität von Delta 5-Desaturase. Das bedeutet, daß sich immer mehr DGLA in den Zellmembranen anhäuft, während gleichzeitig die Produktion von Arachidonsäure sinkt.

Stellen Sie sich das alles wie eine biologische Lotterie vor. DGLA und Arachidonsäure sind die Lose und können jeden Augenblick gezogen werden. Je mehr DGLA-Lose und je weniger Arachidonsäure-Lose Sie in jeder Zelle haben, desto wahrscheinlicher lacht Ihnen der große Preis: das günstige Eicosanoid-Gleichgewicht, das optimale Gesundheit und Höchstleistung verspricht.

Denken Sie daran: Selbst wenn Sie in der Eicosanoid-Lotterie gewinnen, geben Sie Ihren ganzen »Gewinn« in vier bis sechs Stunden aus. Vier bis sechs Stunden später findet die nächste Lotterie statt – Ihre nächste Mahlzeit. Ich kann es nicht oft genug wiederholen: Hormonal sind Sie nur so gut wie Ihre letzte Mahlzeit war und Ihre nächste Mahlzeit sein wird.

Es untersteht Ihnen, den Makronährstoffe-Anteil dieser Mahlzeiten zu kontrollieren – wenn Sie im Optimum leben wollen.

KAPITEL 13

Das Optimum und Ihr Herz

Wissenschaft und Technologie haben uns mit einem ganzen Arsenal schwerer neuer Waffen versorgt, um den Kampf mit den Herzerkrankungen durchzustehen: Arzneien, um Blutdruck und Cholesterin zu senken, Bypass-Operationen und Herztransplantationen, Herzschrittmacher und Angioplastien (Verfahren der Gefäßchirurgie) unter Einsatz von Ballonkathetern und Laserstrahlen gehören dazu. Alle Leute scheinen mehr denn je Sport zu treiben – Joggen, Golf, Tennis, Gewichtheben und Aerobic in allen denkbaren Variationen. Zudem haben viele von uns sich von den Medien und Ernährungsgurus überzeugen lassen und befolgen eine Ernährungsform, die für das Herz »gesund« sein soll.

Ein Blick in die Zeitungen oder ins Fernsehen läßt Sie glauben, daß all diese Maßnahmen wirken. Fast jeden Tag scheinen die Medien Ergebnisse statistischer Untersuchungen auszutrompeten, die belegen, daß Herzkrankheiten nachlassen und wir den Kampf gewinnen. Doch trotz aller Fortschritte lautet die traurige Wahrheit, daß die Herzerkrankungen weiterhin mit Abstand die weitverbreitetste Todesursache bei Erwachsenen in den Industrieländern sind.

Das heißt, daß wir im Kampf gegen Herzerkrankungen kaum weitergekommen sind. Die Todesrate durch Herz-Kreislauf-Erkrankungen ist zwar zurückgegangen, doch die Zahl der Herzinfarkte hat sich nicht entscheidend verändert. Mit anderen Worten: Die Amerikaner scheinen gleich viele Herzinfarkte zu haben, nur enden diese Infarkte nicht mehr so häufig tödlich.

Wenn wir so wenige Fortschritte bei Herzerkrankungen machen, dann muß natürlich die nächste Frage lauten, warum? Die Antwort lautet im großen und ganzen: Weil die *Ernährungsweise, die uns allgemein empfohlen wird, für ein gesundes Herz äußerst gefährlich ist.*

Denn: *Fettarme, kohlenhydratreiche Diäten scheinen Herzerkrankungen zu fördern, besonders wenn Sie genetisch bedingt auf Kohlenhydrate mit einem hohen Insulinspiegel reagieren. Mit dieser Ernährung bringen Sie sich selber in Gefahr – Sie senken das Risiko einer Herzerkrankung nicht, sondern erhöhen es sogar.*

Risikofaktoren für Herzerkrankungen

Im Umgang mit Herzerkrankungen bemüht man sich in den Industrieländern fast ausschließlich um die Diagnose und Behandlung der Risikofaktoren, die mit einer erhöhten Wahrscheinlichkeit von Herzinfarkten in Verbindung gebracht werden. Viele dieser Risikofaktoren – Fettsucht, Bluthochdruck, hoher Cholesterinspiegel u. a. – sind bekannt. Ich möchte jedoch über einen Risikofaktor sprechen, von dem Sie in der Presse vielleicht nie gehört haben. Danach werden Sie verstehen, warum all die modischen kohlenhydratreichen Diäten das Risiko, ein Herzleiden zu entwickeln, erhöhen können.

Hyperinsulinismus

Um welchen Risikofaktor geht es? Um *Hyperinsulinismus* (vermehrte Insulinbildung und Verminderung des Blutzuckers). In den letzten zwanzig Jahren haben sich wissenschaftliche Hinweise gehäuft, die vermuten lassen, daß *Hyperinsulinismus der Risikofaktor ist, der am stärksten auf die Wahrscheinlichkeit eines eventuellen Herzinfarkts hinweist.*

Doch welche Verbindung besteht zwischen Herzleiden, den üblichen Risikofaktoren und Hyperinsulinismus? Die Antwort liegt in der Überproduktion schlechter Eicosanoide. Denken Sie daran, daß Insulin die Produktion schlechter Eicosanoide fördert; je höher der Insulinspiegel, umso mehr schlechte Eicosanoide produziert der Körper. Sehen wir uns das näher an. Zu viele Kohlenhydrate (und zu wenig Fett und Eiweiß, um die Aufnahmegeschwindigkeit der Kohlenhydrate ins Blut zu kontrollieren) bedeuten, wie wir nun wissen, eine überhöhte Insulinproduktion. Ein höherer Insulinspiegel fördert die Aktivität des Enzyms (Delta 5-Desaturase), das GDLA (den Baustein für gute Eicosanoide) in Arachidonsäure (den Baustein für schlechte Eicosanoide) umwandelt. Diese Störung des normalen Eicosanoid-Gleichgewichts ist die eigentliche molekulare Ursache von Herzerkrankungen.

Die folgende Wirkungskette sollten Sie sich merken, wenn Sie wegen Herzinfarkten besorgt sind: kohlenhydratreiche Diät (besonders bei einer genetischen Prädisposition zu überhöhten Insulinreaktionen auf Kohlenhydrate) = höhere Aktivität der Delta 5-Desaturase = höhere Arachidonsäureproduktion = mehr schlechte Eicosanoide = höheres Herzinfarktrisiko.

Damit Sie diese Gleichung nicht vergessen, denken Sie einfach an die folgende Geschichte. Man kann Kaninchen praktisch jede essentielle Fettsäure (ausgenommen Arachidonsäure) spritzen, ohne daß etwas passiert. (Sogar Cholesterin kann man ohne Risiko injizieren.) Wenn man den Kaninchen aber dieselbe Menge Arachidonsäure spritzt, bietet sich Ihnen bald eine Szene des Grauens: Die Arachidonsäure nimmt im Blut der Kaninchen zu, und innerhalb von drei Minuten sind sie tot.

Man muß aber Arachidonsäure nicht ins Blut injizieren, damit sie zunimmt. Es gibt noch einen langsameren, schonungsloseren und heimtückischeren Weg: Machen Sie einfach mit Ihrer kohlenhydratreichen Diät weiter, und der daraus resultierende Hyperinsulinismus tut den Rest für Sie.

Wie weiß man, ob man zu viel Insulin bildet? Ziehen Sie sich aus und blicken Sie in den Spiegel. Wenn Sie dick und rund sind wie ein Apfel, dann bilden Sie zu viel Insulin. Sie brauchen keinen medizinischen Test, um das herauszufinden. (Es ist aber auch möglich, schlank zu sein und trotzdem einen überhöhten Insulinspiegel zu haben.) Wenn Sie an Hyperinsulinismus leiden, bilden Sie zu viele schlechte Eicosanoide und bringen Ihr Herz in Gefahr.

Was können Sie tun? Eine Möglichkeit ist die lebenslange Einnahme von Aspirin, das die Produktion schlechter Eicosanoide senkt. Bedenken Sie aber, daß Aspirin selbst keine Wunderpille ist. Denn auch Aspirin senkt die Herstellung guter Eicosanoide, den hormonalen Schlüssel zu einem gesunden Herz-Kreislauf-System. Eine weitaus bessere – und sinnvollere – Möglichkeit, mit Hyperinsulinismus umzugehen, ist das Einhalten der Leistungsdiät. Wenn Sie im Optimum sind, sinkt die Produktion schlechter Eicosanoide, und gleichzeitig steigt die der guten. Denken Sie daran: Das Eicosanoid-Gleichgewicht ist der Hauptfaktor, der darüber entscheidet, ob Ihr Herz gesund bleibt.

Bluthochdruck

Hyperinsulinismus mag der wichtigste (und unbekannteste) Risikofaktor für Herzerkrankungen sein, aber mit Sicherheit nicht der einzige. Viele Menschen leiden unter Bluthochdruck (Hypertonie), der durch Schädigung der Blutgefäße oder Dilatation (Erweiterung) des Herzens zu Herzerkrankungen führt. Hypertonie läßt sich auch anders definieren. Wie so viele andere Krankheiten tritt sie auf, wenn der Körper mehr schlechte als gute Eicosanoide produziert. Diese schlechten Eicosanoide bewirken eine Gefäßverengung. (Die Ärzte bezeichnen das als *Vasokonstriktion.*) Gute Eicosanoide weiten die Blutgefäße *(Vasodilatation).*

Wenn Blutgefäße sich zusammenziehen – besonders, wenn die Gefäße bereits durch Arteriosklerose verengt sind –, ist die Blutzufuhr zum Herzen behindert. Das bedeutet Angina pectoris, Brustschmerzen und ein stark erhöhtes Herzinfarktrisiko.

Wodurch verengen sich die Arterien? Häufig durch ein schlechtes Eicosanoid, Thromboxan A2, einem äußerst starken Vasokonstriktor. Ein sich entwickelnder Bluthochdruck ist ein deutlicher Hinweis auf eine unerbittliche Zunahme von Thromboxan A2.

Thromboxan A2 läßt sich nur schwer, wenn überhaupt, messen. Dafür ist aber Hypertonie leicht bestimmbar. Sie wird durch den Blutdruck bestimmt, der sich aus zwei Zahlen zusammensetzt. Die höhere Zahl ist der systolische Druck, die niedrigere der diastolische Druck. Die Diastole gibt den Druck an, der besteht, wenn das Herz kein Blut durch die Gefäße pumpt.

Die Systole (Zusammenziehen des Herzmuskels) kann man sich am ehesten als Indikator für die Gefäßelastizität vorstellen, während die Diastole anzeigt, ob und wie weit die Gefäße verstopft sind. Verstopfte Gefäße sind wie eine schlechte Rohrleitung, die dem Blut den Fluß erschwert und es dadurch eher verklumpen läßt. Die Diastole (Weiten des Herzmuskels) ist für Ärzte in der Regel die wichtigere Angabe. Sie kann die verschiedenen Stadien einer Hypertonie anzeigen. Eine Diastole von 105 (die niedrigere Zahl des Blutdrucks) zeigt eine leichte Hypertonie an und weist darauf hin, daß eine Herz-Kreislauf-Schädigung eintreten kann, wenn die Hypertonie unbehandelt bleibt. Wenn die Diastole 115 erreicht, ist der Blutdruck bedrohlich, und ein ernsthafter Schaden wie Schlaganfall ist zu erwarten. Eine Diastole von 130 bezeichnet man als maligne Hypertonie. Sie ist äußerst gefährlich und unmittelbar lebensbedrohend. Ohne Frage ist bei einer Diastole von 105 bis 130 eine sofortige Behandlung mit blutdrucksenkenden Mitteln ein Muß. Doch Patienten mit einer derart erhöhten Diastole bilden nur einen Teil der unter Bluthochdruck leidenden Bevölkerung. Es sind Menschen mit leichtem Bluthochdruck, einer Diastole zwischen 90 und 105, die die meisten blutdrucksenkenden Mittel kaufen.

Klinische Studien haben eindeutig gezeigt, daß bei Menschen mit ausgeprägter Hypertonie (über 105) der Medikamenteneinsatz lebensrettend sein kann. Wie aber wirkt sich eine medikamentöse Behandlung auf die große Mehrheit der Patienten aus, die blutdrucksenkende Mittel nehmen – auf Patienten mit leicht erhöhtem Blutdruck?

Diese Frage führte zu einem der größten von der amerikanischen Regierung gesponserten, klinischen Versuch: dem »Multiple Risk Factor Intervention Trial« oder MR.FIT (Versuch zu Eingriffen bei Mehrfachrisiko). Die MR.FIT-Studie war auf zehn Jahre angelegt, kostete 115 Millionen Dollar und begann 1973. Über 12 000 stark risikogefährdete Männer wurden in zwei Gruppen unterteilt. Den Männern in der Kontrollgruppe, der »Usual Care Group«, wurde einfach gesagt, daß bei ihnen das Risiko einer Herzerkrankung bestand und sie selber versuchen sollten, dementsprechend zu leben. Den Teilnehmern der anderen Gruppe, der »Special Intervention Group«, wurden Antihypertonika (Diuretika) gegeben, um ihren Blutdruck zu senken. Außerdem erhielten sie eine eindringliche Ernährungsberatung.

Dieser Teil der Untersuchung sah erfolgversprechend aus: 87 Prozent der »Special Intervention Group« konnten ihren diastolischen Blutdruck unter 105 senken, und 66 Prozent schafften es, ihn in den Normalbereich (unter 90) zu bringen.

Aber die einzige Zahl, die wirklich zählt, ist die Senkung der Todesrate. Als man zehn Jahre später die Todesraten beider Gruppen untersuchte, gab es keinerlei Unterschied zwischen ihnen.

Eine andere groß angelegte britische Studie bestätigte 1985 diesen beunruhigenden Ausgang. Diesmal lag die Teilnehmerzahl noch höher (über 17 000) und umfaßte Männer und Frauen mit einem diastolischen Blutdruck zwischen 90 und 105. Während in diesem Fünf-Jahres-Versuch die Zahl der Schlaganfälle sank, gab es bei Herzinfarkten oder Todesfällen keinen Unterschied zwischen beiden Gruppen. Mit anderen Worten war zwar der Blutdruck gesunken, aber die Gesamttodesrate hatte sich nicht geändert. Die Frauen, die medikamentös behandelt und ernährungsmäßig beraten worden waren, wiesen sogar eine höhere Todesrate auf als die Frauen, die nicht therapiert worden waren – eine alarmierende Entwicklung.

Erst kürzlich kam man dahinter, daß die in dieser Untersuchung eingesetzten Hypertonika – Mittel, die noch immer im Handel sind – zwar zu einer bedeutenden Blutdrucksenkung führen, dabei aber auch einen Anstieg des Insulinspiegels bewirken. Ich vermute, daß der ausbleibende Effekt auf die Todesrate in der behandelten Gruppe einer Zunahme der schlechten Eicosanoide zuzuschreiben ist, die durch einen erhöhten Insulinspiegel ausgelöst wurde.

Obwohl der Blutdruck laufend kontrolliert wurde, nehme ich an, daß die wachsende Produktion schlechter Eicosanoide – insbesondere von Thromboxan A2 – die Wahrscheinlichkeit der Thrombozytenaggregation und Blutgerinnselbildung erhöhte. Das Ergebnis war, daß der negative Einfluß schlechter Eicosanoide auf fortschreitende Herzleiden stärker war als der positive Einfluß auf den Blutdruck.

Denken Sie daran: Meine Definition von Krankheit lautet einfach, daß der Körper mehr schlechte und weniger gute Eicosanoide produziert. Wenn also schlechte Eicosanoide, insbesondere Thromboxan A2, Bluthochdruck fördern können, spricht dann etwas dafür, daß gute Eicosanoide ihn senken können?

Die Antwort lautet ja. Eines der bekanntesten und bestuntersuchten guten Eicosanoide ist Prostaglandin E1 (PGE1). PGE1 und ein anderes gutes Eicosanoid fördern eine reduzierte Insulinausschüttung, und das wiederum hilft, die Produktion schlechter Eicosanoide zu begrenzen. Neben der Senkung des Insulinspiegels begünstigen gute Eicosanoide auch die Gefäßerweiterung, so daß die Blutgefäße sich nicht verengen, sondern erweitern. Das Gesamtergebnis: Der Blutdruck fällt und damit auch das Risiko von Herzerkrankungen.

Braucht man Medikamente, um die Produktion guter Eicosanoide wie PGE1 zu steigern? Nein. Man muß einfach die Produktion schlechter Eicosanoide (wie Thromboxan A2) einschränken und gleichzeitig die Produktion guter Eicosanoide wie PGE1 erhöhen, und der Blutdruck fällt automatisch. Um das zu erreichen, muß man nur die Leistungsdiät befolgen.

Senken Sie Ihr Cholesterin, und Sie sind frei von Herzleiden. Das war lange Zeit der Schlachtruf im Kampf gegen Herzerkrankungen. Doch die Regeln für den Krieg gegen Cholesterin ändern sich laufend. Als dieser vor etwa fünfzehn Jahren begann, war erst einmal Gesamtcholesterin der Übeltäter. Dann konzentrierten sich die Forscher auf »schlechtes« Cholesterin: LDL und VLDL. Heutzutage ist das Verhältnis von Gesamtcholesterin zu »gutem« oder HDL-Cholesterin von entscheidender Bedeutung.

Die einzige Frage, die sich niemand gestellt zu haben scheint, ist: »Warum produziert der Körper so viel Cholesterin, wenn es so ein Übeltäter ist?« Tatsächlich ist Cholesterin lebenswichtig. Es gehört zu den wichtigsten Bestandteilen aller Körperzellen. Man braucht einem roten Blutkörperchen nur 30 Prozent oder weniger seines Cholesterins zu nehmen, und die Membran wird sich auflösen.

Cholesterin ist ebenfalls Baustein für jedes der bekannten Steroidhormone. Kortison, Adrenalin, Testosteron, Östrogen, Dehydroepiandrosteron (DHEA) u. a. werden aus Cholesterin hergestellt. Ohne Cholesterin würde ein Großteil unserer hormonalen Kontrollsysteme augenblicklich zum Stillstand kommen. Wir brauchen Cholesterin also zum Überleben. Eine übermäßige Senkung des Cholesterinspiegels könnte verheerende Folgen haben.

Natürlich herrscht unter Ärzten die starke Übereinstimmung, daß zu viel Cholesterin ein- und dieselbe Wirkung hat: Es erhöht die Sterblichkeitsrate. Also müßte die Senkung des Cholesterins bei Menschen mit überhöhtem Cholesterin die Sterblichkeitsrate senken. Tut sie das denn? Leider nein. Bei Leuten über Siebzig besteht kein Zusammenhang zwischen hohem Cholesterin und Tod aufgrund von Herzerkrankungen, und in dieser Gruppe müßte ein lebenslanger hoher Cholesterinspiegel eigentlich den meisten Schaden anrichten.

Wenden wir uns den tatsächlichen Erfahrungen zu und beginnen mit Untersuchungen, in denen Medikamente zur

Cholesterinsenkung eingesetzt wurden. In einem der ersten Versuche, der in den frühen Siebzigern durchgeführt wurde, setzte man das Medikament Clofibrat zur Senkung des Cholesterins ein. Obwohl der Cholesterinspiegel gesenkt werden konnte, lag die Sterblichkeitsrate der mit Clofibrat behandelten Patienten sogar um 29 Prozent höher als bei der Kontrollgruppe, die nur Placebos erhielt.

1987 folgte die berühmte Herzstudie aus Helsinki, in der über viertausend Patienten ein anderes cholesterinsenkendes Mittel, Gemfibrozil, erhielten. Die gute Nachricht lautete, daß das Mittel Cholesterin um 10 Prozent, und die Zahl der Herzinfarkte um 35 Prozent senken konnte. (Die Ärzte bedienten sich dieser Zahlen dann, um zu beweisen, wie wichtig eine Verminderung des Cholesterins sei.) Unglücklicherweise war die Todesrate bei der behandelten Gruppe höher als in der Kontrollgruppe, die nur ein Placebo erhalten hatte. Die Gesamtsterblichkeitsrate hatte sich nicht im geringsten geändert.

Trotzdem hat die Helsinki-Studie offensichtlich die Mediziner zu nachhaltigerem Einsatz von cholesterinsenkenden Mitteln angeregt – zumindest bei Leuten mit sehr hohem Cholesterin. Zu den neuesten Medikamenten zählt Lovastatin, das auf das Enzym wirkt, das die Cholesterinproduktion in der Leber anregt (gleich mehr zu diesem Enzym). Es hat sich gezeigt, daß Lovastatin sogar eine stärkere Senkung des Cholesterins bewirkt als Gemfibrozil. Als Folge wurde es weltweit zu einem der meistverkauftesten Medikamente vermarktet.

Doch hören Sie weiter: Einige Forscher fanden heraus, daß Lovastatin einen überaus beunruhigenden Nebeneffekt hat: Es läßt die Arachidonsäure der Patienten ansteigen. Vielleicht erinnern Sie sich, daß Arachidonsäure dieselbe Fettsäure ist, die den Baustein für schlechte Eicosanoide wie Thromboxan A2 bildet. Sie ist es auch, die fast augenblicklich zu Blutgerinnung und Tod führte, als sie Kaninchen injiziert wurde.

Nur die Zeit wird zeigen, ob die cholesterinsenkende Wirkung von Lovastatin für die Patienten längeres Leben bedeutet. Angesichts der Wirkung erhöhter Arachidonsäure auf eine vermehrte Produktion schlechter Eicosanoide befürchte ich allerdings, daß die Antwort nicht positiv ausfallen wird.

Ein noch neueres Mittel zur Cholesterinsenkung, Simvastatin, schien anfangs sehr vielversprechend zu sein, da es sowohl Cholesterin als auch die Sterblichkeitsrate senkte. 1994 brachte eine Fünfjahresstudie mit über viertausend Patienten in beiderlei Hinsicht ermutigende Ergebnisse. Es gibt allerdings einen wichtigen Einwand: Von der Studie ausgeschlossen waren Patienten mit hohem Anteil an Triglyceriden, die als Hinweis auf Hyperinsulinismus gelten – dem wichtigsten Risikofaktor für Herzinfarkte.

Eine etwa zur selben Zeit durchgeführte Untersuchung kleineren Umfangs (die MAAS-Studie), in der Simvastatin dreihundert Patienten verabreicht wurde, brachte keine sichtbaren klinischen Erfolge. Diese Ergebnisse dämpfen die Euphorie, die die größere Untersuchung ausgelöst hat.

Arzneien zur Cholesterinsenkung sind offensichtlich ein fragwürdiges Instrument, um die Todesfälle durch Herzerkrankungen zu senken. Wie sieht es aber mit cholesterinsenkenden Diäten aus? Im Laufe von zwanzig Jahren zeigte nur eine von sechs Untersuchungen, die Oslo-Studie, eine Abnahme der Sterblichkeit bei Herz-Kreislauf-Erkrankungen bei einer cholesterinsenkenden Diät (ein wichtiger Teil dieser Studie war das Ausschalten des Rauchens). Doch auch hier nahm die Gesamtsterblichkeit nicht ab. Ein weiterer Faktor kam hinzu: Die Patienten der Oslo-Studie hatten einen durchschnittlichen Cholesterinspiegel von über 300 mg/100 ml, also einen unglaublich hohen Spiegel, der sofortige Behandlung erfordert.

Doch Patienten mit einem derart hohen Cholesterinspiegel bilden nur einen geringen Teil der Bevölkerung mit erhöhten Cholesterinwerten. Die breite Masse der stark gefährdeten Patienten hat viel niedrigere Cholesterinwerte, zwischen 240 und 300 mg/100 ml. *Es wurde aber nie eine Ernährungsstudie durchgeführt, um eine Abnahme der Sterblichkeit bei diesen Patienten nachzuweisen.*

Trotzdem werden Ihnen viele Fachleute sagen, daß sie Cholesterin möglichst von Ihrem Speiseplan streichen müssen, um die Körperwerte zu senken. Die Menge des verzehrten Cholesterins hat aber leider einen relativ geringen Einfluß auf die Cholesterinmenge im Blut. In Wahrheit gehen 80 Prozent der täglichen Cholesterinproduktion nicht auf die Nahrung zurück, sondern auf die Leber.

Das Enzym, das die Cholesterinsynthese in der Leber kontrolliert, wird *HMG-CoA-Reduktase* genannt. (1985 wurde der Nobelpreis in Medizin für die Erforschung der Kontrollwirkung dieses Enzyms auf die Cholesterinproduktion in der Leber verliehen.) Es mag mittlerweile kaum mehr überraschen, daß HMG-CoA-Reduktase wie alle Schlüsselenzyme hormoneller Kontrolle untersteht, insbesondere der durch Insulin und Glukagon. Insulin aktiviert HMG-CoA-Reduktase und regt die Leber dadurch an, mehr Cholesterin herzustellen. Glukagon hemmt das Enzym, so daß die Leber weniger Cholesterin herstellt.

Was hemmt die Aktivität der HMG-CoA-Reduktase noch? Gute Eicosanoide. Kommt Ihnen das bekannt vor?

Nehmen wir an, Sie leben nach einer dieser hochgelobten Modediäten mit wenig Cholesterin und vielen Kohlenhydraten. Wenn Sie genetisch so veranlagt sind, daß Sie auf Kohlenhydrate mit erhöhter Insulinausschüttung reagieren, dann tun Sie alles Ihnen Mögliche, um Ihre körpereigene Cholesterinproduktion zu steigern – obwohl Ihre Diät so gut wie cholesterinfrei ist.

Kein Wunder also, daß eine Nahrungsumstellung zur Cholesterinsenkung selten wirkt. Das liegt daran, daß keine Diät außer der Leistungsdiät auf das einwirkt, was Ihren Cholesterinspiegel wirklich kontrolliert: die Eicosanoide. Hier ein Beispiel: Ein Herz-Kreislauf-Patient kam zu mir, nachdem er eine radikale, kohlenhydratreiche Diät gemacht hatte. Diese Kur wirkte sich in absolut falscher Richtung auf diesen Patienten aus. Die Triglyceride und das Cholesterin stiegen stark an (auf jeweils 650 mg/100 ml und 229 mg/100 ml), das »gute« HDL-Cholesterin fiel (auf 34 mg/100 ml). Das waren deutliche Anzeichen, daß der Patient eine Insulinresistenz entwickelte.

Nachdem wir die Situation besprochen hatten, wechselte er auf die Leistungsdiät. Gleichzeitig verordnete sein Arzt ihm Simvastatin. Nach sechs Monaten hatte sich das Lipidprofil deutlich verbessert. Die Triglyceride fielen von 650 auf 108, das Gesamtcholesterin fiel von 229 auf 152, und das HDL-Cholesterin stieg von 34 auf 49.

War es die Diät oder das Medikament, das den Erfolg gebracht hatte? Der Patient hörte nach einiger Zeit mit der Einnahme von Simvastatin auf, setzte die Leistungsdiät aber fort. Während der Gesamtcholesterinspiegel leicht stieg (auf 175), fielen die Triglyceride weiter auf 101, das HDL-Cholesterin stieg auf 52. Die Geschichte dieses Patienten ist ein drastisches Beispiel dafür, daß die Cholesterinwerte letztendlich vom Eicosanoid-Gleichgewicht bestimmt werden, das wiederum von der Nahrung, die Sie zu sich nehmen, kontrolliert wird.

Fettsucht und Typ II-Diabetes

Zwar hat der Pharmakrieg gegen Hypertonie und hohes Cholesterin nicht die Sterblichkeitsrate reduziert, aber er hat geholfen, Blutdruck und Cholesterin zu senken. Der Kampf gegen den vierten großen Risikofaktor – Fettsucht und den nur zu häufig daraus resultierenden Typ II-Diabetes – war hingegen eine vollkommen verlorene Sache. Die Leute in den Industrieländern werden nicht nur dicker, sondern es gibt auch mehr Herz-Kreislauf-Patienten.

Wenn Sie Übergewicht haben, sollten Sie sich nicht nur Gedanken um Ihr überflüssiges Fett machen, sondern auch um den Ort der Fettablagerung. Haben Sie im Bauchbereich Fett angesetzt (und sehen einem Apfel ähnlich) und nicht am ganzen Körper (dann würden Sie eher einer Birne gleichen), dann ist Ihr Herzinfarktrisiko deutlich höher. Warum? Wie gesagt, ist Leibesfülle wie ein stummes Signal. Sie haben mit Sicherheit einen erhöhten Insulinspiegel. Und, wie wir nun wissen, ist Hyperinsulinismus eines der Hauptrisiken für Herzinfarkte.

Hyperinsulinismus ist auch die klinische Definition für Typ II-Diabetes. Diese Form der Erkrankung, die auch als Erwachsenen-Diabetes bezeichnet wird, weil sie in der Regel nach Vierzig auftritt, trifft auf 90 Prozent der Diabetiker zu. Typ II-Patienten zählen leider zu den stark infarktgefährdeten Menschen, da ihr Insulinspiegel hoch ist. Der wiederum, vergessen Sie das nicht, ist vor allem Schuld daran, daß die Menschen dick werden. (Um es noch schlimmer zu machen, veranlassen erhöhte Insulinwerte den Körper auch, die Produktion von Arachidonsäure anzukurbeln, dem Alptraum eines Herz-Kreislauf-Patienten.)

Ironischerweise werden Typ II-Patienten, obgleich ihr Insulinspiegel schon zu hoch ist, gewöhnlich mit Medikamenten behandelt, die den Insulinspiegel weiterhin heben. (Wenn das nicht funktioniert, gibt man ihnen schließlich Insulinspritzen, die zum gleichen Ergebnis führen.) Moment mal: Warum *steigen* ihre Insulinspiegel? Weil sie eine Insulinresistenz entwickelt haben.

In diesem Zustand nehmen die Zellen weniger Insulin auf. Immer mehr zirkulierendes Insulin wird benötigt, um den Blutzucker zu senken. Bei diesem Spiel kann zwar eine Schlacht gewonnen werden (der Blutzucker gesenkt werden), aber der Krieg ist verloren (der Insulinspiegel steigt).

Insulinresistenz erhöht die Bereitschaft, einen Typ II-Diabetes zu entwickeln, ganz beträchtlich, doch wie läßt er sich erkennen? Sie sind dick und haben eine »Apfelfigur« (Hinweis auf erhöhten Insulinspiegel), Ihre Blutwerte weisen viele Triglyceride, aber wenig HDL auf, und Sie leiden unter Bluthochdruck. Da zum Beispiel die Amerikaner dicker und älter werden (die Häufigkeit der Typ II-Diabetes nimmt mit dem Alter zu), schätzt man, daß es im Jahr 2000 dort fünfundzwanzig Millionen Typ II-Diabetiker geben wird.

Der beste Weg, einen Typ II-Diabetes und den zugrunde liegenden Hyperinsulinismus zu behandeln, ist, sich auf überschüssiges Körperfett zu konzentrieren. Wenn die Anhäufung des Körperfetts auf Hyperinsulinismus zurückzuführen ist, sollte die Reduzierung überschüssigen Körperfetts die Insulinresistenz und den Insulinspiegel senken. Ist der Insulinspiegel niedriger, müßte auch der Arachidonsäurespiegel sinken. Mit Abnahme des Arachidonsäurespiegels sollte die Überproduktion schlechter Eicosanoide wie Thromboxan A2 abnehmen, und damit wäre die Wahrscheinlichkeit eines Herzinfarkts weitgehend gesenkt.

Diese Kette molekularer Geschehnisse erklärt, warum der Abbau von Körperfett einen so starken Einfluß auf die Senkung von Blutdruck und hohem Cholesterinspiegel sowie Typ II-Diabetes hat. Jeder Kardiologe weiß, daß es wie ein Segen Gottes ist, wenn Patienten überschüssiges Körperfett verlieren. Wenn sie abnehmen, verschwinden die Hauptrisikofaktoren regelrecht über Nacht.

Warum? Zusammengefaßt ist die Entstehung jedes Risikofaktors darauf zurückzuführen, daß man über längere Zeit außerhalb des Optimums lebt. Anders gesagt: Überschüssiges Körperfett zu verlieren – der beste Weg, um die Risikofaktoren für Herzleiden zu minimieren – ist nur möglich, wenn Sie im Optimum sind.

Und doch ist einer der größten Fehlschläge in der Herz-Kreislauf-Medizin des zwanzigsten Jahrhunderts die Unfähigkeit, einen Weg zur dauerhaften Reduzierung überschüssigen Körperfetts zu finden. Diäten könnten den idealen Weg bieten, haben aber ständig fehlgeschlagen. Warum? *Weil die Diätprogramme, die Herz-Kreislauf-Patienten und übergewichtigen Menschen empfohlen werden, ständig die Regeln verletzen, die zum Erreichen des Optimums eingehalten werden müssen.*

Der einzige Weg, dauerhaft Körperfett zu verlieren, ist, Ihr Leben solange wie möglich im Optimum zu verbringen. Wenn Sie das schaffen, haben Sie das Beste in Ihrer Macht stehende getan, um das Risiko eines Herztodes zu senken.

Wie erhalten Sie diesen lebenslang gültigen Paß zum Optimum? Sie kennen die Antwort bereits: durch die Nahrung, die Sie zu sich nehmen.

Rauchen und Trinken

Rauchen und Trinken gehören zu den bekanntesten risikoträchtigen Verhaltensweisen, die einen Einfluß auf Herzleiden haben. Nehmen wir zuerst das Rauchen. Während der Zeit, in der eine Person raucht, geht sie ein stark erhöhtes Herzinfarktrisiko ein. Gibt sie das Rauchen jedoch auf, ist das erhöhte Risiko nach wenigen Jahren so gut wie verschwunden.

Rauchen bewirkt eine starke Zunahme freier Radikale. Freie Radikale erschöpfen die natürlichen Körperreserven an Antioxydantien, was wiederum die essentiellen Fettsäuren, die Grundelemente der Eicosanoide, einer Zerstörung durch freie Radikale aussetzt. Gibt jemand das Rauchen auf, ist auch die Gefahr durch die freien Radikale gestoppt. Da der Körper sich ständig erneuert, ist der mögliche Einfluß des früheren Rauchens auf einen in der Zukunft liegenden Herzinfarkt sehr gering.

Neuere Untersuchungen weisen darauf hin, daß Rauchen und erhöhte Insulinresistenz zusammenhängen. Das bedeutet eine entsprechende Zunahme an Hyperinsulinismus, dem vorrangigsten Risikofaktor, der auf die Wahrscheinlichkeit eines möglichen Herzinfarkts hindeutet. Wenn man das Rauchen aufgibt, besteht die Möglichkeit, daß der Insulinspiegel auf ein gesünderes Maß zurückfällt.

Wie sieht es mit Alkohol aus? In geringen Mengen tut er gut. Denken Sie nur an die Franzosen. Ernährungswissenschaftler mögen die Franzosen nicht, weil sie selten an Herzerkrankungen leiden und es sich dennoch gut gehen lassen. Sie essen fettreich, treiben keinen Sport und trinken Wein.

Einer dieser Faktoren muß die geringe Zahl an Herzerkrankungen erklären, und es ist wahrscheinlich der Wein. In Maßen genossen steigert Alkohol die Produktion guter Eicosanoide. Die Zunahme der Eicosanoide bringt die daraus folgende Abnahme der Thrombozytenaggregation mit sich.

Aber es ist Vorsicht geboten. In höheren Mengen steigert Alkohol die Produktion schlechter Eicosanoide. Was bedeutet »in Maßen«? Etwa ein Glas Wein (besonders roter) pro Tag.

Das soll nicht heißen, daß Sie, wenn Sie gar nicht trinken, nun damit anfangen sollten. Doch wenn Sie trinken, dann tun Sie es mit Bedacht.

Fassen wir zusammen: Diese beiden äußeren Risikofaktoren unterstehen Ihrer Kontrolle. Der eine, das Rauchen, ist sehr gefährlich und sollte unter allen Umständen ausgeschaltet werden. Der andere, Alkohol, ist in Maßen genossen gut.

Arterielle Stenosen: Blutgerinnsel und Arteriosklerose

Bisher habe ich über Faktoren gesprochen, die das Risiko von Herzerkrankungen und lebensbedrohlichen Herzinfarkten erhöhen. Doch in den meisten Fällen ist der tatsächliche *Auslöser* (oder die *unmittelbare Ursache*, um den medizinischen Ausdruck zu gebrauchen) für einen Herzinfarkt eine durch eine verstopfte Arterie bedingte Behinderung des Blutflusses zum Herzen.

Blut führt dem Herzen Sauerstoff zu. Wenn das Herz nicht genug Sauerstoff erhält, sterben die Herzmuskeln ab. Bei Herzmuskelzellen ist es wie bei anderen Muskelzellen: Sie haben nur die, mit denen Sie geboren wurden. Wenn Herzmuskeln wegen Sauerstoffmangel absterben, können sie nicht ersetzt werden.

Es gibt eine Reihe von Faktoren, die zu einer arteriellen Stenose führen können, die im Endeffekt das Herz tötet, indem sie die Sauerstoffversorgung abschneiden. Diese Faktoren wirken oft zusammen, aber sehen wir sie uns zunächst einen nach dem anderen an.

Thrombozytenaggregation bedeutet die Aneinanderlagerung von im Blut zirkulierenden Blutplättchen, um Gerinnsel zu bilden. Unter bestimmten Umständen ist die Thrombozytenaggregation durchaus wünschenswert. Wenn Sie sich zum Beispiel geschnitten haben, wollen Sie, daß Ihr Blut Gerinnsel bildet, um Sie so vor dem Verbluten zu schützen.

Was aber passiert, wenn sich Blutplättchen zur falschen Zeit aneinanderlagern? Wenn der Thrombozytenpfropf groß genug ist, kann er die Arterie vollständig verstopfen, besonders, wenn sie bereits durch eine Arteriosklerose (Arterienverkalkung) verengt ist. Wenn die Arterie vollkommen blockiert ist, ist die Blut- (und Sauerstoff-) Zufuhr zum Herzen unterbrochen und führt zu einem lebensgefährlichen Herzinfarkt.

Was veranlaßt die Plättchen, sich zum falschen Zeitpunkt aneinanderzulagern? Schlechte Eicosanoide, insbesondere Thromboxan A2, das sogar der stärkste bekannte Blutgerinnungsfaktor ist. Denken Sie auch daran, daß Thromboxan A2 eine Verengung der Blutgefäße bewirkt (Vasokonstriktion). Doch nicht nur das; schlechte Eicosanoide wie Thromboxan A2 stimulieren die Vermehrung anormaler glatter Muskelzellen, die in der Arterieninnenwand eine Schicht bilden. Wenn diese Zellen überhand nehmen, führen sie zur Entwicklung arteriosklerotischer Läsionen (Schädigungen), die die Blutgefäße verengen.

Diese drei Auswirkungen – Blutgerinnung, anormale Proliferation (Wucherung) glatter Muskelzellen und Vasokonstriktion (Engstellung) – bedeuten zusammen einen so mächtigen Schlag, daß der Herzinfarkt nicht mehr weit ist.

Wenn schlechte Eicosanoide lebensbedrohliche arterielle Verengungen hervorrufen, können dann gute Eicosanoide diese Stenosen verhindern oder sie überbrücken, wenn sie entstehen? Beide Fragen dürfen mit Ja beantwortet werden. Zunächst einmal sind gute Eicosanoide wie PGE1 starke Vasodilatoren. Sie verhindern die Plättchenaggregation, die zu Thromben führt, und sie verlangsamen die Proliferation glatter Muskelzellen, die zu einer Arteriosklerose beitragen können.

Ein deutsches Forscherteam aus Kassel bewies, wie wirkungsvoll gute Eicosanoide in dieser Hinsicht sind. Die deutschen Wissenschaftler behandelten eine Diabetikerin, die in einem Bein eine durch starke Arterienverengung verursachte Gangrän hatte. Normalerweise wird in solchen Fällen amputiert. Anstelle der üblichen Amputation injizierte das Ärzteteam der Patientin PGE1. Sie nahmen an, daß dadurch das Lumen (innerer Durchmesser) der verschlossenen Arterie ausreichend erweitert werden konnte, damit das Blut die Blockade umgehen und die Sauerstoffzufuhr zu ihren Beinmuskeln erneut aufnehmen konnte. Innerhalb einer Stunde nach der PGE1-Injektion nahm der Blutstrom zu. Eine zwölf Tage später vorgenommene Angiographie zeigte eine deutliche Erweiterung des Arterienlumens (fast 500 Prozent). Der Sauerstofftransport war gestiegen und das Bein gerettet.

Obwohl die Blutpfropfen, die Leben und Gliedmaßen bedrohen, durch eine langfristige Bildung schlechter Eicosanoide entstehen können, tauchen sie meist plötzlich auf. Heimtückischer – und in gewisser Hinsicht schwerer zu behandeln – ist *Arteriosklerose*: die Verengung und Verhärtung der Arterien durch die Bildung von Fettablagerungen, den sogenannten Plaques. Diese Plaques sind nicht nur gefährlich, weil sie die Arterien einengen, sondern weil Teile davon sich lösen und zum Herzen wandern können, wo sie Herzinfarkte auslösen.

Eine Arterie kann bis zu 75 Prozent durch arteriosklerotische Läsionen blockiert sein und trotzdem noch einen normalen Blutfluß ermöglichen, so daß Sie Ihren täglichen Aufgaben nachgehen können. Dennoch ist die Wahrscheinlichkeit einer Plättchenanlagerung, die den Blutfluß abschneidet, aufgrund des kleineren Lumens der verengten Arterie höher als sonst. Wenn Sie also die Arteriosklerosebildung in einer verengten Arterie rückgängig machen können, müßte damit die Wahrscheinlichkeit, daß ein kleiner Thrombus (Blutgerinnsel) die Arterie verstopft und einen Herzinfarkt auslöst, sinken. (Wenn sich natürlich ein großer Thrombus gebildet hat, spielt es keine Rolle mehr, wie weit sich die Läsion beheben läßt, weil die Arterie verstopft bleibt.) Auf jeden Fall lohnt sich der Versuch einer Rückbildung der Arteriosklerose. Diese Rückbildung ist auf der Suche nach einer Bezwingung der Herzerkrankungen tatsächlich so etwas wie der Heilige Gral geworden. Theoretisch gibt es zwei Wege, die Rückbildung einer Arteriosklerose zu erreichen: Medikamente und Diät.

Ein gutes Beispiel für eine erste Annäherung war die *Cholesterol Lowering Atherosclerotic Study* (CLAS), veröffentlicht 1987. Da Cholesterin einer der Hauptbestandteile der Plaques ist, die zu Arteriosklerose führen, wollte man versuchen, mit Hilfe einer Kombination von cholesterinsenkenden Mitteln (in diesem Fall Colestipol und hohe Dosen von Niacin) eine Rückbildung zu erreichen.

Über 180 Patienten nahmen an der CLAS-Untersuchung teil. Der einen Hälfte wurden die beiden cholesterinsenkenden Mittel hochdosiert verabreicht. Nach zwei Jahren zeigten diese Medikamente bei den meisten Patienten (84 Prozent) keine Wirkung auf die arteriosklerotischen Läsionen. Bei 16 Prozent der Patienten zeigte sich allerdings ein leichter Rückgang.

Natürlich klingt es besser, von einer Erfolgsrate von 16 Prozent zu sprechen als von einer Fehlerrate von 84 Prozent. Trotzdem würde dieser sehr begrenzte Erfolg bei der Rückbildung einen erheblichen Fortschritt bedeuten, wenn die Gesamtsterblichkeit sinken würde. Das ist die eigentliche Frage: Ist die Veränderung so bedeutsam, daß sie Herzinfarkten vorbeugen und die Sterblichkeit senken kann? Bedauerlicherweise wurde diese Frage in der CLAS-Studie nicht gestellt, so daß es bis heute keiner weiß.

1994 veröffentlichten Forscher eine Studie, bei der eine Diät kombiniert mit dem neuesten, cholesterinsenkenden Mittel (Simvastatin) eingesetzt worden war, um eine Rückbildung arteriosklerotischer Läsionen zu erreichen. Obwohl die Patienten eine leichte Abnahme der Stenosen zeigten (etwa 2,5 Prozent), gab es nach vierjähriger Behandlung keine Veränderung des klinischen Ergebnisses. Der ausbleibende klinische Erfolg trotz rückgängiger Läsionen war auch in zwei früheren Studien beobachtet worden, in denen Mittel wie Simvastatin eingesetzt worden waren.

Man weiß allerdings, daß die medikamentös behandelten Patienten erheblich mehr nachteilige Nebenwirkungen aufwiesen als diejenigen, denen man nur Placebos verabreicht hatte. In beiden Gruppen war die Anzahl nachteiliger Herz-Kreislauf-Geschehen gleich, was keineswegs verwundert. Es ist bekannt, daß Medikamente Nebenwirkungen haben, die unter Umständen die durch den Rückgang der arteriosklerotischen Läsion erzielten Erfolge ausschalten können.

Schlußfolgerung: Medikamente bringen Probleme mit sich, besonders, wenn Sie sie für den Rest Ihres Lebens nehmen müssen. Wie sieht es mit Diäten aus? Seit der Zeit von Nathan Pritikin beteuern Menschen, daß man keine Arznei braucht, um der Arteriosklerose entgegenzuwirken. Es ist in erster Linie durch Ernährung möglich.

Das war auch das Ziel des groß herausgebrachten *Lifestyle Heart Trial* unter Leitung von Dean Ornish. Der *Lifestyle Heart*-Versuch sah für ein Jahr intensive Maßnahmen vor, eine Kombination aus kohlenhydratreicher, vegetarischer Kost, Sport und Streßreduzierung. Nach einem Jahr berichtete Ornish, daß arteriosklerotische Läsionen bei der mit Diät behandelten Gruppe von 40 auf 38 Prozent zurückgegangen waren und bei der unbehandelten Gruppe von 43 auf 46 Prozent gestiegen waren. Obwohl die meisten Kardiologen, mit denen ich gesprochen habe, schon in schwerer Bedrängnis sein müßten, um solch bescheidene Veränderungen zu erzielen, erhielt dieser »Erfolg« eine immense Medienunterstützung und wurde zu einem Bestseller.

Sehen wir uns diese Untersuchung genauer an. Erstens war es kein streng überwachter Test, da die Versuchspersonen (achtundzwanzig Patienten) eine Woche lang für die nötigen Instruktionen zusammenkamen und danach regelmäßig Selbsthilfetreffen hatten (zweimal wöchentlich vier Stunden). Die zwanzig Patienten der Kontrollgruppe wurden sich selbst überlassen.

Zweitens wurden in der Ornish-Studie Patienten mit relativ geringer Arterienverengung genommen (annähernd 40 Prozent). Eine Arterie kann aber bis zu 75 Prozent verstopft sein und immer noch einen normalen Blutfluß aufweisen. Jedenfalls hatte keiner der Patienten eine so stark fortgeschrittene Verengung, daß ein operativer Eingriff nötig gewesen wäre. Mit anderen Worten waren die Ornish-Patienten nicht ernsthaft krank.

Bei einer so geringen Arterienverengung würde man bei dieser Untersuchung nicht mit Todesfällen rechnen. Die gab es dann auch so gut wie nicht, das heißt, es gab einen. Die Person, die verstarb, kam allerdings aus der Diät-Gruppe. Obwohl dieser Todesfall eine Sterblichkeitsrate von 4 Prozent bedeutete (1 von 28), wurde er bequemerweise zerredet. Die Forscher sagten, er habe zu hart trainiert.

Außer diesem einen Todesfall in der Untersuchungsgruppe gibt es keine Informationen über die langfristige Auswirkung der Ornish-Behandlung auf die Sterblichkeit. Der 1990 in *The Lancet* erschienene Artikel, in dem der Versuch zusammenfassend dargestellt wurde, wies allerdings einen sehr beunruhigenden Befund auf, den niemand zu registrieren schien, der meiner Ansicht nach aber für die verbleibenden Überlebenden der Untersuchungsgruppe unheilvoll klingt. Die Leute dieser Gruppe entwickelten eine Insulinresistenz.

Denken Sie daran, daß 25 Prozent einer ansonsten gesunden Bevölkerung eine genetisch bedingte erhöhte Insulinreaktion auf Kohlenhydrate zeigt. Es ist äußerst wahrscheinlich, daß die Mehrzahl der Herz-Kreislauf-Patienten dieses Landes dieser genetischen Gruppe angehören. Wenn ich richtig liege, ließe sich bei den meisten der Ornish-Patienten (die bereits an einer Herz-Kreislauf-Erkrankung litten) diese Art des Hyperinsulinismus als Reaktion auf Kohlenhydrate erwarten. Für diese Patienten käme also eine kohlenhydratreiche Diät – genau das war die Ornish-Diät – einer Hyperinsulinismus-Diät gleich und würde das Risiko möglicher Herzerkrankungen erhöhen.

Die veröffentlichten Daten bestätigen diese Feststellung. Auf den ersten Blick erscheint es paradox: In Ornishs Untersuchungsgruppe verloren die Patienten im Durchschnitt fast elf Kilo, wohingegen bei der anderen Gruppe kein Gewichtsverlust zu erkennen war. Bei den erstgenannten Patienten sollte das natürlich als Plus gewertet werden.

Jeder Kardiologe wird Ihnen allerdings sagen, daß jedesmal, wenn ein solcher Gewichtsverlust vorliegt, die Triglyceridanteile drastisch fallen müßten. Was passierte mit dem Triglyceridspiegel bei den Testpersonen? Sie *stiegen* um 22 Prozent. Irgendetwas stimmte nicht.

Ich meine, daß man dieses Paradox nur auf eine Weise erklären kann: Die Patienten in der Untersuchungsgruppe entwickelten unter Umständen eine Insulinresistenz und dementsprechend einen Hyperinsulinismus. Dem müßte eine wachsende Arachidonsäure-Produktion folgen und eine entsprechende Zunahme der Triglyceride (Fettsäuren). Der Arachidonsäurespiegel wurde bei diesen Patienten zwar nicht gemessen, dafür aber der Triglyceridspiegel – und der war gestiegen. Für niemanden ein gutes Zeichen, ganz zu schweigen von Herzpatienten.

Es wäre interessant, die Entwicklung der Ornish-Patienten lebenslang zu verfolgen. Ich vermute, daß die Leute, die sein Programm weiterhin befolgen, mehr Herzinfarkte, mehr Schlaganfälle und eine höhere Todesrate durch Herz-Kreislauf-Erkrankungen aufweisen als die Aussteiger. Nicht wegen Nachlässigkeit seitens der Forscher, sondern weil bei diesen Patienten möglicherweise eine genetische Disposition für erhöhte Insulinreaktionen auf Kohlenhydrate vorliegt. Bei diesen Menschen wird eine kohlenhydratreiche Diät eine Überproduktion schlechter Eicosanoide mit sich bringen und damit das Risiko einer Herz-Kreislauf-Erkrankung drastisch erhöhen.

Aspirin

Nachdem wir uns einige Medikamente und Ernährungsmaßnahmen angesehen haben, durch die Herzinfarkte wahrscheinlich nicht verhindert werden, wollen wir die betrachten, die es vielleicht können. Zu den ersten gehört Aspirin – zweifellos das weitverbreitetste Mittel bei Herzerkrankungen.

Aspirin senkt weder das Cholesterin noch senkt es den Blutdruck. Bei Typ II-Diabetikern senkt es nicht den Blutzucker, und es reduziert kein überschüssiges Körperfett. Aber es wirkt.

Wie wir schon gesehen haben, gibt es erstaunlich wenige Untersuchungen über Medikamenteneinsatz bei normaler Hypertonie und erhöhtem Cholesterinspiegel, die die Gesamtsterblichkeit wesentlich mindern konnten. Es besteht jedoch kein Zweifel, daß bei Leuten mit Herzerkrankungen die Anzahl der Herzinfarkte durch die Einnahme von Aspirin deutlich gesenkt werden konnte – das gleiche gilt für die Gesamttodesrate.

Kann eine im Prinzip gesunde Bevölkerung in gleicher Weise von Aspirin profitieren? Diese Frage wurde 1988 in der bekannten Herzstudie mit Ärzten beantwortet. Diese richtungsweisende amerikanische Studie wurde mit über 22 000 Ärzten ohne Anzeichen von Herzerkrankungen durchgeführt. Die Hälfte der Probanden nahm täglich 160 mg Aspirin (etwas mehr als eine halbe normale Tablette); die andere Hälfte nahm ein Placebo. Am Ende der Studie fanden die Forscher heraus, daß das Auftreten von Herzinfarkten in der Placebo-Gruppe um 40 Prozent höher lag – ein bedeutender Unterschied. Leider gab es nach vier Jahren keinen Unterschied in der Gesamtsterblichkeit. Vier Jahre könnten allerdings ein zu kurzer Zeitraum sein, um Langzeitunterschiede in der Gesamtsterblichkeit feststellen zu können.

Es könnte aber auch eine andere Erklärung geben. Vergessen Sie nicht, daß Aspirin sich nur auf die Eicosanoide auswirkt. Einerseits reduziert es die Produktion schlechter Eicosanoide, die die Plättchenaggregation wie die von Thromboxan A2 fördern. Andererseits: Leider reduziert Aspirin gleichzeitig die Produktion guter Eicosanoide wie PGE1, die der Plättchenaggregation vorbeugen. Dieses zweischneidige Schwert könnte erklären, warum die Gesamtsterblichkeit bei der Herzstudie mit Ärzten, einer Personengruppe ohne vorherige Anzeichen von Herzleiden, sich während der vierjährigen Untersuchungsperiode nicht änderte.

Obwohl man immer noch versucht, die Wirkung einer täglichen Aspirineinnahme auf die Gesamtsterblichkeit bei Gesunden herauszufinden, haben die Aspirinstudien eine einmalige Einsicht in die ideale Eingriffsmethode bei Herzerkrankungen gegeben. Der ideale Eingriff bei Herzleiden müßte einfach in einer Reduzierung der Produktion schlechter Eicosanoide und einer gleichzeitigen Steigerung der Produktion guter Eicosanoide bestehen.

Das können Sie mit der Leistungsdiät erreichen.

Studie zur Leistungsdiät bei Typ II-Diabetes

Bisher habe ich deutlich zu Arzneimittel- und Ernährungsstudien und ihrer Wirkung auf Herz-Kreislauf-Geschehen Stellung genommen. Denken Sie immer daran, daß die einzige Statistik, die zählt, die Sterblichkeitsrate ist. Verhindert die Diät oder das Medikament einen frühzeitigen Tod oder nicht? Von diesem Standpunkt aus gesehen konnten die meisten Untersuchungen ihr Versprechen nicht halten.

Gibt es irgend etwas (da Zahlen zur Sterblichkeitsrate nicht existieren), das darauf hinweist, daß eine Leistungsdiät für einen Herz-Kreislauf-Patienten von Vorteil wäre? Die Antwort ist meiner Meinung nach Ja. Mein Hauptthema in diesem Buch ist somit die Bedeutung der Insulinkontrolle, um so ein günstiges Eicosanoid-Gleichgewicht aufrechtzuhalten. Die Frage lautet: Kann die Leistungsdiät bei Herz-Kreislauf-Patienten den Insulinspiegel deutlich senken?

1994 führte ich in Zusammenarbeit mit einer angesehenen Gruppe von Kardiologen im Großraum Boston eine Pilotstudie durch; das Team hatte bereits beachtliche Erfahrung in klinischen Versuchen mit großen Pharmakonzernen. Klinische Studien sollten immer eine Vergleichsmöglichkeit bieten. Wenn das Ziel ist, die Wirkung einer Diät auf Hyperinsulinismus zu zeigen, sollte man mit Patienten beginnen, die bereits an Hyperinsulinismus leiden. Die ideale Patientengruppe sind Typ II-Diabetiker mit ausgeprägtem Hyperinsulinismus.

Wir nahmen 15 Typ II-Diabetiker in die Studie und teilten sie willkürlich in zwei Gruppen. Eine Gruppe hielt die Leistungsdiät ein, die andere folgte den Ernährungsempfehlungen des amerikanischen Diabetikervereins (ADA). Der entscheidende Unterschied zwischen beiden Diätformen liegt im Protein-Kohlenhydrat-Verhältnis. Die Leistungsdiät hat ein Protein-Kohlenhydrat-Verhältnis von 0,75 (drei Gramm Eiweiß auf vier Gramm Kohlenhydrate), während die ADA-Diät ein Verhältnis von 0,33 hat (ein Gramm Eiweiß auf drei Gramm Kohlenhydrate).

Die Einhaltung der Diät ist der Schlüssel zu jeder Ernährungsstudie – das heißt, Sie müssen die Patienten dahin bringen, das zu essen, was Sie vorschreiben. Was bietet sich da mehr an, als einige Mahlzeiten in Form eines Schokoriegels zu komprimieren? Für diese Studie benutzte ich eine neuere Version des »experimentellen« Schokoriegels, den ich in meiner früheren Studie zur Gewichtsreduzierung (siehe Kapitel 2) verwendet hatte. Sie erinnern sich vielleicht, daß der standardisierte »Schokoriegel« im Prinzip ein verkapptes Leistungsgericht war. Er beinhaltete zwei Blöcke Eiweiß, zwei Blöcke Kohlenhydrate, zwei Blöcke Fett und alle Mikronährstoffe, die zur Eicosanoidbildung erforderlich sind.

Nach acht Wochen wurden beide Gruppen auf Veränderungen des diabetischen Status untersucht. Es gibt eine Reihe von Faktoren, die diesen Status bestimmen, doch der für den Arzt bedeutendste ist die Langzeitkontrolle des Blutzuckers. Er läßt sich durch die Menge der sogenannten *glykolysierten Hämoglobine* bestimmen, die in den roten Blutkörperchen vorkommen.

Je höher der Anteil glykolysierter Hämoglobine, desto höher das Risiko von Herz-Kreislauf-Erkrankungen. Wenn der Blutzuckerspiegel ständig erhöht ist, gehen die glykolysierten Hämoglobine eine Reaktion mit Proteinen ein, um Substanzen zu bilden, die als AGEs bekannt sind (AGE steht für Advanced Glycosylated Endproducts). Diese AGEs sind »klebrig« und heften sich an die Herzgefäße, die Arteriolen in Händen und Füßen und die Augengefäße. Damit tragen sie zur Entstehung von Plaques bei, die Arteriosklerose verursachen und Herzinfarkte fördern können.

Ein weiterer Faktor zur Feststellung des diabetischen Status sind Nüchterninsulinwerte (das heißt Insulinwerte, die gemessen werden, nachdem alle Nahrung verdaut und absorbiert ist). Je höher diese Werte liegen, desto größer ist das Ausmaß des Hyperinsulinismus. Da erhöhte Insulinwerte die Produktion schlechter Eicosanoide unterstützen und schlechte Eicosanoide mehr Insulinsekretion auslösen, entsteht dadurch eine sehr unangenehme, um nicht zu sagen gefährliche Rückwirkung auf den Patienten.

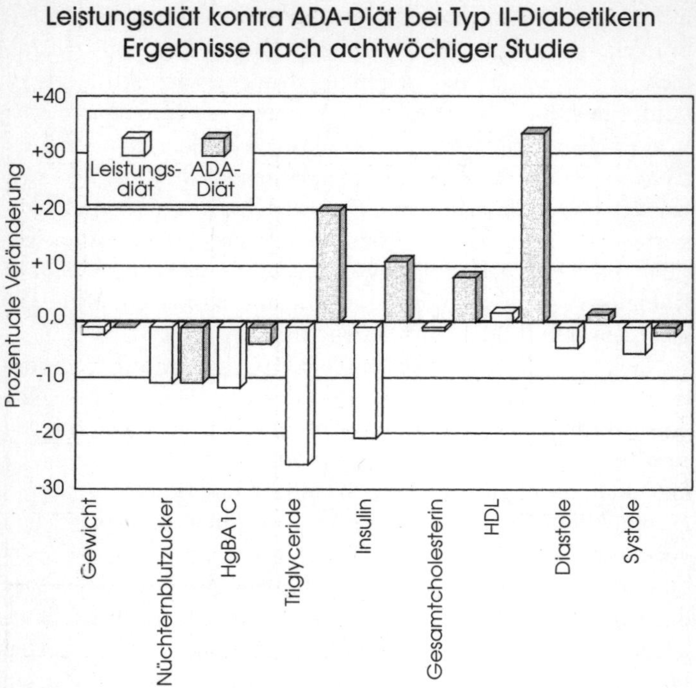

Abbildung 13-1

Meine Untersuchung war also darauf ausgelegt, die Wirkung der Leistungsdiät auf diese kritischen Determinanten bei Typ II-Diabetes zu testen. Die Ergebnisse finden Sie in Tabelle 13-1 sowie als graphische Darstellung in Abbildung 13-1. Nach acht Wochen zeigten sich bereits deutliche Unterschiede zwischen den beiden Gruppen. Die Patienten mit der Leistungsdiät wiesen enorme Senkungen der glykolysierten Hämoglobine und, was wesentlich wichtiger ist, der Nüchterninsulinwerte auf.

Wenn Insulin sinkt, bringt das für gewöhnlich für das Herz zwei weitere Vorteile: einen Abfall der Triglyceride und einen

Ergebnisse nach 16wöchiger Einhaltung der Leistungsdiät bei Typ II-Diabetikern

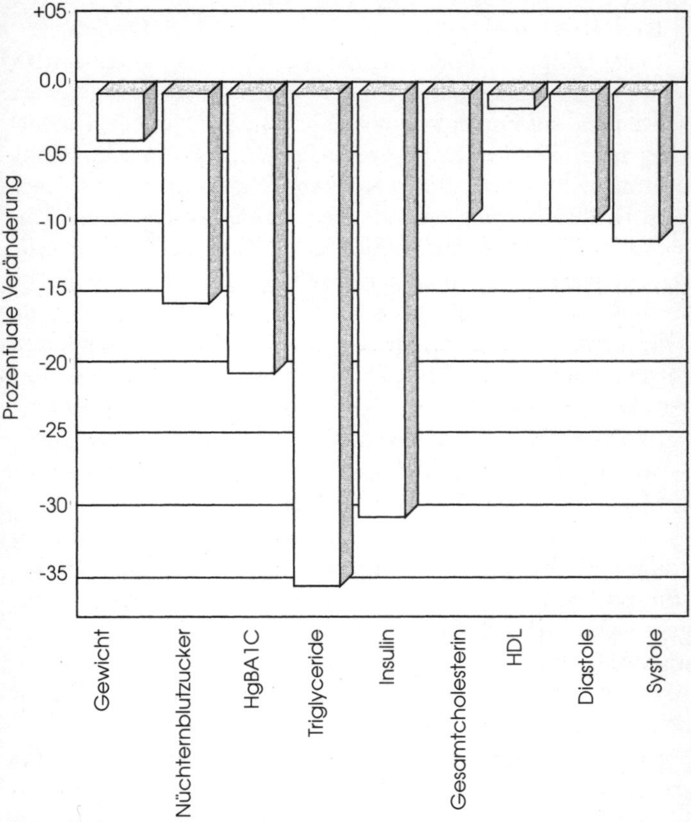

Abbildung 13-2

Abfall des Blutdrucks (vor allem des diastolischen). Genau das passierte in der Gruppe mit der Leistungsdiät.

Das Herz-Kreislauf-System dieser Patienten trug sogar noch einen weiteren Nutzen davon: Sie verloren Gewicht, im Schnitt etwa ein Pfund pro Woche – das entspricht genau dem vom amerikanischen Diabetikerverein empfohlenen, vernünftigen Gewichtsverlust. Besonders gut dabei war, daß das verlorene Gewicht ausschließlich Körperfett war.

Die Patienten befanden sich ohne Zweifel im Optimum.

In der Gruppe, die nach der Diät des Diabetikervereins (ADA) lebte, waren die Ergebnisse nicht so günstig. Die Insulinwerte stiegen und zusammen mit ihnen auch die Triglyceride. Das gleiche passierte in der Ornish-Studie Patienten, die eine kohlenhydratreiche, fettarme Diät befolgten. Bemerkenswert ist auch, daß die Reduzierung der Nüchternglukosewerte bei den Patienten, die die ADA-Diät einhielten, nur durch eine kompensierende Steigerung der Nüchterninsulinspiegel möglich war. Diese äußerst nachteilige Folge wird durch einen Anstieg der Triglyceride bestätigt, die in der Regel eine Insulinresistenz anzeigen. Zudem gab es eine deutliche Steigerung im Verhältnis von Gesamtcholesterin zu HDL-Cholesterin. Als weiteres Negativum erfuhren die ADA-Patienten keinen Gewichtsverlust.

Wen wundert es da, daß es den Typ II-Diabetikern, die die ADA-Diät befolgen, kaum besser geht.

Die Ergebnisse waren so aufsehenerregend – und die der Leistungsdiät-Gruppe so ermutigend –, daß wir mit den Leistungsdiätlern nochmals acht Wochen weitermachten, also insgesamt sechzehn Wochen. Die Ergebnisse (siehe Tabelle 13-2 und Abbildung 13-2) waren diesmal noch besser: ständiger Abfall von glykolysierten Hämoglobinen, Insulin, Triglyceriden, diastolischem Blutdruck und Cholesterinwerten.

Da alle entscheidenden Risikofaktoren allein durch die Leistungsdiät abnahmen, sind diese Zahlen in bezug auf eine Senkung möglicher Herzerkrankungen von größter Bedeutung. Für die Patienten selbst war es genauso wichtig, daß die Diät ihre Lebensqualität verbesserte – und zwar sofort, nicht erst in zehn oder zwanzig Jahren. Alle Patienten aus der Leistungsdiät-Gruppe waren begeistert von ihrer zunehmenden Energie und dem nicht mehr existenten Heißhunger auf Kohlenhydrate.

Worüber beklagten sie sich am meisten? Da sie nie hungrig waren, fiel es ihnen schwer, alle Gerichte der Leistungsdiät zu essen, um damit eine angemessene Eiweißzufuhr zu sichern.

Achtwöchiger Vergleich bestimmter Diäten bei Typ II-Diabetikern

Parameter	Beginn	8. Woche	Veränderung	Veränderung in %*	Wahrscheinlichkeitsfaktor**
Leistungsdiät:Teilnehmerzahl = 8 (5 Männer, 3 Frauen)					
Alter = 60 ± 2 Jahre					
Gewicht	203	197	– 6	– 3	P < 0,025
Gesamtfett	73	65	– 8	– 9	P < 0,01
Nüchternglukose	201	176	– 25	– 12	nicht signifikant
HgBA1C	9,2	7,9	– 1,3	– 14	P < 0,05
Triglyceride	253	184	– 69	– 27	P < 0,05
Insulin	30	24	– 6	– 20	nicht signifikant
Systolischer Blutdruck	133	128	– 5	– 4	P < 0,01
Diastolischer Blutdruck	82	77	– 5	– 6	nicht signifikant
Gesamtcholesterin	220	218	– 2	– 1	nicht signifikant
Gesamt-HDL-Cholesterin	5,8	6,0	+ 0,2	+ 3	nicht signifikant

Tabelle 13-1

Parameter	Beginn	8. Woche	Veränderung	Veränderung in %*	Wahrscheinlichkeitsfaktor**
ADA-Diät: Teilnehmerzahl = 7 (2 Männer, 5 Frauen)					
Alter = 63 ± 4 Jahre					
Gewicht	196	195	- 1	0	nicht signifikant
Gesamtfett	72	71	- 1	- 1	nicht signifikant
Nüchternglukose	206	181	- 25	- 12	nicht signifikant
HgbA1C	9,0	8,6	- 0,4	- 4	P < 0,05
Triglyceride	217	260	+ 43	+ 20	nicht signifikant
Insulin	40	45	+ 5	+ 12	nicht signifikant
Systolischer Blutdruck	138	141	+ 3	+ 2	nicht signifikant
Diastolischer Blutdruck	79	77	- 2	- 2	nicht signifikant
Gesamtcholesterin	217	234	+ 17	+ 8	P < 0,05
Gesamt-HDL-Cholesterin	5,2	6,9	+ 1,7	+ 33	P < 0,025

* Im Vergleich zu den Ausgangswerten

** Vergleichstest

Tabelle 13-1

Auswirkungen einer 16wöchigen Leistungsdiät bei Typ II-Diabetikern

Parameter	Beginn	16. Woche	Veränderung	Veränderung in %*	Wahrscheinlichkeitsfaktor**
Leistungsdiät: Teilnehmerzahl = 8 (5 Männer, 3 Frauen)					
Alter = 60 ± 2 Jahre					
Gewicht	203	195	- 8	- 4	P < 0,25
Gesamtfett	73	66	- 7	- 9	P < 0,01
Nüchternglukose	201	171	- 30	- 15	nicht signifikant
HgBA1C	9,2	7,4	- 1,8	- 20	P < 0,05
Triglyceride	253	165	- 88	- 35	P < 0,05
Insulin	30	21	- 9	- 30	nicht signifikant
Systolischer Blutdruck	133	121	- 12	- 9	P < 0,01
Diastolischer Blutdruck	82	73	- 9	- 11	P < 0,025
Gesamtcholesterin	220	200	- 2 0	- 9	nicht signifikant
Gesamt-HDL-Cholesterin	5,8	5,7	- 0,1	- 2	nicht signifikant

* Im Vergleich zu den Ausgangswerten

** Vergleichstest

Tabelle 13-2

Meine Studie ist zwar nicht endgültig abgeschlossen – da nicht genug Zeit verstrichen ist, um die Wirkung der Leistungsdiät auf die Sterblichkeitsrate zu erkennen –, doch alles scheint äußerst vielsagend bezüglich der Vorteile der Leistungsdiät, besonders im Vergleich zur kohlenhydratreichen Standarddiät des amerikanischen Diabetikervereins.

In einer Studie, die an der Universität von Neapel durchgeführt wurde, konnte bewiesen werden, daß im Vergleich von Patienten mit einer Leistungsdiät zu solchen mit einer ADA-Diät bereits nach zwei Wochen statistisch bedeutende Senkungen von Insulin, Triglyceriden und Insulinresistenz zu beobachten waren. (Anders als bei unserer Studie, in der die Patienten ihrem normalen Alltagsleben nachgingen und ihre Mahlzeiten alleine herrichten mußten, fand die italienische Studie unter Aufsicht statt, und jede Mahlzeit wurde streng kontrolliert. Da wir die experimentellen Schokoriegel benutzten, die eine Mahlzeit und zwei Snacks pro Tag ersetzten, konnten wir seitens der Patienten eine Einhaltung der Diät erreichen, die sonst nur bei stationär durchgeführten Studien möglich ist.)

Zusammengefaßt weisen unsere Pilotstudie und die italienische Untersuchung deutlich darauf hin, daß eine Leistungsdiät den Insulinspiegel ohne Zuhilfenahme von Medikamenten senken kann. Da hohe Insulinwerte den wichtigsten Risikofaktor für Herzleiden darstellen, hoffe ich, daß Ärzte, die ihren Patienten gegenwärtig eine kohlenhydratreiche Diät empfehlen, endlich deren hormonale Folgen überdenken.

Restenose

Alljährlich unterziehen sich etliche Patienten einer Angioplastie, einem Verfahren, bei dem Gefäßstenosen mit winzigen Ballonkathetern, Laserstrahlen oder per Rotablation geöffnet werden. Bei der Hälfte dieser Patienten beginnt sehr bald ein unkontrolliertes Wachstum der Zellen der Arterienwand, so daß die Arterien sich nach wenigen Wochen wieder verengt haben. Diesen unseligen Vorgang bezeichnet man als *Restenose*. Wieder scheinen die Eicosanoide dabei eine Rolle zu spielen. Eine Überproduktion schlechter Eicosanoide scheint eine Restenose zu beschleunigen, so daß die Arterien schneller und stärker verstopfen als vor der Angioplastie. Der Herz-Kreislauf-Zustand des Patienten ist schlechter denn je zuvor. Ein weiterer Minuspunkt für schlechte Eicosanoide. Wenn Sie vorhaben, sich einer Angioplastie zu unterziehen, rate ich Ihnen, vor der Operation mit der Leistungsdiät zu beginnen und sie nachher beizubehalten.

Optimum, Eicosanoide und Ihr Herz

Ganz offensichtlich schaden, insgesamt gesehen, überhöhte Mengen schlechter Eicosanoide Ihrem Herzen, während gute Eicosanoide es in Topform halten können. Vorgehensweisen, die die Waage zugunsten der guten Eicosanoide – und dem Optimum – in Bewegung bringen, müßten somit wirkungsvolle Waffen im Kampf gegen Herzleiden sein.

Wenn Sie einer Herzerkrankung vorbeugen wollen – auch, wenn bereits eine vorliegt –, kommen verschiedene, die Eicosanoide beeinflussende Vorgehensweisen in Frage. Eine Möglichkeit ist die lebenslange Einnahme von Aspirin. Richtig dosiert kann Aspirin schlechte Eicosanoide etwas schneller ausschalten als gute.

Die Einnahme von Aspirin ist jedoch eine heikle Sache, so als würden Sie sich eine Zigarette mit einem Dynamitstäbchen anzünden. Sie können es tun, aber Sie müssen sehr vorsichtig sein. Bisher weiß niemand, wie hoch die »richtige« Dosis von Aspirin ist, besonders bei Langzeiteinnahme. Und zu viel Aspirin kann die Produktion *aller* Eicosanoide, guter wie schlechter, unterdrücken.

Da die Langzeiteinnahme von Aspirin biologisch gesehen einer Zeitbombe gleicht, warum dann nicht den sicheren Weg gehen, um das Eicosanoidgleichgewicht zu kontrollieren und damit das Herzinfarktrisiko zu senken? Greifen Sie zum besten Mittel, das die Eicosanoide kontrolliert: Nahrung.

Wenn Sie bereits einen Herzschaden haben, müssen Sie zuerst alle Nahrungsmittel ausschalten, die den Körper unmittelbar mit Arachidonsäure versorgen und damit zur erhöhten Produktion schlechter Eicosanoide wie Thromboxan A2 führen. Die drei Hauptmissetäter sind Innereien (wie Leber), fettes, rotes Fleisch und Eigelb – alle sind reich an Arachidonsäure. (Wenn Sie ganz sicher gehen wollen, meiden Sie rotes Fleisch vollkommen.) Ein kleiner Tip für Herz-Kreislauf-Patienten: Essen Sie viel Lachs. Er ist reich an aktivierten Omega 3-Fettsäuren (EPA), die der Bildung von Arachidonsäure ebenfalls vorbeugen.

Wenn alle Nahrungsmittel, die viel Arachidonsäure enthalten, weggelassen werden, wird die Produktion herzschädigender schlechter Eicosanoide gebremst. Um die Nahrung aber wirklich in eine Wunderdroge gegen Herzkrankheiten umzuwandeln, muß unsere Ernährung gleichzeitig die Produktion guter Eicosanoide ankurbeln.

Wenn Sie kein Herzpatient sind, dieser Gefahr aber vorbeugen wollen, folgen Sie den selben Regeln. Ein Funken Vorbeugung (das Einhalten der Leistungsdiät) wiegt mehr als eine Unmenge von Heilmethoden (die gängigen Herz-Kreislauf-Mittel oder Operationen, die Ihnen sonst bevorstehen). Die Schlußfolgerung: Halten Sie Ihre Eicosanoide in einem günstigen Gleichgewicht, und Ihr Herzinfarktrisiko wird stark sinken. Anders gesagt: Wenn Sie Ihre Eicosanoide ausgewogen halten, kann das Ihr Leben retten.

KAPITEL 14

Krebs und das Optimum

Seit zwanzig Jahren führt die Medizin den Krieg gegen den Krebs. Und doch werden die meisten involvierten Wissenschaftler zugeben (es sei denn, sie erhalten hohe Forschungszuschüsse), daß man nur schwer vorankommt. Die Krebsrate ist gestiegen, und die Überlebenschancen haben sich kaum verbessert. Krebs ist in Amerika noch immer die zweithäufigste Todesursache – 1989, das letzte Jahr, für das konkrete Zahlen vorliegen, gab es an die 500 000 Todesfälle. Da Krebs im wesentlichen eine Alterserkrankung ist, müssen wir mit einer Zunahme der Sterblichkeit rechnen, wenn die Generation des Babybooms älter wird.

Dieser Krieg hat ein beeindruckendes Arsenal an krebsbekämpfenden Waffen hervorgebracht, darunter die Chirurgie, Bestrahlungsverfahren und chemische Krebsmittel. Die traurige Wahrheit lautet aber, daß diese Waffen einen nur begrenzten Einfluß haben, selbst bei Früherkennung.

Warum funktionieren unsere Krebswaffen nicht? Teilweise, weil Krebszellen, so fremd das klingen mag, sich von normalen Zellen nicht wesentlich unterscheiden. Krebszellen sind einfach nur unsozial, da sie nicht wissen, wann sie ihr Wachstum einstellen müssen. Da sie normalen Zellen so ähnlich sind, sind sie schwer zu treffen. Das macht einen großen Teil des Problems aus. Die meisten Waffen, über die wir derzeit verfügen, sind nicht spezifisch oder subtil genug, um den Unterschied zwischen normalen Zellen und ihren verkrebsten Verwandten machen zu können.

Daraus folgt, daß die meisten unserer Krebswaffen schlichtweg grausame, stumpfe Instrumente sind. Chirurgisch lassen sich zwar große, konzentrierte Tumore entfernen, aber die kleineren Krebskolonien, die sich im Körper ausbreiten und neue Tumore bilden, sind nicht erreichbar. Bestrahlung tötet Krebszellen, aber sie kann benachbarte gesunde Zellen ebenso töten – ganz zu schweigen von der Unterdrückung des Immunsystems und dem schlechten Zustand des Patienten. Krebsmittel (Chemotherapie) sind starke Gifte, doch greifen sie nicht spezifisch die Krebszellen an und vergiften daher das ganze Körpersystem. (Wie es ein Schriftsteller ausdrückte, wirken diese Medikamente, »als würde man einen ganzen Golfplatz mit Pestiziden überfluten, nur um ein Büschel Unkraut zu erwischen«.) Wolfgang Wrasidlo, Leiter der Arzneimittelentwicklung an der angesehenen Scripps-Klinik in LaJolla in Kalifornien, spricht für viele Wissenschaftler, wenn er sagt: »Jeder weiß, daß die gegenwärtigen Krebsmittel nur sehr unzureichend sind.«

Praktisch alle Experten gestehen ein, daß es ein besserer Weg wäre, Krebs zu behandeln, wenn man den Körper des Patienten an dem Kampf gegen die Krankheit beteiligen würde. Der menschliche Körper ist in einzigartiger Weise darauf angelegt, Krebs zu bekämpfen, indem er das wirkungsvolle Waffenarsenal seines eigenen Immunsystems einsetzt. (Krebs kann tatsächlich als Immunschwächeerkrankung bezeichnet werden, eine Krankheit, bei der die Waffen des Immunsystems gefährdet oder außer Kraft gesetzt werden.) Bei Krebs ist das Immunsystem in gewisser Weise umgangen worden, was es den Krebszellen ermöglicht, nicht nur zu wachsen, sondern letztendlich an andere Körperstellen zu wandern. Ist der Krebs gewandert, das heißt, hat er *metastasiert*, ist das Spiel eigentlich gelaufen.

Aus diesem Grund konzentrieren sich einige der neuesten und vielversprechendsten Krebsbehandlungen darauf, das Immunsystem des Patienten so weit anzukurbeln, daß es den Krebs angreifen kann – und zwar mit ungleich größerer Präzision als Medikamente, Bestrahlung oder chirurgische Eingriffe. Medizinisch wird diese Angehensweise als Entwicklung biologischer Reaktionsmodifikatoren bezeichnet. Damit ist der Einsatz biologisch gesteuerter Proteine gemeint, die als molekulare Signalhörner funktionieren und das Immunsystem zur Arbeit rufen.

Diese Proteine – Interferone, Interleukin II, der Tumornekrosefaktor u. a. – stimulieren ein Angebot an Immunzellen, die als natürliche Killer-Zellen (NK) bekannt sind. NK-Zellen sind wie wärmesuchende Raketen, ständig auf der Suche nach Krebszellen, die sie sondieren und dann zerstören.

In der Theorie klingt das gut: Setzen Sie biologisch gesteuerte Proteine ein, um die Truppen zu sammeln und die Raketen abzuschießen. Trotzdem sind die bisherigen Resultate dieser Therapieform zwar ermutigend, aber alles andere als spektakulär.

Meiner Ansicht nach liegt das daran, daß diese Therapien im wesentlichen den wichtigsten biologischen Reaktionsmodifikator des Immunsystems außer acht gelassen haben: die Eicosanoide. Krebs wie auch Herzerkrankungen sind als ein Zustand zu verstehen, in dem die Eicosanoide aus dem Gleichgewicht geraten sind. Ich bin überzeugt, daß eine wirklich grundlegende Verfahrensweise zur Krebsbekämpfung es dem Körper ermöglichen muß, eine Überproduktion an schlechten Eicosanoiden, die ihrerseits das Immunsystem unterdrücken, vorzubeugen.

Eicosanoide und Krebs

Seit Mitte der achtziger Jahre ist wissenschaftlich erwiesen, daß Eicosanoide bei der Entstehung von Krebs eine wichtige Rolle spielen. Die schlechten Eicosanoide sind, wie Sie sich vielleicht denken können, die Übeltäter in diesem Stück, und es gibt eine ganze Truppe von ihnen. PGE2 unterdrückt das Immunsystem, indem es die Aktivierung der NK-Zellen verhindert, so daß sie den Krebs nicht bekämpfen können. Eine weitere Gruppe schlechter Eicosanoide, die sogenannten *Lipoxigenasen*, verhindern ebenfalls die Tätigkeit der NK-Zellen.

Andere schlechte Eicosanoide, die Leukotriene, helfen den

Krebstumoren, neue Blutgefäße zu entwickeln, die für ihre Versorgung und ihr Wachstum vonnöten sind. (Dieser Vorgang ist bekannt als *Angiogenese.*) Unterdessen fördert noch eine Klasse schlechter Eicosanoide, die sogenannten *hydroxilierten Fettsäuren*, die Metastasierung – die unter Umständen tödliche Tendenz des Krebses, sich im Körper auszubreiten.

Anders als bei Herzerkrankungen, bei denen gute wie schlechte Eicosanoide eine Rolle spielen, scheint Krebs das Ergebnis einer ausufernden Produktion schlechter Eicosanoide zu sein. Damit liegt das Ziel der Krebsbehandlung und -vorsorge in einer Drosselung der Synthese schlechter Eicosanoide durch Unterbindung der Arachidonsäurezufuhr.

Um die Beziehung zwischen Überproduktion von Arachidonsäure und Krebs zu demonstrieren, führte ich auf Eigeninitiative eine kleine Pilotstudie durch, bei der ich entfernte Tumoren verschiedener menschlicher Krebsarten benutzte. Ich zerrieb die Tumoren, entzog ihnen die Fettsäuren und analysierte sie auf den Anteil an aktivierten essentiellen Fettsäuren. (Denken Sie daran, daß unter den aktivierten essentiellen Fettsäuren die guten Eicosanoide aus DGLA hergestellt werden, während Arachidonsäure den Baustein für schlechte Eicosanoide bildet. Somit könnte die Balance von DGLA und Arachidonsäure (vgl. Tab. 14-1) in einer Krebszelle der wichtigste Faktor zur Bestimmung einer erfolgreichen Behandlung sein.)

DGLA-Arachidonsäure-Verhältnis in verschiedenen menschlichen Tumoren

Tumor (Anzahl)	DGLA-Arachidonsäure-Verhältnis
Gutartiger Brusttumor (4)	0.69 ± 0.24
Bösartiger Brusttumor (5)	0.34 ± 0.09
Dickdarm (3)	0.19 ± 0.05
Pankreas (1)	0.09

Tabelle 14-1

Wie Sie sehen, ist das DGLA-Arachidonsäure-Verhältnis niedriger, je aggressiver der Tumor ist. (Pankreaskrebs zählt zu den aggressivsten der bekannten Krebsarten.) Das heißt, je aggressiver der Tumor, desto größer die Wahrscheinlichkeit, daß mehr schlechte Eicosanoide hergestellt werden.

Stellen Sie es sich folgendermaßen vor: Fast alle Krebsarten entwickeln eine ihnen eigene heimliche Strategie, um ihre Präsenz vor dem Immunsystem zu verbergen. Aber wie? Sie bewirken eine Überproduktion schlechter Eicosanoide aus Arachidonsäure. Damit ist der Krebszelle ein außergewöhnliches Werkzeug zur Selbstverteidigung in die Hand gegeben – und gleichermaßen zu unkontrolliertem Wachstum.

Daraus folgt, daß eine Veränderung des Eicosanoidgleichgewichts zugunsten der guten Eicosanoide einen außerordentlich positiven Einfluß auf den Krebsvorgang haben müßte. Antippen können wir diese Waagschale mit der stärksten, dem Menschen bekannten Droge: der Nahrung.

Ernährung und Krebs

Die existierenden Krebstherapien zählen wahrscheinlich zu den grausamsten Methoden der modernen Medizin. Angesichts dieser massiven Mittel suchen viele Krebsopfer verzweifelt nach alternativen Methoden und wenden sich unter anderem auch der Ernährung zu, von deren Umstellung sie sich Wunderwirkungen auf ihre Krankheit erhoffen. Es gibt zahllose Geschichten über Diätformen, die Krebs heilen konnten, doch die meisten Wissenschaftler tun die Geschichten leichtfertig ab.

Statt sie einfach zu verwerfen, versuche ich immer, einen Kern an Wahrheit zu finden. Nehmen Sie zum Beispiel die Makrobiotik. Unter alternativ orientierten Patienten hat sie eine erstaunliche Anhängerschaft gefunden und eine beeindruckende Zahl an Wundergeschichten hervorgebracht. Diese Behauptungen scheinen aber auch einigen wissenschaftlichen Rückhalt zu bekommen. 1993 veröffentlichte zum Beispiel das *Journal of the American College of Nutrition* eine Untersuchung über den

Einsatz einer makrobiotischen Diät bei Krebsbehandlungen, in diesem Fall Patienten mit Pankreaskrebs. 52 Prozent derjenigen, die sich makrobiotisch ernährten, waren nach einem Jahr noch am Leben, während von denen, die ihre Ernährung nicht umstellten, nur noch 10 Prozent lebten. Mit anderen Worten brachte die makrobiotische Ernährung eine Zunahme um 500 Prozent in der Überlebensrate bezogen auf ein Jahr.

Wenn man die ganze New-Age-Philosophie beiseite läßt, von der makrobiotische Diäten häufig begleitet sind, läßt sich deutlich erkennen, daß diese Ernährungsweise auf die Eicosanoide einwirkt. Erstens ist eine makrobiotische Diät fettarm, so daß sie die Zufuhr an Omega 6-Fettsäuren drosselt. In dieser Hinsicht erfüllt sie das erste Kriterium für eine gesunde Krebsdiät: eine niedrige Gesamtfettzufuhr. Wenig Gesamtfett – insbesondere Omega 6-Fettsäuren – bedeutet weniger Arachidonsäure und eine geringere Zahl schlechter Eicosanoide.

Zweitens ist eine makrobiotische Diät reich an aktivierten essentiellen Omega 3-Fettsäuren, EPA. Daher legt die Makrobiotik Wert auf Fisch und Meeresalgen, die besonders reich an EPA sind. In der westlichen Küche kommen Meeresalgen allerdings selten vor, und sie wirken auf die Menschen dieser Breitengrade nicht besonders appetitanregend. Trotzdem erfüllen makrobiotische Diätformen das zweite Kriterium einer Krebsdiät – einen hohen EPA-Anteil. Im Grunde bedeutet es, daß der Körper noch weniger Arachidonsäure herstellt.

Hinsichtlich der Eicosanoid-Balance wirkt sich die Makrobiotik positiv aus, weil sie den Nachschub zur Herstellung schlechter Eicosanoide begrenzt. Leider ist sie auch reich an ungünstigen Kohlenhydraten, vor allem an Getreide. Vielleicht erinnern Sie sich, daß ungünstige Kohlenhydrate den Insulinspiegel heben, und das bedeutet mehr schlechte Eicosanoide. Damit wird das dritte Kriterium für eine Krebsdiät – die Senkung des Insulinspiegels – verletzt und die möglichen Vorteile einer makrobiotischen Diät hinsichtlich der Eicosanoide begrenzt.

Es ist, als würde man zwei Schritte vorwärts und einen Schritt zurück tun. Ein kleiner Fortschritt, der aber nicht annähernd reicht – besonders dann nicht, wenn man Krebs hat.

Wenn schon die makrobiotische Diät den Ansprüchen einer Krebsdiät nicht genügt, wie sieht es dann mit vegetarischen Diäten aus? Eine streng vegetarische Ernährung ist fettarm, was weniger schlechte Eicosanoide bedeuten kann, ganz einfach, weil weniger Omega 6-Fettsäuren zugeführt werden. Dem wirkt jedoch eine übermäßige Zufuhr an Kohlenhydraten entgegen, also mehr Insulin und mehr schlechte Eicosanoide. Außerdem beinhalten streng vegetarische Diäten sehr geringe Anteile an EPA (wenn überhaupt), so daß ihre Fähigkeit, die Bildung von Arachidonsäure zu verhindern, sehr begrenzt ist.

Letztendlich bedeutet die vegetarische Ernährung einen Schritt vorwärts und zwei Schritte zurück. Für den Krebspatienten ist sie somit weniger wünschenswert als die makrobiotische Ernährung.

Ernährung und Krebs: Versuche mit Tieren

Makrobiotik oder vegetarische Ernährung wurden jahrelang in der Krebsvorbeugung und -behandlung eingesetzt, bestenfalls mit mäßigem Erfolg. Bei Tieren hingegen haben zwei Ernährungsansätze durchweg eine deutliche krebsbekämpfende Wirkung gezeigt. Der eine Ansatz besteht einfach in der Reduzierung der Kalorienzufuhr. Und zumindest bei Tieren ist die *Kalorienreduzierung – gekoppelt mit einer angemessenen Zusammenstellung der Makronährstoffe – weitaus wirkungsvoller als irgendein Medikament zur Krebsvorbeugung oder -behandlung.*

Es gibt zwei Mechanismen, mit denen man durch die Kalorienreduzierung Krebs positiv beeinflussen kann. Erstens senkt die Kalorienreduzierung den Insulinspiegel und verhindert damit eine Überproduktion schlechter Eicosanoide, die für das Tumorwachstum verantwortlich sind. Zweitens werden bei diesen Diäten mit der Reduzierung der Gesamtkalorienzufuhr auch die Gesamtfette reduziert. Wie in jeder fettarmen Diät senkt das die Zufuhr an gesättigten Fetten, die zu einer Insulinresistenz führen können. Gleichzeitig grenzt die Fettsäurenreduzierung die Zufuhr an Omega 6-Fettsäuren ein, die in schlechte Eicosanoide umgewandelt werden können.

Die Kalorienreduzierung ist nicht der einzige Ernährungsansatz, der in der Krebsbekämpfung bei Tieren geholfen hat. Eine gleichermaßen erfolgreiche Verfahrensweise schließt eine Fütterung mit hohen Mengen Fischöl, die reich an EPA sind, ein.

Warum ist diese Strategie so wirkungsvoll? Weil EPA die Aktivität des Enzyms Delta 5-Desaturase hemmt, das DGLA (den Baustein guter Eicosanoide) in Arachidonsäure umwandelt (den Baustein schlechter Eicosanoide). Mehr EPA, weniger Delta 5-Desaturase-Aktivität. Weniger Delta 5-Desaturase-Aktivität, geringere Arachidonsäure-Produktion. Weniger Arachidonsäure, weniger schlechte Eicosanoide. Das Geheimnis zur Vorbeugung, wenn nicht sogar Rückbildung von Krebs bei Tieren liegt in der Drosselung der Produktion schlechter Eicosanoide.

Ich bin der festen Überzeugung, daß die Idealdiät für den Krebspatienten die Produktion schlechter Eicosanoide möglichst gering halten müßte, und zwar durch eine Reduzierung des Arachidonsäurespiegels. Eine solche Diät müßte vier wichtige Kriterien erfüllen: Sie müßte einen niedrigen Gesamtfettanteil haben (wodurch sowohl die Zufuhr an gesättigten Fetten wie auch an Linolsäure reduziert wird), reich an EPA sein, eine angemessene Proteinmenge beinhalten, um Muskelschwund zu verhindern, und das Gleichgewicht an guten und schlechten Eicosanoiden kontrollieren, indem bei jeder Mahlzeit das richtige Eiweiß-Kohlenhydrat-Verhältnis eingehalten wird.

Welche Diät erfüllt diese Kriterien? Sie kennen die Antwort bereits: die Leistungsdiät. Es bestehen allerdings einige Unterschiede zwischen einer Leistungsdiät, die von der Allgemeinheit befolgt werden kann, und einer modifizierten Form, die speziell auf Krebspatienten zugeschnitten ist.

Der Krebspatient sollte:

1. rotes Fleisch, Eigelb und Innereien vollkommen von seinem Speiseplan streichen. (Die gleiche Anforderung stellt die makrobiotische Diät.)
2. die Zufuhr an essentiellen Omega 6-Fettsäuren auf ein sehr niedriges Niveau reduzieren. (Auch darin ist die Leistungsdiät der makrobiotischen Diät ähnlich.)
3. sicherstellen, daß der größte Fettanteil der Diät durch einfach ungesättigte Fettsäuren und Fischöl gedeckt wird, mit Lachs als Hauptquelle des EPA. (Die Leistungsdiät ähnelt darin der makrobiotischen Diät, allerdings ohne die Verwendung exotischer Meeresalgen.)
4. zusätzliches EPA in Form von Fischölergänzungen aus Nahrung zuführen. Das Fischöl sollte molekular destilliert sein. Die angemessene Menge beträgt in etwa 1000 mg EPA pro Tag. (Hier besteht Übereinstimmung mit der makrobiotischen Diät.)
5. die Gesamtkalorienzufuhr senken, aber für eine adäquate Eiweißzufuhr sorgen, um einem Verlust an reiner Körpermasse vorzubeugen.
6. bei jeder Mahlzeit genauestens das Verhältnis von drei *Gramm* Eiweiß auf vier *Gramm* Kohlenhydrate einhalten.
7. sicherstellen, daß der Großteil der Kohlenhydrate aus Früchten und faserreichem Gemüse stammt.

Offensichtlich haben Leistungsdiät und makrobiotische Diät im Hinblick auf Krebsbehandlungen vieles gemeinsam. Die Leistungsdiät dürfte allerdings wirksamer sein, da sie die Produktion von Arachidonsäure begrenzt und damit die Bildung schlechter Eicosanoide reduziert. Abgesehen davon ist sie wesentlich leichter einzuhalten. Für jeden Krebspatienten sollte die Leistungsdiät zur ersten Abwehrmaßnahme dieser schweren Krankheit werden.

Obwohl weitaus mehr Frauen an Herzerkrankungen sterben, bleibt die größte Angst der Frauen der Brustkrebs. Vom wissenschaftlichen Standpunkt aus gesehen gewährt Brustkrebs einen einzigartigen Einblick in die Art und Weise, wie die Diät den Krebsverlauf im allgemeinen beeinflussen kann.

Es gibt eine Menge Hinweise, daß fettreiche Ernährung das Brustkrebsrisiko erhöht. Vergessen Sie nicht: Wenn Sie mehr Fett essen, essen Sie auch mehr Linolsäure. Wenn die erhöhte Linolsäure vor allem Arachidonsäure synthetisiert, ist eine generelle Unterdrückung des Immunsystems zu erwarten. Das wiederum kann zu Krebs führen, einschließlich Brustkrebs.

Aber lesen Sie weiter. In einer 1994 durchgeführten Studie wurde im *Journal of the American Medical Association* berichtet, daß eine Verbindung zwischen Nahrungsfett und Brustkrebs besteht. Im selben Jahr wies eine Studie im *New England Journal of Medicine* darauf hin, daß nicht die Fettmenge, die Frauen zu sich nehmen, die Wahrscheinlichkeit einer Brustkrebsentstehung bestimmt, sondern wie dick sie sind. Tatsächlich stellt Fettsucht einen größeren Risikofaktor für Brustkrebs dar als eine familiär bedingte Anlage zu dieser Krebsform. Die Hauptsorge der Mediziner sollte der Auswirkung der Fettsucht auf Brustkrebs gelten.

Sie wissen nun, daß Fettsucht gleichbedeutend ist mit erhöhtem Insulinspiegel. Das wiederum bedeutet eine chronische Überversorgung mit schlechten Eicosanoiden, und zu viele schlechte Eicosanoide schwächen die krebsbekämpfende Wirkung des Immunsystems.

Erhöhte Insulinspiegel haben einen noch heimtückischeren Effekt: Sie verursachen eine entsprechende Reduzierung der zirkulierenden Mengen lebenswichtiger Proteine, die Sexualhormone, insbesondere Östrogen, binden. Diese Proteine wirken wie ein biologisches Zuweisungssystem, da sie sich an freie Östrogene hängen, so daß diese sich nicht mit Östrogenrezeptoren im Brustgewebe verbinden können. Wenn der Anteil dieser elementaren Proteine fällt, können die Östrogene mit den

Rezeptoren im Brustgewebe hemmungslos zusammenwirken, was das Wachstum möglicher Brustkrebstumoren stimulieren kann.

Wie sieht der neueste Ansatz zur Brustkrebsverhütung aus? Man gibt hochgefährdeten Patientinnen ein sehr starkes Tumormittel, Tamoxifen. Tamoxifen verhindert, daß sich freies Östrogen an die Rezeptoren im Brustgewebe koppelt.

Ich meine, daß es einen weitaus besseren Weg gibt: Erhöhen Sie den normalen Anteil östrogenbindender Proteine, indem Sie den Insulinspiegel senken. Damit bekommen Sie auch eine zweite Waffe im Kampf gegen den Brustkrebs in die Hand: Wenn Sie Ihren Insulinspiegel senken können, nehmen Sie auch ab. Und dann haben Sie einen der größten Risikofaktoren für die Entstehung von Brustkrebs deutlich eingeschränkt.

Kachexie oder die Auszehrung des Körpers

Es gibt einen zweiten Aspekt in der Geschichte von Ernährung und Krebs. Denn Sie sollten wissen: Krebstumoren sind Vielfraße. Sie ernähren sich, indem sie dem Körper Nährstoffe rauben, und der wiederum verhungert langsam. Dieser Vorgang ist als Schwindsucht oder, medizinisch ausgedrückt, *Kachexie* bekannt.

Alles wird noch schlimmer, weil viele der gängigen Krebsbehandlungen die Fähigkeit des Magen-Darm-Systems, Nahrung zu absorbieren, gefährden. Das Ergebnis: Unterernährung. Schätzungen zufolge *sterben fast 40 Prozent der Krebspatienten nicht an Krebs, sondern am Hungertod oder an Unterernährung, die durch die Behandlungen, die sie heilen sollten, ausgelöst werden.*

Es müßte einen einfachen Weg geben, den Spieß umzudrehen. Für einfach denkende Menschen (wie mich) liegt es auf der Hand, daß die einzig nützliche Ernährungsweise im Rahmen einer Krebsbehandlung darin bestehen müßte, den Krebs auszuhungern, nicht jedoch den restlichen Körper. Aber wie? Nun, es ist bekannt, daß Krebstumoren am besten in anaerobem Milieu (ohne Sauerstoffzufuhr) wachsen und bei hohen Kohlenhydratzufuhren blühen und gedeihen. Man müßte also den Tumoren mit einer Diät, die die Sauerstoffzufuhr steigert und sie gleichzeitig durch Entzug der geliebten Kohlenhydrate aushungert, abwürgen können. Das läßt sich bei Krebspatienten mit einer Leistungsdiät erzielen.

Letztendlich wird dieses einfache, sichere und gesunde Vorgehen den Krebspatienten nicht nur helfen, weil es Kachexie und Untererernährung vereitelt, sondern es wird auch das günstige Eicosanoid-Gleichgewicht wiederherstellen, das die beste Vorbeugung gegen alle Krebsformen darstellt, einschließlich Brustkrebs.

Sie haben richtig gehört: Die besten Waffen im Krieg gegen Krebs sind nicht Pillen, Arzneitränke, Zauberkräuter oder Krebsbehandlungen. Die beste Waffe gegen Krebs (und zur Krebsverhütung) ist die Nahrung, die Sie zu sich nehmen.

KAPITEL 15

Chronische Erkrankungen und das Optimum

Unter all den Krankheiten, die die Menschen schwächen, sind chronische Erkrankungen die deprimierendsten und erschreckendsten. Wenn sich diese Krankheiten erst einmal im Körper eingenistet haben, verschwinden sie einfach nicht mehr, egal, wie viele Tabletten Sie schlucken, wie viele Ärzte (oder Psychiater) Sie konsultieren und wieviel Geld Sie dafür ausgeben. Sie sind wie eine lebenslange Freiheitsstrafe, ohne die Möglichkeit einer Strafaussetzung oder einer Strafminderung wegen guter Führung.

Ich betrachte die chronischen Erkrankungen inzwischen als Entweder-oder-Zustände: Entweder kann man sie behandeln – oder zumindest ihre Heftigkeit mindern –, indem man die Leistungsdiät einsetzt, oder es gibt keine langfristig wirksame Behandlung. Fast jede Krankheit – viele chronische eingeschlossen – wird unter dem Aspekt des Optimums verständlich: Der Körper bildet einfach zu viele schlechte Eicosanoide und nicht genug gute. Wenn das stimmt, müßte die Leistungsdiät bei der Behandlung all dieser Erkrankungen hilfreich sein.

Ich weiß natürlich, daß dies eine sehr kühne und weitreichende Behauptung ist, aber es gibt schlagkräftige wissenschaftliche Hinweise, um sie zu stützen. Zunächst einmal existieren klinische Untersuchungen, die zeigen, daß viele chronische Erkrankungen auf eine Nahrungsergänzung mit aktivierten essentiellen Fettsäuren (EPA und GLA) ansprechen – die gleichen essentiellen Fettsäuren, die ich in meiner früheren Arbeit einsetzte, um das Optimum zu erreichen; die gleichen essentiellen Fettsäuren, die ausschlaggebend für die Regulierung des Eicosanoidgleichgewichts sind. Zudem gibt es in der wissenschaftlichen Literatur Hinweise, daß sich bei einigen chronischen Erkrankungen die Injektion guter Eicosanoide wie PGE1 als klinisch nützlich erwiesen hat.

Schließlich gibt es eine Fülle von Untersuchungen, die die Wirksamkeit von Aspirin, nicht-steroidalen Antirheumatika (NSAR) und Kortikoiden zeigen – alles Medikamente, die die Überproduktion schlechter Eicosanoide unterdrücken. Diese Beweise unterstützen meine Behauptung, daß chronische Erkrankungen als Eicosanoid-Störung betrachtet werden sollten und damit von einer Leistungsdiät profitieren würden.

Chronische Krankheiten, auf die man mit meiner Diät einwirken kann sind: Aids und andere Autoimmunerkrankungen, Chronische Müdigkeit, Störungen des Zentralnervensystems und des Fortpflanzungssystems, chronische Schmerzen sowie Hautkrankheiten.

Autoimmunerkrankungen

Viele Forscher, zu ihnen zählt auch Robert Root-Bernstein, glauben, daß AIDS im wesentlichen eine Autoimmunerkrankung ist, bei der das körpereigene Verteidigungssystem – das Immunsystem – zum Verräter wird und den Körper selbst angreift. Im Falle von AIDS könnte es sein, daß der Körper die eigenen T-Zellen angreift. (Wenn dem so ist, kann eine antivirale Behandlung wie mit AZT nie zum Erfolg führen.)

Gehen wir einen Schritt weiter. Alle Autoimmunerkrankungen (möglicherweise auch AIDS) können als Krankheiten betrachtet werden, die aus einem Eicosanoid-Ungleichgewicht resultieren. Dieses Ungleichgewicht – vor allem die Überproduktion schlechter Eicosanoide – veranlaßt den Körper, sich gegen sich selbst zu wenden und die labile Immunreaktion zu entwickeln, die eine Autoimmunerkrankung charakterisiert.

Es gibt eine Anzahl von Autoimmunerkrankungen, aber die verbreitetste ist wahrscheinlich Arthritis. In der Regel wird Arthritis mit entzündungshemmenden Mitteln – Aspirin, nichtsteroidalen Antirheumatika (NSAR) oder Kortikoiden – behandelt. All diese Antiphlogistika reagieren auf die selbe Weise. Sie stoppen die Produktion der guten wie der schlechten Eicosanoide und unterscheiden sich nur durch das jeweilige Ausmaß, die Bildung der Eicosanoide zu stoppen. Kortikoide wirken am stärksten, aber sie sind auch am gefährlichsten, da sie die Eicosanoid-Produktion dermaßen lahmlegen, daß auch das Immunsystem zusammenbricht.

Wenn Arthritis die Folge eines Eicosanoid-Ungleichgewichts ist, dann müßten die regulierenden Wirkungen einer Leistungsdiät Arthritikern zweifellos helfen.

Wie kann ich das wissen? Viele klinische Studien haben gezeigt, daß eine Nahrungsergänzung mit aktivierten essentiellen Fettsäuren – GLA und EPA, einzeln oder kombiniert – den Arthritisschmerz und die Entzündung reduzieren. Wenn man mit diesen Zusätzen positive Ergebnisse erzielt, ist das ein deutlicher Hinweis darauf, daß eine Leistungsdiät (so zugeschnitten, daß sie ein günstiges Eicosanoid-Gleichgewicht erhält) ebenso gut oder sogar besser funktionieren müßte.

Eine Leistungsdiät sollte die erste Abwehrmaßnahme bei der Behandlung von Arthritis bilden. Je konsequenter ein Arthritispatient die Leistungsdiät seinerseits einhält, desto weniger entzündungshemmende Arzneien wird er oder sie benötigen, um den Schmerz zu kontrollieren. Dagegen wird ein Arthritiker, der sich durch seine Ernährung vom Optimum entfernt, entsprechend mehr Arzneien brauchen, um die zunehmende Produktion entzündungshemmender Eicosanoide zu verlangsamen.

Die Wahl müßte damit leicht fallen. Obwohl eine Leistungsdiät den Einsatz von entzündungshemmenden Mitteln wohl nie ganz ausschalten kann, ist alles, was die Höhe der Medikation senkt, für Arthritisgepeinigte auf lange Sicht von Vorteil.

Die Leistungsdiät ist ein sicherer und wirkungsvoller Frontalangriff gegen arthritische Schmerz- und Entzündungsvorgänge. Doch die Diät hat noch einen wichtigen positiven Nebeneffekt: die Abnahme überflüssigen Körperfetts. Damit wird die Belastung tragender Gelenke wie den Knien reduziert, was die Schmerzsenkung nur fördern kann.

Arthritis ist zwar die weitverbreitetste Autoimmunerkrankung, aber noch grausamer ist Multiple Sklerose (MS). Anders als bei Arthritis, bei der der Körper das Bindegewebe der Gelenke angreift, greift er bei MS die fette Isolierschicht (die sogenannte Myelinscheide) an, die die Nerven des Zentralnervensystems umhüllt. Wenn sich diese Isolierung auflöst, verlangsamt sich die neutrale Leitfähigkeit, was wiederum zu einem Verlust der Muskelkontrolle führt.

Sie können MS als eine Art Arthritis im Zentralnervensystem betrachten. Man sollte meinen, daß die selben Medikamente, die bei der Behandlung von Arthritis wirksam sind, es auch bei MS sein müßten. Sie sind es nicht. Um eine Erkrankung des ZNS behandeln zu können, muß das Medikament das Gehirn erreichen. Entzündungshemmende Mittel sind dazu nicht in der Lage, weil sie wasserlöslich sind und das Gehirn über eine einzigartige Membran verfügt, die sogenannte Blut-Hirn-Schranke, die praktisch alle wasserlöslichen Mittel vom Eindringen abhält.

Essentielle Fettsäuren und Eicosanoide sind Fette. Für sie ist es nicht das geringste Problem, die Blut-Hirn-Schranke zu durchdringen. Außerdem besteht das Gehirn selber zum größten Teil aus Fetten, die auch den Grundbaustein der Myelinschicht bilden.

Also gut: Wenn MS die Folge einer Entzündung der Myelinscheide ist, sollte es möglich sein, die Entzündung zu mildern, indem man die Zahl entzündungsfördernder schlechter Eicosanoide reduziert und gleichzeitig die Zahl entzündungshemmender guter Eicosanoide erhöht. Wie wir das erreichen? Natürlich mit der Leistungsdiät.

Genau das passiert bei MS-Patienten, die die Leistungsdiät befolgen. Ebenso wie bei HIV-Patienten ist eine der unmittelbaren Wirkungen eine deutliche Reduzierung der Müdigkeit. Dazu einige einschlägige Beispiele: Dr. Paul Kahl, derselbe Arzt, mit dem ich eine AIDS-Pilotstudie durchgeführt hatte, erzählte mir die Geschichte einer seiner Patientinnen, einer fünfundfünfzigjährigen Frau mit MS. Paul setzte sie auf die Leistungsdiät, und nachdem sie sie einige Monate eingehalten hatte, kam sie zum Check-up. Paul stellte die übliche Frage: »Wie fühlen Sie sich?« Und ihre Antwort lautete: »Prima.« Paul bemerkte, daß sie zur Sicherheit weiterhin einen Gehstock benutzte und fragte: »Wenn Sie sich so gut fühlen, warum benutzen Sie immer noch den Gehstock?« Sie konnte nur erwidern, daß sie es seit Ausbruch von MS immer getan hatte.

Paul nahm den Stock und bat sie, den Flur einmal hin und zurück zu laufen. Nach einigen zögerlichen Schritten hatte sie die Strecke ohne größere Probleme zurückgelegt. Als Paul sie fragte, ob sie ihren Stock zurückwolle, lächelte sie nur und sagte, er solle ihn für jemanden aufheben, der ihn wirklich brauche.

Dann gibt es den Fall von Phoebe Stark, die unter der sogenannten chronisch fortschreitenden MS litt. In diesem Krankheitsstadium wird der Patient zunehmend schwächer, so daß einfache tägliche Aufgaben äußerst ermüdend sind. Phoebe begann mit der Leistungsdiät und sagte nach einem Monat: »Ich fühle mich wieder lebendig.« Obwohl sie ein paar leichte, MS-bedingte Gehirnschäden zurückbehielt, hat die fortschreitende Verschlechterung aufgehört, und ihre Lebensqualität hat sich deutlich verbessert.

Ich bin der erste, der eingesteht, daß diese Geschichten doch sehr den Zeitungsberichten in der Regenbogenpresse ähneln. Ich erzähle sie, weil sie stark vermuten lassen, daß bei einer Autoimmunerkrankung wie MS – eine Krankheit mit hohem Entzündungsanteil – eine Leistungsdiät von großem Nutzen sein kann, weil sie ganz einfach die Eicosanoidanteile verändert.

Es existieren tatsächlich viele gute wissenschaftliche Untersuchungen, die diese Feststellung untermauern. Zum Beispiel haben kürzlich durchgeführte Forschungsarbeiten gezeigt, daß

Patienten mit chronisch progredienter (fortschreitender) MS einen höheren PGE2-Spiegel im Blut aufweisen als Gesunde oder Patienten mit stabiler MS. Zudem sind die PGE2-Spiegel kurz vor MS-Anfällen erhöht. In anderen Arbeiten konnten erhöhte Leukotrienmengen in der Zerebrospinalflüssigkeit von MS-Patienten nachgewiesen werden. Da PGE2 und Leukotriene entzündungsfördernde Eicosanoide sind, würde ihre Reduzierung mit den Wirkungen übereinstimmen, von denen MS-Patienten, die eine Leistungsdiät befolgen, berichteten.

Das ist nicht alles. In den letzten dreißig Jahren wies Roy Swank in seinen Arbeiten darauf hin, daß eine Ernährung mit geringem Anteil an gesättigten Fetten für MS-Patienten von Vorteil ist. Da die Leistungsdiät auf eine Begrenzung der gesättigten Fette zugeschnitten ist, stimmen auch Swanks Beobachtungen mit den Erfahrungsberichten unserer Patienten überein.

Der neueste Durchbruch in der Behandlung von MS beinhaltet Injektionen von Interferonen, das Immunsystem regulierende Substanzen. Da schlechte Eicosanoide wie PGE2 die Freisetzung der Interferone hemmen, würde die Reduzierung der PGE2-Spiegel sehr wahrscheinlich die natürliche Interferon-Produktion des Körpers wieder ankurbeln. Die Leistungsdiät hemmt die PGE2-Produktion.

Alles in allem bleibt nur eine Schlußfolgerung: Eine Leistungsdiät ist die angemessene Diät für jeden MS-Patienten in jedem Stadium der Krankheit.

Eine weitere Autoimmunerkrankung, bei der die Veränderung der Eicosanoide von Nutzen ist – zumindest bei Tieren –, sind Lupuserkrankungen (Autoimmunerkrankungen). Lupusformen lassen sich bei Tieren durch selektive Inzucht von Mäusen entwickeln. Diese Tiere sterben innerhalb eines Jahres an Lupus. An der University of Pennsylvania durchgeführte Studien haben jedoch gezeigt, daß die Tiere überleben, wenn man ihnen PGE1 (eines der guten Eicosanoide) injiziert.

Das sind deutliche Hinweise, daß eine Leistungsdiät bei der Behandlung aller Autoimmunerkrankungen vorteilhaft sein kann, handle es sich um AIDS, Arthritis, Multiple Sklerose oder Lupus. Im Optimum verbessern sich diese Krankheitszustände, weil die Leistungsdiät ganz einfach die Überproduktion schlechter Eicosanoide reduziert und die Produktion guter Eicosanoide hebt – die ideale Kombination bei der Behandlung von Entzündungsprozessen, die durch Autoimmunerkrankungen ausgelöst werden.

Welche Verbesserung kann ein Patient mit einer Autoimmunerkrankung erwarten? Wird nur die Diät eingesetzt, ist es verschieden. Autoimmunerkrankungen hinterlassen offenbar eine bleibende Schädigung der Fähigkeit des Körpers, aktivierte essentielle Fettsäuren zu bilden. Diese Patienten müssen also zusätzlich zur Leistungsdiät kleine Mengen an essentiellen Fettsäuren zu sich nehmen, um im Optimum zu bleiben.

All das macht durchaus Sinn. Schließlich ist eine angemessene Diät gekoppelt mit einer möglichst geringen Menge an Medikamenten, um die Krankheit unter Kontrolle zu halten, schlichtweg gute Medizin.

Chronische Müdigkeit

Die Abnahme der Müdigkeit bedeutet für einen Patienten mit einer Autoimmunerkrankung die größte Verbesserung seiner Lebensqualität. Kann die Leistungsdiät Patienten mit Chronischer Müdigkeit, die durch Virusinfektionen verursacht ist, einen Nutzen bringen – oder sogar bei ständiger Müdigkeit ohne erkennbare Ursache? Auch hier scheint die Antwort Ja zu lauten.

Ich bin überzeugt, daß ein Großteil mit Erschöpfung verbundener Krankheitszustände mit einer Viruserkrankung beginnt. Besonders bei Arthritis und Multipler Sklerose liegt dieser Verdacht sehr nahe, obwohl die schuldigen Viren noch nicht isoliert werden konnten. Bei AIDS ist sicher das HIV-Virus der zugrundeliegende Faktor, der zur Erschöpfung führt. Das Chronic Fatigue Syndrom (CFS) ist eine weitere, durch ständige Müdigkeit gekennzeichnete Erkrankung, bei der eine Virusinfektion im Spiel zu sein scheint.

Es scheint also eine Verbindung zwischen Viren, andauernder Erschöpfung, aktivierten essentiellen Fettsäuren und Eicosanoiden zu geben. An der Ohio State University durchgeführte Studien zeigen zum Beispiel, daß Patienten mit Chronischer Müdigkeit infolge Mononukleosis (einer Virusinfektion) einen Langzeitdefekt in der GLA-Produktion – und damit auch der Eicosanoide – aufweisen.

In einer anderen klinischen Studie der University of Glasgow wiesen Patienten mit postviralem Müdigkeitssyndrom, denen man Zusätze aktivierter essentieller Fettsäuren verabreicht hatte, im Vergleich zu einer mit Placebos behandelten Kontrollgruppe eine statistisch signifikante Verminderung der Erschöpfung auf. Dieser Bericht, der deutliche Ähnlichkeit zu unserer eigenen Arbeit mit HIV-Patienten zeigte, läßt stark vermuten, daß Erschöpfung viraler Ursache einfach die Folge davon ist, über lange Perioden außerhalb des Optimums zu leben.

Denken Sie nur an die Grippe und wie müde Sie sich dabei fühlen. Chronische Müdigkeit ist wie eine Dauergrippe. Der Körper verfügt über eine gewisse Kraftreserve, um den durch eine Virusinfektion entstandenen Eicosanoidschaden zu bekämpfen, aber diese Reserve reicht nicht ewig. Ist die Kraftreserve zur Herstellung der Eicosanoide aufgebraucht, setzt die Erschöpfung ein und besteht solange fort, bis irgendein Eingriff (eine neue Medikation, ein Ernährungswechsel oder einfach der glückliche Zufall) die Situation verändert.

Da Müdigkeit und Virusinfektionen zusammenhängen, können kleine Dosen aktivierter essentieller Fettsäuren als Zusatz zu einer Leistungsdiät erforderlich sein. Eine Ergänzung mit diesen Fettsäuren bietet, wie Sie sich vielleicht erinnern, einen schnellen Weg, das Optimum zu erreichen. Wenn Sie jedoch ausschließlich aktivierte essentielle Fettsäuren benutzen, werden sich die Grenzen des Optimums ständig verschieben. Wenn Sie nicht gleichzeitig eine Leistungsdiät einhalten, müssen Sie Verhältnis und Menge der aktivierten essentiellen Fettsäuren ständig angleichen. Mit einer Leistungsdiät sind die Grenzen des Optimums abgesteckt, so daß Sie nur kleine, gelegentliche Veränderungen bei den Fettsäuremengen vornehmen müssen, um dauerhaft im Optimum zu bleiben.

Mein Nachbar, ein bekannter Bostoner Physiotherapeut, ist ein solcher Fall. Vor etwa zwei Jahren sah ich ihn um den Häuserblock spazieren, was eher ungewöhnlich war, da er Marathonläufer ist. Außerdem schien er schwer zu atmen. Da wir Nachbarn sind, fragte ich ihn, wie es ihm gehe. »Schrecklich«, war die Antwort.

Er erzählte mir, daß er seit sechs Monaten unter kaum vorstellbarer Erschöpfung litt. Bei Seminaren konnte er sich nicht wachhalten und schlief hinter dem Lenkrad seines Wagens ein, wenn er länger als eine dreiviertel Stunde fuhr. Sein Leben war vollkommen zerrüttet. Er hatte sich allen denkbaren Tests unterzogen, aber das einzige, was die Bostoner Ärzte feststellen konnten, war ein leicht erhöhter Cholesterinspiegel.

Ich sagte ihm, daß das nach einem Fall Chronischer Müdigkeit klinge, was keiner seiner Ärzte je erwähnt hatte. Ich ging ins Haus und holte ihm einige der Testriegel, die ich bei meinen Diabetespatienten benutzte, einige Kapseln mit aktivierten essentiellen Fettsäuren und verschiedene Leistungsdiätprogramme, die er einhalten sollte.

Er sah mich an, wie die Mutter von Hans im Glück ihren Sohn angesehen haben mag, als er die Zauberbohnen nach Hause brachte, die er für den Verkauf der Kuh bekommen hatte. Aber er sagte, daß er in seiner Verzweiflung alles ausprobieren würde, egal, wie seltsam es klang.

Vier Tage später kam er und erzählte, daß er es sich vielleicht einbildete, sich aber viel aktiver fühlte. Eine Woche darauf fuhr er mit der ganzen Familie für eine Woche ins Disney World und fuhr mit den Kindern Karussell. Wenn die Kinder ausgepowert und reif fürs Hotel waren, mußte mein Nachbar sie tatsächlich bitten, noch eine weitere Runde mit ihm zu drehen. Soviel zum Thema Chronische Müdigkeit.

Das Gehirn besteht, wie bereits erwähnt, größtenteils aus Fett. Außerdem ist es sehr reich an essentiellen Fettsäuren. Es dürfte somit kaum überraschen, daß eine Anzahl von Krankheiten des ZNS mit einer Störung des Eicosanoid-Gleichgewichts zusammenhängen.

Die wohl am meisten untersuchte Krankheit dieser Art ist Alkoholismus. Alkohol ist eine facettenreiche Droge mit langer Geschichte. Es gibt ihn seit etwa achttausend Jahren, länger als die meisten menschlichen Kulturen.

In kleinen Mengen genossen ist Alkohol eine Wohltat für das Herz-Kreislauf-System. Er steigert die Produktion guter Eicosanoide, die die Herzkreislauffunktionen ankurbeln. Doch wie wir alle wissen, hat Alkohol eine gefährliche Kehrseite, von denen die schrecklichste der Alkoholismus ist. In Amerika gibt es schätzungsweise über zwanzig Millionen Alkoholiker, und der negative Einfluß von Alkohol auf Sterblichkeit, Gesundheitskosten und Gesellschaftsordnung ist wohlbekannt. Natürlich wird nicht jeder, der sich nach der Arbeit ein Bier schmecken läßt oder auf einer Party ein paar Gläser Wein trinkt, zum Alkoholiker. Alkoholismus ist aber auch keine Krankheit, die nur Menschen mit schwachem Willen trifft. Es gibt viele ansonsten sehr erfolgreiche und disziplinierte Menschen, die sich vollkommen außerstande sehen, ihren Alkoholkonsum unter Kontrolle zu bekommen. In Wahrheit zeigt Alkoholismus stark genetische Zusammenhänge, was auf eine Disposition in dieser Richtung schließen läßt.

Wie sehen diese Zusammenhänge aus? Man fand heraus, daß Alkoholiker einen Gendefekt in der GLA-Produktion haben, was letztendlich bedeutet, daß ihre Fähigkeit gute Eicosanoide zu produzieren, gefährdet ist. (Der GLA-Spiegel im Blut von Alkoholikern beträgt tatsächlich nur 50 Prozent des bei Gesunden üblichen.)

Bei den meisten Menschen beschleunigt Alkohol in kleinen Mengen die Produktion guter Eicosanoide – zumindest für eine Weile. Das erklärt sowohl den langfristigen Herz-Kreislauf-

wie den kurzfristigen emotionalen Nutzen (gute Eicosanoide haben eine antidepressive Wirkung) bei mäßigem Trinken.

Bei Menschen mit einem genetisch bedingten Defekt der GLA-Produktion verhindert Alkohol leider die natürliche Ergänzung dieser aktivierten essentiellen Fettsäure. Dadurch wird ein Teufelskreis in Bewegung gesetzt: Die Alkoholopfer verbrauchen ihr begrenztes GLA-Reservoir und verhindern gleichzeitig dessen Ergänzung. Das unglückselige Resultat: Um gute Eicosanoide machen zu können, braucht der Alkoholiker mehr Alkohol – einfach, um sich normal zu fühlen.

Wenn Sie ehemalige Alkoholiker fragen, werden sie Ihnen sagen, daß es selbst nach Jahren der Abstinenz ein ständiger Kampf ist, standhaft zu bleiben. Als ich anfing, mit Alkoholikern zu arbeiten, war jedoch eines der ersten Anzeichen, die sie bemerkten, daß die Gier nach Alkohol beträchtlich nachgelassen, wenn nicht ganz aufgehört hatte.

Welcher biologische Vorgang verbirgt sich hinter diesem erfreulichen Ergebnis? Ein Schnelleffekt der Leistungsdiät ist die Steigerung der Aktivität des Enzyms Delta 6-Desaturase, was eine höhere Produktion GLA bedeutet. Wenn der normale Anteil an GLA wiederhergestellt ist, verläuft auch die Produktion guter Eicosanoide wieder normal. Damit läßt der zugrunde liegende biologische Drang nach Alkohol – als Mittel zur Ankurbelung der Eicosanoid-Produktion – nach.

1984 konnte Ian Glen den Beweis für diesen Vorgang in klinischen Versuchen mit Alkoholikern, bei denen er GLA ergänzte, erbringen. Am Ende des Versuchs stellten die Forscher bei diesen Patienten eine statistisch signifikante Reduzierung des Verlangens nach Alkohol fest.

Für einen abstinenten Alkoholiker bringt das Optimum eine Befreiung von dem biochemischen Defekt, auf dem Alkoholismus vor allem beruht – ein Defekt des Eicosanoid-Stoffwechsels. Das Rezept, um diese Freiheit zu erlangen und lebenslang zu bewahren: niedrige Gaben von essentiellen aktivierten Fettsäuren gekoppelt mit einer Leistungsdiät.

Alkoholismus ist nicht die einzige Störung des Zentralnervensystems, die auf eine Leistungsdiät anspricht. Auch die

Depression gehört dazu. Gute Eicosanoide haben bedeutsame antidepressive Wirkungen, weil sie die Aufnahme und Freisetzung von Neurotransmittern aus den Nerven erhöhen (Neurotransmitter sind die biochemischen Auslöser, die es einem Nerven ermöglichen, mit einem anderen zu kommunizieren.) Sinkt das Niveau der Neurotransmitter (entweder durch verzögerte Freisetzung im Übertragungsnerv oder durch verzögerte Aufnahme des empfangenden Nerves), resultiert daraus Depression.

Die derzeitige Wunderpille zur Behandlung von Depression ist das gutbekannte Mittel Prozac. Es steigert im Gehirn das Vorkommen des Neurotransmitters *Serotonin.* Ein höherer Anteil an Serotonin verbessert die Erregungsübertragung und mildert Depression.

Prozac funktioniert, und zwar so gut, daß die Verkäufe sich zur Zeit in Amerika auf Milliarden von Dollar belaufen. Es gibt jedoch einen anderen Weg, Depression ohne die Kosten und möglichen Nebenwirkungen von Medikamenten zu behandeln – selbst wenn es sich um so wirksame Mittel wie Prozac handelt.

Wodurch wird die Freisetzung und Aufnahme von Neurotransmittern wie Serotonin kontrolliert? Durch gute Eicosanoide. Wenn Sie für mehr gute Eicosanoide sorgen, verbessern Sie die Wirksamkeit der Erregungsübertragung – ob mit oder ohne Depression. Falls Sie unter Depressionen leiden – das heißt, unter einer niedrigen Zahl an Neurotransmittern –, erhöht eine Leistungsdiät die Aufnahme und Freisetzung dieser lebenswichtigen chemischen Boten und hilft Ihnen, wieder einen Normalzustand zu erlangen.

In den vergangenen Jahren schenkten Medien und Wissenschaftler einer anderen Art von Depression große Aufmerksamkeit: der *Seasonal Affective Disorder* oder SAD. Bei manchen Menschen wird durch die Veränderung der Lichtverhältnisse zu Beginn des Winters die Freisetzung eines Hormons aus der Zirbeldrüse, *Melatonin*, gestört. Dieser Melatoninmangel kann SAD, bekannter als »Wintermüdigkeit«, auslösen.

Dr. Michael Norden, ein in der Forschung tätiger Psychiater an der University of Washington Medical School, empfiehlt seinen SAD-Patienten seit zwei Jahren die Leistungsdiät. Michael sagte mir, daß einige seiner Patienten von deutlichen Verbesserungen durch die Diät berichten. Wenn Sie unter Winterdepression leiden, könnte diese durch die Leistungsdiät bald der Vergangenheit angehören.

Den Jetlag kann man zwar nicht zu den Depressionen zählen (und er ist zum Glück nicht chronisch), doch biologisch gesehen ist er der Wintermüdigkeit ähnlich. Jetlag ist die Folge einer Neuanpassung der Melatonin-Freisetzung als Reaktion auf zu schnell veränderte Tag-Nacht-Zyklen. Eine Leistungsdiät kann bei der Bekämpfung des Jetlags helfen und ihn möglicherweise gar nicht aufkommen lassen.

So wie die normale Depression von einem trägen Neurotransmittersystem herrührt, führt ein überaktives System zum entgegengesetzten, depressiven Verhalten: extreme Hyperaktivität. Natürlich kann eine einfache Hyperaktivität auch durch niedrigen Blutzucker verursacht werden. In beiden Fällen hilft eine Leistungsdiät. Ist die Hyperaktivität Folge einer Hypoglykämie (niedriger Blutzucker), hilft die Leistungsdiät dem Körper, den Blutzuckerspiegel zu normalisieren. Wenn überaktive Neurotransmitter das Problem sind, scheinen Zugaben von aktivierten essentiellen Fettsäuren zu helfen – besonders bei extrem hyperaktiven Kindern. Die Leistungsdiät könnte also auch diesen Kindern helfen.

Was ist, wenn Sie weder unter Depressionen noch Jetlag leiden und nicht hyperaktiv sind? Wenn die Anzahl Ihrer Neurotransmitter stimmt und sie von Ihren Gehirnzellen klar und deutlich verstanden werden? Auch dann ist eine Leistungsdiät in emotionaler Hinsicht von großem Wert. Sie hilft Ihnen, den Alltagsstreß gelassener zu ertragen. Der Streß wird sich nicht ändern, aber Ihr Zentralnervensystem, das durch die höhere Produktion guter Eicosanoide gepolstert ist, ist durch die Belastung weniger erschütterbar und ebnet Ihnen den Weg durchs Leben.

Eicosanoide sind eng mit dem komplexesten aller biologischen Kontrollsysteme verbunden: der Fortpflanzung. Ohne Eicosanoide wären Befruchtung und Geburt nicht möglich. Es ist also keineswegs überraschend, daß vielen Fertilitätsproblemen (Unfruchtbarkeits-Problemen) ein Eicosanoid-Ungleichgewicht zugrunde liegt.

Die bestdokumentierteste Verbindung zwischen Störungen des Fortpflanzungssystems und Eicosanoiden ist das prämenstruelle Syndrom oder PMS, der Alptraum jeder Frau.

Wie Alkoholismus ist PMS mit einem Gendefekt in der normalen GLA-Synthese verbunden. Während die GLA-Menge bei Alkoholikern um 50 Prozent unter der Normalmenge liegt, beträgt der GLA-Anteil im Plasma von PMS betroffenen Frauen nur etwa 20 Prozent der Normalmenge.

Seit den achtziger Jahren haben etliche klinische Studien darauf hingewiesen, daß eine Ergänzung mit aktivierten essentiellen Fettsäuren bei PMS deutliche Erleichterung bringt. Es existieren jedoch andere Studien, in denen diese Fettsäuren keinerlei Nutzen zeigten. Ich meine, daß diese gegensätzlichen Ergebnisse damit zusammenhängen, daß die Grenzen des Optimums sich verschieben, wenn man es ausschließlich mit einer zusätzlichen Gabe essentieller Fettsäuren erreichen will. Um diese sich verschiebenden Grenzen zu festigen, ist es entscheidend, eine begrenzte Zufuhr von aktivierten essentiellen Fettsäuren mit einer Leistungsdiät zu kombinieren.

Genau das habe ich bei Hunderten von PMS-Patientinnen getan, und es funktioniert: Diese Patientinnen stellten innerhalb von dreißig oder sechzig Tagen eine spürbare Erleichterung oder sogar das Verschwinden von PMS fest.

Wie für Frauen das PMS, ist für Männer Impotenz ein Alptraum. Wie wird Impotenz in der Regel behandelt? Mit PGE1-Injektionen, also guten Eicosanoiden, direkt in den Penis, etwa dreißig Minuten vor dem Geschlechtsverkehr. Was bewirkt PGE1? Das gleiche wie an anderen Körperstellen: Es führt zu einer drastischen Erhöhung der Blutzufuhr, die wiederum die Erektion auslöst.

Natürlich kann eine kurz vor dem Geschlechtsverkehr direkt in den Penis gegebene Spritze die ganze Stimmung zerstören. Warum also nicht den einfachen, schmerzlosen Weg gehen, um den Blutstrom natürlich aufrechtzuhalten? Eine Leistungsdiät hilft dem Körper, laufend gute Eicosanoide auszustoßen – einschließlich PGE1 –, die eine dauerhafte Erweiterung der Blutgefäße unterstützen, ohne das Schlafzimmer in ein Krankenzimmer zu verwandeln. In den letzten vier Jahren erhielt ich zahlreiche Schreiben von älteren Männern, in denen sie berichten, daß sie nach mehr oder weniger sechsmonatiger Leistungsdiät eine deutliche Steigerung ihrer Potenz erlebten. Das sind natürlich nur Zeugenberichte, keine unter Aufsicht durchgeführten Studien. Dennoch: Diese glücklichen Männer benutzten keine Medikamente, Spritzen oder magischen Aphrodisiaka. Einfach nur Nahrung. Eine optimale – völlig unschädliche – Alternative zu Viagra.

Chronische Schmerzen

Jeder weiß, was Schmerz bedeutet, doch nur wenige kennen die medizinische Definition von chronischem Schmerz. Aus der Sicht eines Arztes oder Wissenschaftlers entsteht chronischer Schmerz durch die ständige Erzeugung biochemischer Schmerzmediatoren, die durch die Nervenleitungen zum Zentralnervensystem wandern.

In der Regel gibt es zwei Ursachen für chronische Schmerzen, die meistens gleichzeitig bestehen. Die erste ist tatsächlich die organische Verletzung der Nervenfasern selbst, das heißt, irgendetwas reibt gegen die Nerven und veranlaßt sie, an das Gehirn Schmerzsignale zu senden. Dieses Etwas können feste Körperelemente wie Knochen oder Bandscheiben (besonders der Wirbelsäule) sein oder weichere wie Muskeln. Wenn dieses organische Problem unbehandelt bleibt, wird der Schmerz natürlich auch weiterhin zu spüren sein.

Chiropraktische Behandlungen können strukturelle Korrekturen bewirken, die diese Art der Nervenverletzung lindern. Muskeltherapie (Myotherapie) wiederum kann durch Muskelreibung verursachte Schmerzen lindern. Die Massagen, die Sie normalerweise in einer Kur bekommen, sind weniger geeignet, Bindegewebsverschiebungen und den daraus resultierenden Schmerz beeinflussen zu können. Trotzdem fühlen sich die Leute nach diesen Massagen gewöhnlich besser – zumindest für eine Weile.

Da Schmerz schwer meßbar ist, ist die Wirksamkeit chiropraktischer und muskulärer Behandlungen bisher unbestätigt geblieben, obwohl Tausende von Fallstudien darauf hinweisen, daß diese Therapieformen bei einigen Patienten helfen. Aber eben nicht bei allen. Auch bei erfolgreicher Behandlung muß diese ständig fortgesetzt werden, da die Schmerzen häufig wieder auftauchen.

Ich meine, daß die schwankende Wirkung dieser Behandlungen darin liegt, daß sie die andere Ursache chronischer Schmerzen nicht treffen: die Überproduktion biochemischer Schmerzmediatoren. Zwei der stärksten Schmerz- und Entzündungsmediatoren sind schlechte Eicosanoide: PGE2 und B4-Leukotriene. Gleichzeitig verhindern gute Eicosanoide wie PGE1 die Freisetzung anderer Schmerzmediatoren als Eicosanoide.

Die Produktion schlechter Eicosanoide läßt sich mit Hilfe entzündungshemmender Mittel stoppen – und damit der Schmerz reduzieren –, da sie die Synthese *aller* Eicosanoide lahmlegen. Die meistverbreitete Anwendung findet dabei Aspirin. Während Aspirin jedoch den PGE2-Spiegel senkt, hat es keinerlei Einfluß auf die Produktion der B4-Leukotriene. Das gleiche gilt für stärkere Medikamente, die sogenannten nichtsteroidalen Antirheumatika (NSAR) wie Ibuprofen und Naproxen.

Um die B4-Leukotriene auszuschalten, müssen Sie die wirklichen Schmerzhämmer einsetzen: Kortikoide wie Kortison und Prednison. Wie wir bereits gesehen haben, unterdrücken diese Mittel das Immunsystem, indem sie alle Eicosanoide ausschalten, gute wie schlechte. Die Langzeiteinnahme von Kortikoiden stellt den Patienten mit chronischen Schmerzen daher vor ein schreckliches Dilemma – entweder riskiert er eine Immuninsuffizienz, oder er leidet ständig unter Schmerzen.

Natürlich gibt es einen Weg aus diesem Dilemma: die Leistungsdiät. *Sie sollte die ernährungsmäßige Basistherapie zur Reduzierung langfristigen Medikamentengebrauchs bei der Behandlung chronischer Schmerzzustände bilden.*

Ich habe mit etlichen Chiropraktikern und Muskeltherapeuten zusammengearbeitet, die ihre Patienten zusätzlich zur Knochen- oder Muskelkorrektur auf eine Leistungsdiät setzten, mit dem Ergebnis einer viel beständigeren Schmerzbefreiung.

Hautkrankheiten

Ausgenommen einige tödliche Formen von Hautkrebs sind die meisten Hautkrankheiten nicht lebensbedrohlich. Sie haben aber aufgrund ihres offen sichtbaren Erscheinungsbildes und der quälenden Hautirritationen, wie zum Beispiel Juckreiz, eine negative Wirkung auf die Lebensqualität.

Die beiden meistverbreiteten Hautkrankheiten sind Ekzeme und Psoriasis (Schuppenflechte). Beiden liegt eine Überproduktion schlechter Eicosanoide zugrunde, insbesondere der B4-Leukotriene – den gleichen schlechten Eicosanoiden, die in höheren Mengen chronische Schmerzen bewirken. Üblicherweise werden diese Erkrankungen mit lokaler Kortikoidanwendung behandelt (dem einzigen Mittel, das B4-Leukotriene ausschaltet), doch in der Regel treten sie wieder auf. Es gibt Hinweise, daß eine Ergänzung durch aktivierte essentielle Fettsäuren einige Erleichterung bringt, allerdings hält sie nicht an.

Ich bin zu dem Schluß gekommen, daß eine Leistungsdiät Patienten mit diesen quälenden Hauterkrankungen helfen müßte, da sie die Überproduktion schlechter Eicosanoide wie der Leukotriene reduziert. Es gibt einen weiteren Vorteil: Die vermehrt in der Haut zirkulierenden roten Blutzellen verbessern die Hautfarbe.

Eine interessante Nebenwirkung: Retin-A, das einzige, effektive Mittel gegen Fältchen, kann als unspezifisches Eicosanoid-Stimulans betrachtet werden (unspezifisch, da es die Produktion schlechter wie guter Eicosanoide stimuliert). Die guten Eicosanoide bewirken in der Lederhaut eine vermehrte Kollagensynthese, und die neue Kollagenproduktion läßt die Fältchen durch Anfüllen der Hautvertiefungen verschwinden.

Leider stimuliert Retin-A auch die Produktion schlechter Eicosanoide, die wiederum eine Entzündung auslösen, die das Gesicht rot wie einen Krebs aussehen läßt. Wie Aspirin wirkt Retin-A durch eine Veränderung des Eicosanoidspiegels, aber dafür müssen wir bezahlen.

Der beste Weg, um den Zustand der Haut langfristig zu verändern, ist die Einhaltung der Leistungsdiät. Das erste Zeichen eines Mangels an essentiellen Fettsäuren ist übrigens eine deutliche Hautverschlechterung.

In diesem Kapitel habe ich, zusätzlich zu Herz- und Krebsleiden, eine lange Liste chronischer Krankheiten vorgestellt, von denen ich glaube, daß sie eng mit einem zugrunde liegenden Eicosanoid-Ungleichgewicht verbunden sind. Sie können die Eicosanoidmengen mit Medikamenten wie Aspirin und Kortikoiden verändern, die die Eicosanoide ausschalten, oder indem Sie gute Eicosanoide direkt injizieren oder aktivierte essentielle Fettsäuren nehmen. Jedes Verfahren kann die krankheitsgebundenen Symptome reduzieren.

Leider existiert zur Zeit für keine dieser Erkrankungen eine tiefgreifende medikamentöse Langzeittherapie ohne Nebenwirkungen. *Eine Diät – selbst die Leistungsdiät – allein kann keine Alternative zur medikamentösen Behandlung bieten, aber sie kann immer begleitend wirken.* Das Ziel der Leistungsdiät ist nicht die Ausschaltung der Medikamentenanwendung, sondern die Herabsetzung der zur Behandlung von Krankheitssymptomen erforderlichen Medikamentenmengen. Ich muß hier unbedingt zur Vorsicht mahnen: Wenn Sie zur

Zeit Medikamente nehmen, ändern Sie Ihre Ernährung nie, ohne Ihren Arzt zu konsultieren. Jede Ernährungsveränderung (ob positiv oder negativ) wirkt sich auf die Eicosanoide aus, was wiederum Folgen für die Dosierung der Medikation haben könnte, die erforderlich ist, um innerhalb der therapeutischen Erfordernisse zu bleiben.

Bei manchen Patienten, besonders solchen mit Immunstörungen, wird die Leistungsdiät allein nicht ausreichen. Diese Patienten werden anfänglich kleine Gaben essentieller Fettsäuren benötigen, um sicherzustellen, daß ausreichende Mengen dieser lebenswichtigen Substanzen zur Eicosanoid-Bildung zur Verfügung stehen.

Was ist unter einer kleinen Gabe zu verstehen? Das hängt von der Erkrankung ab. Bei Herz-Kreislauf-Patienten zum Beispiel sind nur sehr kleine Mengen essentieller Fettsäuren als Ergänzung zur Leistungsdiät erforderlich. Bei Autoimmunerkrankungen und dem Erschöpfungssyndrom ist mehr vonnöten. Meiner Erfahrung nach liegt die Richtschnur für einen Patienten, der eine Leistungsdiät befolgt, zwischen 1 und 10 mg GLA pro Tag (selten mehr) und mindestens das Zwanzig- bis Fünfzigfache dieser Menge (50 bis 100 mg pro Tag) an EPA. Die von mir empfohlenen GLA-Mengen liegen übrigens weit unter denen der Produkte, die laufend in Reformhäusern und Bioläden verkauft werden. Ich muß jedoch warnen: Ein zu hoher Zusatz oder Verzehr an Omega 6-Fettsäuren kann den Arachidonsäurespiegel heben und dadurch alle Vorteile einer Leistungsdiät zunichte machen. In bezug auf die Leistungsdiät ist die kleinstdosierte Zugabe immer die beste.

Ich kann nur wiederholen, daß ich überzeugt bin, daß das Einhalten der Leistungsdiät allen Menschen, die an einer in diesem Kapitel besprochenen Krankheiten leiden, wie auch den Opfern von Herzkrankheiten, Diabetes und Krebs beträchtliche gesundheitliche Gewinne bringt. Vergessen Sie nicht: Die einzigen »Nebenwirkungen« einer Leistungsdiät sind vermindertes Körperfett, erhöhte Geisteskraft und bessere Körperleistungen.

Eine »weit verbreitete« chronische Erkrankung habe ich bis

zum Schluß aufgehoben, und die trifft jeden. Ich spreche vom Altern. Da die Menschen in den Industrieländern immer älter und grauer werden, nehmen chronische Krankheiten – Herzleiden, Diabetes, Krebs, Arthritis, Fettsucht und andere – weiterhin zu. Die Kombination aus höheren Risikofaktoren und einer steigenden Lebenserwartung ist ein todsicheres Rezept für hohe Kosten für das Gesundheitswesen, da eine zunehmend älter werdende Bevölkerung einen unverhältnismäßig großen Teil der zur Verfügung stehenden Gelder in Anspruch nimmt. Wenn wir nicht drastische Veränderungen herbeiführen, werden diese demographischen Lebensfakten das Ende unseres Gesundheitssystems bedeuten.

Die Art und Weise, wie wir mit diesen Problemen umgehen, wird über die Zukunft der Pflege- und Krankenversicherung bestimmen. Denn: Fast alle chronischen Krankheiten, an denen wir so schwer tragen – die Betroffenen selber wie das gesamte Gesundheitssystem –, können einfach als die Folge eines Eicosanoid-Ungleichgewichts betrachtet werden.

Das Altern muß man akzeptieren, Eicosanoid-Ungleichgewichte jedoch mit Sicherheit nicht. Diesen kann mit einer Diät abgeholfen werden.

Mein Vorschlag zu einer sinnvollen Gesundheitsreform lautet somit: Statt immer hochspezialisiertere (und kostspieligere) Eingriffe zu fordern, könnte man den leichtesten, billigsten und wirkungsvollsten Weg einschlagen. Für jeden einzelnen ist der erste Schritt, die Verantwortung für die eigene Gesundheit zu übernehmen. Der zweite und letzte Schritt ist es, den Richtlinien zum Erreichen des Optimums konsequent zu folgen.

KAPITEL 16

Das Optimum und die Lebensverlängerung

Der Wunsch nach einem längeren Leben ist so alt wie die Menschheit selbst. Von den alten Griechen bis zu Ponce de León und den unzähligen, unbekannten Wissenschaftlern, die weltweit die Forschungslabore bevölkern, haben Tausende von Menschen – einige ehrenwert, andere mit höchst fragwürdigen Zielen – nach einem Weg gesucht, um dem Tod so lange wie möglich zu entgehen. Tatsächlich ist die Geschichte der Industriekulturen von einer unerbittlich steigenden Lebenserwartung begleitet: Zur Zeit der Römer lag sie noch bei Anfang Zwanzig, wuchs im 18. Jahrhundert auf Mitte Dreißig und vor nur hundert Jahren auf Vierzig – heute liegt das Durchschnittsalter schließlich bei fast Achtzig.

Kann Ihnen eine Leistungsdiät zu einem längeren Leben verhelfen? Ich meine, ja. Die meisten Fachleute glauben, daß es eine festgesetzte Lebensgrenze gibt, egal, ob es sich um Fruchtfliegen oder Menschen handelt. Bei Menschen setzt man diese Grenze bei etwa 115 Jahren an, und die hat sich in den letzten 100 000 Jahren auch nicht geändert. Wie ich das so genau feststellen kann? Die maximale Lebensdauer jedes Lebewesens kann in etwa durch das Verhältnis der Schädelgröße zum Gesamtkörpergewicht bestimmt werden. Diese Größe hat sich bei den Menschen in den vergangenen 100 000 Jahren nicht geändert.

Sind diese Grenzen wirklich festgelegt? Vielleicht, aber es ist möglich, dem Maximum näher zu kommen. Wissenschaftler haben bereits einen Weg gefunden, die Lebensdauer von Tieren erheblich zu verlängern, und aller Wahrscheinlichkeit nach ist bei Menschen das gleiche möglich wie bei Tieren. Wie die Zauberformel lautet? Ganz einfach: *Essen Sie weniger*.

Die Kalorienzufuhr kann bei Tieren in der Tat um 40 Prozent gesenkt werden, solange sie mit allen lebenswichtigen Nährstoffen (einschließlich entsprechender Mengen Eiweiß und essentieller Fette) versorgt werden. Das Tier lebt nicht nur länger – manchmal doppelt so lange –, sondern ist gesünder und weniger anfällig für Krankheiten und Alterserscheinungen.

Tierexperimente zur Nahrungseinschränkung werden seit mindestens sechzig Jahren durchgeführt und funktionieren fast immer. Die Kalorieneinschränkung (nicht die der lebenswichtigen Makronährstoffe) hat die Lebensspanne aller Testtiere deutlich verlängert – von Einzellern bis zu kleinen Säugetieren wie Ratten und Mäusen.

Derzeit sind Versuche zur Nahrungseinschränkung im Gange, in die auch unsere nächsten Verwandten miteinbezogen sind: Affen, besonders Schimpansen. (Obwohl es zu früh ist, um feststellen zu können, ob eine kalorienbegrenzte Ernährung das Leben dieser Tiere verlängert, weisen erste Berichte darauf hin, daß die Affen eine herabgesetzte Insulinresistenz und niedrigeren Blutzucker aufweisen, beides Zeichen guter Gesundheit.)

Einiges spricht dafür, daß eine Ernährungseinschränkung die Lebenserwartung der Menschen in gleicher Weise verlängern kann wie bei Tieren. Von den Bewohnern der Insel Okinawa zum Beispiel wird berichtet, daß sie 17 bis 40 Prozent weniger Kalorien zu sich nehmen als die übrigen Japaner. Bei den Insulanern erreicht die Häufigkeit von Herzleiden, Schlaganfällen und Krebserkrankungen auch nur 60 Prozent im Vergleich zu der der restlichen Bewohner des Landes. Auf Okinawa leben außerdem weltweit die meisten Hundertjährigen.

Es gibt weitere Hinweise: In den Sechzigern stellte ein Team spanischer Wissenschaftler eine Studie mit zwei Gruppen alter

Menschen in einem Pflegeheim vor. Die eine Gruppe aß »normal«, während die zweite Gruppe eine kalorienreduzierte Diät einhielt. Im Verlauf von drei Jahren gab es in der auf Diät gesetzten Gruppe nur halb soviel Krankheits- und *halb so viel Todesfälle* wie in der Gruppe, die sich satt aß.

Diese vereinzelten Berichte lassen vermuten, daß eine Nahrungseinschränkung die Lebenserwartung der Menschen durchaus verlängern kann. Bisher war es so gut wie unmöglich, eine Untersuchungsmethode zu finden, die lange genug dauert und so überprüfbar ist, um auf diese Frage eine wissenschaftliche Antwort zu finden. Man ist davon ausgegangen, daß sich nur schwer Leute finden lassen, die ihren Nahrungsverzehr für einige Wochen um 40 Prozent – der Grenze zum Verhungern – drosseln würden, ganz zu schweigen für den Rest ihres Lebens.

Das (je nach Standpunkt) berühmt-berüchtigte Biosphäre II-Experiment war aber ein solcher Versuch, bei dem die Teilnehmer ihre Nahrungszufuhr einschränkten. An dem Versuch nahmen acht Leute teil, die für ein Jahr vollkommen von der Außenwelt abgeschlossen lebten. Während der sechsmonatigen Untersuchungsperiode schränkten die in der Biosphäre lebenden vier Männer und vier Frauen ihre Kalorienzufuhr um 29 Prozent ein. In diesem Zeitraum stellten alle eine Senkung des Blutdrucks, des Cholesterins und der Triglyzeride fest – Veränderungen, die den aus Tierversuchen bekannten sehr ähnlich waren. (Sie ähnelten auch den Veränderungen, die Typ II-Diabetiker durch die Leistungsdiät feststellten. Der Hauptunterschied lag darin, daß unsere Patienten nicht in einer Biosphäre leben mußten.)

Trotzdem haben die Wissenschaftler, die Versuche mit eingeschränkter Nahrungszufuhr durchführten, nur in Kalorien gedacht, nicht jedoch in Hormonen. Dabei müßte es sehr leicht sein, einen lebensverlängernden Versuch mit Menschen unter Beobachtung durchzuführen – solange man die Leistungsdiät einhält. Sobald ein Mensch das Optimum erreicht, braucht er oder sie nicht so viele Kalorien, um es aufrechtzuhalten. (Darum hilft die Leistungsdiät ihnen auch, effektiver an das gespeicherte Körperfett zu gelangen.) Hat eine Person erst einmal den idealen Anteil an Körperfett erreicht, muß sie ihrer Leistungsdiät nur noch ausreichend einfach ungesättigte Fette hinzufügen, um den gewünschten Körperfettanteil beizubehalten. Bei der Leistungsdiät ist die Kalorienzufuhr im wesentlichen auf die gleiche erforderliche Gesamtkalorienzahl beschränkt worden wie bei klassischen nahrungseinschränkenden Versuchen. Bei einer Durchschnittsperson sind das 800 bis 1200 Kalorien pro Tag. Das mag nach einer Hungerdiät aussehen, aber ich garantiere Ihnen, daß es Ihnen schwerfallen wird, die ganze erforderliche Nahrung zu sich zu nehmen, um diese Kalorienmenge zu erreichen, wenn Sie die Regeln der Leistungsdiät einhalten.

Sie müssen natürlich nicht ein Leben lang auf die positiven Auswirkungen einer Leistungsdiät warten. Nach zwei Wochen lassen Hunger und Gier auf Kohlenhydrate nach, die Konzentrationsfähigkeit und Körperleistung nehmen zu. Eine Leistungsdiät ist keine Hungerdiät; sie ist eine hormonal abgestimmte Diät.

Lassen Sie uns einen Blick auf die kalorienreduzierenden Versuche werfen, um zu sehen, wie sich Unterernährung (nicht Fehlernährung) auf die Tierkörper auswirkt. Wenn wir diese Effekte verstehen, lassen sich die Folgen für Menschen leicht erkennen.

Teilweise ist der Erfolg der Kalorienreduzierung der Tatsache zuzuschreiben, daß Verdauung und Speicherung überschüssiger Kalorien sehr viel Energie beanspruchen und dieser Prozeß freie Radikale entstehen läßt. Eine Reduzierung der Anzahl freier Radikale bewirkt eine reduzierte Oxidationsrate in den tierischen Zellen und verlangsamt damit den Alterungsprozeß.

Ich erwähnte bereits, daß große Mengen freier Radikale höchstwahrscheinlich die essentiellen Fettsäuren angreifen, die Erzeuger der Eicosanoide. Wenn man die Anzahl der freien Radikale senkt – was bei der Leistungsdiät automatisch passiert –, wird das Eicosanoid-Gleichgewicht weniger gestört.

Eine Einschränkung der Gesamtkohlenhydratmenge bringt

noch andere lebensverlängernde Vorteile. Niedrigere Kohlenhydratmengen bedeuten eine verminderte Produktion von AGE (Advanced Glycosylation Endproducts), »Abfall«-Substanzen, die bei der chemischen Reaktion überschüssiger Kohlenhydrate mit Proteinen entstehen. Diese AGE-Produkte sind wie biologischer Leim – sie bleiben an unerwünschten Stellen kleben (wie Arterien und Zell-DNA), schränken deren Funktion ein und beschleunigen gewisse Krankheitsprozesse.

Bei Menschen ist der beste Indikator für AGE-Produkte glykolisiertes Hämoglobin. Sie erinnern sich vielleicht, daß in unseren Studien mit Typ II-Diabetikern eine viermonatige Leistungsdiät die Anteile dieses AGE-Produkts um etwa 20 Prozent verringerte.

Wichtiger ist, daß eine Kalorien- und Kohlenhydratreduzierung die Insulinproduktion sowie die entsprechende Überproduktion schlechter Eicosanoide senkt. Meiner Meinung nach ist das der wirkliche Schlüssel zu besserer Gesundheit und längerem Leben, so wie sie bei den Tieren, die kalorienreduziert ernährt wurden, festgestellt werden konnten.

Das gleiche gilt für Menschen. Meine Untersuchungen mit Typ II-Diabetikern haben gezeigt, daß die Insulinspiegel der Patienten nach viermonatiger Einhaltung der Leistungsdiät um 30 Prozent fielen – das sind die gleichen Ergebnisse, die man sich von einer auf 30 Jahren Forschung beruhenden Verjüngungsdiät erhoffen würde.

Aber das ist noch nicht alles. Denken Sie daran, daß mit einem niedrigeren Insulinspiegel die Größe und Masse von Fettzellen tatsächlich schrumpft. Bei konsequent eingehaltenen, kalorienreduzierten Diäten gibt es keine dicken Ratten; bei konsequent eingehaltenen Leistungsdiäten gibt es keine fetten Menschen. Letzten Endes bedeutet das für das Herz ein längeres Leben.

Das Herz profitiert auch in anderer Hinsicht. Rufen Sie sich in Erinnerung, daß ein gesundes Herz von Faktoren wie Blutdruck und Blutzirkulation abhängig ist, die im Grunde von einem ausgewogenen Verhältnis guter und schlechter Eicosanoide kontrolliert werden. Kalorienreduzierung führt zu einer

Senkung des Blutdrucks, die wiederum das Herzinfarkt- und Schlaganfallrisiko senkt. Genau das passiert, wenn Sie das Optimum erreichen und lange genug aufrechthalten.

Unterdessen verringert langandauernde Unterernährung deutlich die Cholesterin- und Triglycerid-Werte, das Risiko einer Artheriosklerose sinkt und die Herzgefäße bleiben durchlässig und gesund. Wieder kamen auch wir zu dem gleichen Ergebnis, als wir Typ II-Diabetiker auf eine Leistungsdiät setzten.

Das alles läßt mich glauben, daß die Leistungsdiät bei Menschen ebenfalls als leicht einzuhaltende Verjüngungsdiät eingesetzt werden kann. Damit will ich sagen, daß ich die gleichen Resultate, die andere Wissenschaftler bei Nahrungsreduzierung bei Tieren (und begrenzt auch bei Menschen) beobachtet haben, auch bei der Leistungsdiät durchgehend feststellen konnte. Alle Anhaltspunkte sprechen dafür: besseres Herz-Kreislauf-System, bessere Immunfunktionen, bessere Insulinkontrolle – alles Konsequenzen einer besseren Eicosanoidkontrolle.

Dahinter verbirgt sich eine klare Schlußfolgerung: Nahrungseinschränkung kann dem Körper tatsächlich helfen, mehr gute als schlechte Eicosanoide zu produzieren – dieselbe Wirkung, die auch eine Leistungsdiät bringt. Ich hatte ja bereits erwähnt, daß die Leistungsdiät eine kalorienreduzierte Diät *ist*. Statt aber mit einer rechnerischen Kaloriengrenze zu arbeiten – die sich in der Realität kaum auf Menschen übertragen läßt –, kommt es bei der Leistungsdiät automatisch zu einer Kalorienreduzierung. Das heißt, daß Sie einfach deswegen nicht viel essen müssen, weil die Leistungsdiät Insulin, Glukagon und Eicosanoide kontrolliert.

Mit der Leistungsdiät erhalten Sie weiterhin alle essentiellen Nährstoffe, die Sie brauchen (wie in den Versuchen mit Nahrungseinschränkung), mit angemessener Eiweiß- und niedriger Fettzufuhr. Dieses Kalorienpaket bringt Ihnen aber einen stärkeren Hormonstoß. Damit profitieren Sie von allen gesundheitlichen Vorteilen einer Nahrungseinschränkung, ohne zu hungern – selbst auf die meisten Ihrer Lieblingsgerichte müssen Sie nicht verzichten. Innerhalb kurzer Zeit wird sich Ihre Lebensqualität deutlich verbessern.

Prima, werden Sie sagen – wer will nicht länger leben, solange man das Mehr an Jahren gesund und aktiv leben kann? Bedenken Sie jedoch eines: Sie können auch *ohne* zusätzliche Lebensjahre länger leben. Fast ein Drittel Ihres Lebens verbringen Sie nichtstuend – mit Schlaf. Schlaf ist erforderlich, damit Sie Ihren Körper für den nächsten Tag wieder aufbauen können. Wenn Sie nun aber diesen nächtlichen Prozeß beschleunigen könnten? Wie sähen die unmittelbaren Folgen aus, wenn Sie einfach weniger schlafen, aber mit neuer Energie aufwachen?

Wenn Sie bereits ein Alter von Vierzig erreicht haben, ist es sehr wahrscheinlich, daß Sie auch Ihren Achtzigsten erleben. Sie könnten für die nächsten vierzig Jahre eine Stunde weniger schlafen und damit eine Stunde mehr gelebtes Leben pro Tag haben. Das heißt, Sie würden jährlich fünfzehn Tage dazugewinnen. Multiplizieren Sie diesen Gewinn mal vierzig, und Sie kommen auf 1,7 Jahre mehr gelebtes Leben. (Wenn die Medizin alle Krebsformen ausschalten könnte, würde die zu erwartende Lebensdauer genauso hoch liegen.) Darüber hinaus haben Sie Ihr verlängertes Leben genau dann, wenn Sie es brauchen, nämlich jetzt.

Warum ich das erwähne? Weil ein weiterer Vorteil des Optimums darin liegt, daß Sie täglich ein bis zwei Stunden weniger Schlaf brauchen. Sofortige Lebensverlängerung leicht gemacht.

Natürlich ist ein langes Leben ohne Gesundheit kein Segen, sondern eine Last. Deswegen ist es wichtig, bis ins hohe Alter sämtliche Funktionen und maximale Lebensenergie zu bewahren. In den Tierversuchen bewirkte Nahrungseinschränkung genau das. Obwohl diese Tiere länger leben, sind sie weniger empfänglich für Krankheiten als ihre vielgefräßigen Artgenossen. Wenn Sie die Ernährungsregeln einhalten, die ich Ihnen gebe, haben Sie den gleichen Nutzen – ein langes Leben mit mehr Lebensenergie und dazu das größte Geschenk von allen: Gesundheit. All das ist im Optimum möglich.

KAPITEL 17

Zusammenfassung

Dieses Buch ist die Geschichte meiner Suche nach einer Möglichkeit, meinem unter Umständen verfrühten Tod durch Herzversagen vorzubeugen. Ich weiß bereits seit 1982, daß die eigentliche Lösung darin liegt, die Eicosanoide und damit mein genetisch bedingtes Schicksal unter Kontrolle zu bekommen. Aber wie? Meine Irrfahrt, um den Nahrungscode der Eicosanoide zu verstehen, führte mich ständig zum gesunden Menschenverstand zurück – alles in Maßen.

Der Ausgangspunkt zur Entwicklung einer Leistungsdiät war die Kontrolle des Eicosanoid-Gleichgewichts durch die Verknüpfung eines Verfahrens zur Arzneimittelresorption mit gesunden Ernährungsprinzipien. Es gibt aber auch andere, wissenschaftliche Ansatzpunkte, die die grundlegenden Vorteile einer Leistungsdiät belegen. Diese finden Sie in Abbildung 17-1 dargestellt.

Erstens berücksichtigt die Leistungsdiät vor allem das genetische Rüstzeug der Menschen. Die Gene bevorzugen eine Ernährung mit einem relativ konstanten Eiweiß-Kohlenhydrat-Verhältnis und Kohlenhydraten, die überwiegend leicht und zuckerarm sind. Mit anderen Worten sind die Menschen von der Evolution dazu »bestimmt«, nach der Leistungsdiät zu essen. In den vergangenen 100 000 Jahren haben sich diese Gene nicht verändert. Ein kleiner Bevölkerungsteil ist genetisch zu einer gedämpften Insulinreaktion auf Kohlenhydrate

Grundsteine einer Leistungsdiät

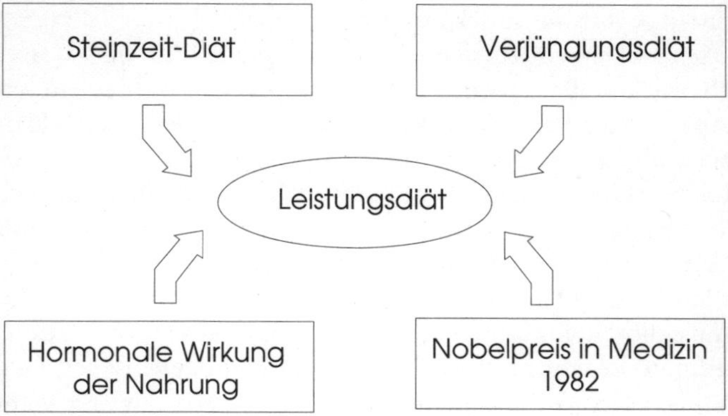

Abbildung 17-1

befähigt. Diese Menschen haben Glück. Aber die meisten sind einfach nicht dafür gemacht, Nudeln zu essen.

Zweitens ist der beste Weg, den Alterungsprozeß hinauszuzögern, eine Reduzierung der Kalorien, doch nicht der essentiellen Nährstoffe. Die Leistungsdiät ist eine kalorienarme Diät, die ausreichende Mengen Eiweiß, essentielle Fette und Mikronährstoffe liefert – sie alle sind erforderlich, um einen hohen Nährwert zu gewährleisten. Es gibt nur zwei Einschränkungen bei der Leistungsdiät:

1. hochkonzentrierte, blutzuckersteigernde Kohlenhydrate wie Getreide, Brot, Nudeln, Reis und andere Stärkearten;

2. Eiweiße, die viel Arachidonsäure enthalten: Eigelb, fettes, rotes Fleisch und Innereien.

(Keines dieser Nahrungsmittel ist strikt untersagt; sie sollen nur in Maßen genossen werden. Wenn Sie allerdings an einer Erkrankung leiden, die mit einem Eicosanoid-Ungleichgewicht zusammenhängt – Herzerkrankung, Diabetes, Krebs u.a. –, sollten Sie den Verzehr dieser Nahrungsmittel auf ein Minimum beschränken.)

Die Leistungsdiät basiert auf Hormonreaktionen, die durch

Nahrung ausgelöst werden, wobei es vor allem hilft, zu verstehen, warum das Insulin-Glukagon-Verhältnis in der Eicosanoid-Kontrolle so wichtig ist.

Schließlich stützt sich die Leistungsdiät auf den wissenschaftlichen Background des Nobelpreises in Medizin von 1982, der die Bedeutung der Eicosanoide bei der Kontrolle der menschlichen Körperfunktionen aufzeigte. Vier verschiedene Ausgangspunkte, die alle auf eine mehr als deutliche Tatsache hinauslaufen: Die Stärke der Leistungsdiät beruht auf ihrem der menschlichen Physiologie innewohnenden Stellenwert.

Ich habe mich darum bemüht hervorzuheben, daß die Leistungsdiät keine Radikaldiät ist, sondern eine evolutionär bedingte Ernährungsform, die auf unserem genetischen Code beruht. Sie liefert entsprechende Mengen Eiweiß, wenig Gesamtfett und mäßige Mengen leichter (den Blutzucker nur wenig hebende) Kohlenhydrate, die reich an Mikronährstoffen sind. Wer könnte dem etwas entgegenhalten?

Offensichtlich fast jeder. Ich sagte bereits, daß Ernährung wie eine Art Religion ist – beide sind sehr instinktbetont. Die Menschen möchten einfach nicht durch Tatsachen verwirrt werden. Wichtiger ist vielleicht, daß wir Menschen ungern mit fremden Konzepten konfrontiert werden. Die Eicosanoide stellen ein solches Konzept dar – ich muß gestehen, daß allein das Wort schon fremdartig klingt.

Dieses Buch ist keine Diätanleitung, sondern es unterstreicht den starken Einfluß der Nahrung auf unsere hormonalen Reaktionen. In diesem Sinne handelt es nicht von Ernährung, sondern von der Biotechnologie des 21. Jahrhunderts. Ich habe mit Absicht versucht, den schmalen Grad zwischen detaillierten wissenschaftlichen Erläuterungen und der Allgemeinheit zugänglichen Erklärungen zu gehen, denn ich glaube, daß sich durch das Begreifen des Optimums und seiner Auswirkungen das eröffnet, was jeder sich wünscht: eine Steigerung der Lebensqualität.

Gleichzeitig ist dieses Buch ein Aufruf an alle Diätgeplagten. Die Ernährungsempfehlungen wohlmeinender Ernährungswissenschaftler und der Gesundheitsämter sind oftmals falsch, besonders für Leute, die genetisch nicht in der Lage sind, komprimierte (stark blutzuckersteigernde) Kohlenhydrate wie Nudeln und Brot zu verarbeiten. Diese Dinge gab es vor 100 000 Jahren einfach noch nicht.

Leider bilden diese Kohlenhydrate die Grundlage der meisten neuen Ernährungsrichtlinien. Der epidemische Anstieg der Fettsucht bringt mich jedoch zu der Überzeugung, daß ohne einschneidende Veränderungen der jetzigen Überernährung mit komprimierten Kohlenhydraten das Auftreten von Herzerkrankungen, Krebs und Diabetes Anfang des 21. Jahrhunderts sprunghaft ansteigen wird. Ich hoffe, ich irre mich, aber ich glaube es nicht.

Wie müssen wir als Gesellschaft, als Nation damit umgehen, wenn die Krankheitsrate hochschnellt? Zur Zeit scheint sich die Reaktion auf eine Reform des Gesundheitswesens zu konzentrieren. Genaugenommen darf eine Gesundheitsreform aber nicht nur etwas mit speziellen Apparaturen oder billigeren Krankenversicherungen zu tun haben: Eine echte Gesundheitsreform muß bei der Eigenverantwortlichkeit jedes einzelnen für seine Gesundheit ansetzen, ohne daß diese Verantwortung an Dritte abgegeben wird – egal ob Staat, Versicherungsgesellschaft oder Arzt. Ich hoffe, das vorliegende Buch kann eine dem heutigen Stand der Wissenschaft entsprechende, anwenderfreundliche Anleitung zu diesem Ziel sein.

Ich rechne damit, daß die hier vorgestellten Fakten zum Blitzableiter für Kontroversen werden, und sei es nur, weil sie nicht richtig verstanden wurden. Daher möchte ich nochmals wiederholen:

- *Obwohl die meisten Menschen weniger Fett essen, sind sie dicker denn je zuvor.* Der Grund? Weil nicht Fett dick macht, sondern Insulin. Es gibt zwei Wege, Insulin zu erhöhen – pro Mahlzeit insgesamt zu viel zu essen oder zu viele Kohlenhydrate zu essen. Die Betroffenen tun meist beides.
- *Fettkonsum allein macht nicht dick, solange es die richtige Fettart ist.* Einfach ungesättigte Fette haben einerseits kei-

nen Einfluß auf Insulin. Andererseits können gesättigte Fette den Insulinspiegel heben, da sie eine Situation bedingen, die als Insulinresistenz bekannt ist. Die Leistungsdiät ist reich an einfach ungesättigten Fetten und darauf ausgerichtet, die Produktion guter Eicosanoide zu fördern; beide verändern den Insulinspiegel. Wenn Sie allerdings zu viele Kohlenhydrate essen, ist *jede* Fettart dazu geeignet, eine schnelle Fettvermehrung zu fördern.

• *Sportler bringen bessere Leistungen, wenn sie sich fettreich statt kohlenhydratreich ernähren.* Eine kohlenhydratreiche Diät ist die beste Garantie, daß ein Sportler nie seine volle, genetisch mögliche Leistungskraft erreicht. Die durch überhöhtes Insulin bewirkten Hormonreaktionen und die daraus resultierende Überproduktion schlechter Eicosanoide haben einen negativen Einfluß auf sportliche Leistung und Training.

• *Körperübungen allein können kaum die negativen Folgen einer kohlenhydratreichen Ernährung wettmachen.* Ihre Ernährung ist das entscheidende Ticket, um das Optimum zu erreichen und dort zu bleiben. Damit will ich nicht sagen, daß Sie sich körperlich nicht betätigen sollen. Bewegung ist ein hervorragender Hormonregler und kann Ihnen helfen, im Optimum zu bleiben; um aber die negativen Hormonreaktionen einer kohlenhydratreichen Ernährung auszugleichen, ist ein hohes Maß an Bewegung erforderlich. Welche Bewegungsformen sind empfehlenswert? Alle, die Sie dauerhaft ausüben. Für die meisten Leute sind das Spaziergänge.

• *Für Herz-Kreislauf-Patienten kann eine kohlenhydratreiche Ernährung gesundheitsgefährdend sein.* Herz-Kreislauf-Patienten leiden fast immer unter einem erhöhten Insulinspiegel. Eine kohlenhydratreiche Diät, besonders bei Patienten mit genetisch bedingter, hoher Insulinausschüttung bei Kohlenhydratzufuhr, kann nur den Insulinspiegel erhöhen, und *erhöhtes Insulin ist der sicherste Bote eines möglichen Herzinfarkts.*

• *Nahrung ist vielleicht die stärkste Droge, die Sie je zu sich nehmen*, aber Hormone sind hundertmal stärker als jede Droge. Mit jedem Essen setzen Sie einen Schwall von Hormonen in Bewegung. Entweder kontrollieren Sie sie, oder Sie werden von ihnen für die nächsten vier bis sechs Stunden kontrolliert.

- *Die Ernährungsempfehlungen der amerikanischen Gesundheitsbehörde, vieler Ernährungswissenschaftler und Mediziner sind vollkommen falsch.* Die neue Nahrungspyramide, die auf sehr komprimierten Kohlenhydraten beruht, ist für viele Leute regelrecht ein Rezept für erhöhtes Insulin (Hyperinsulinismus) – und somit für eine zunehmende Entfernung vom Optimum. Würde man die Grundlage der neuen Nahrungspyramide einfach weglassen, bliebe die Leistungsdiät übrig.
- *Ihre Lebensqualität wird vom Optimum bestimmt.* Je weniger Körperfett, desto höher die Geisteskraft und Körperleistung und desto geringer die Wahrscheinlichkeit chronischer Erkrankungen – das bildet die Essenz einer besseren Lebensqualität. Die gleichen Ergebnisse erhalten Sie mit dem Optimum. Wenn Sie bereit sind, Nahrung mit der gleichen Genauigkeit zu behandeln, wie Sie es mit einem rezeptpflichtigen Medikament tun würden, dann ist Ihnen der Zugang zum Optimum garantiert. Im Optimum können Sie die Ausdruckskraft Ihres genetischen Schicksals beeinflussen und schließlich Ihr genetisches Potential voll ausschöpfen.

Lassen Sie sich nicht von der scheinbaren Einfachheit dieses Ernährungsprogramms zum Erreichen des Optimums abschrecken. Die Leistungsdiät bewirkt, wenn sie richtig eingehalten wird, auf hormonaler Ebene elementare Veränderungen, die jeder erreichen kann. Dieses Programm ist so ausgelegt, daß es eine weite Spannbreite starker Hormonreaktionen, die sich im Laufe der vergangenen vierzig Millionen Jahre entwickelt haben, in Zusammenklang bringen kann. Viele althergebrachte Methoden (Ernährung, Bewegung, Streßreduzierung usw.), die bis in die moderne Medizin vorgedrungen sind, lassen sich heute erklären, weil man ihre Wirkung auf Hormone allgemein und auf Eicosanoide im besonderen versteht. Essen müssen Sie auf jeden Fall, also können Sie genausogut eine hormonal passende Nahrung zu sich nehmen.

Viele Menschen werden natürlich ihre Ernährungsmuster nicht ändern, selbst wenn sie wissen, daß eine Veränderung ihre Lebensqualität erhöht. Warum? Sie wollen nicht aufhören, das zu essen, was ihnen schmeckt. Es ist zu umständlich, ständig zu überlegen, was man essen darf und was nicht. Außerdem sind sie vollkommen verwirrt von den gegensätzlichen Ernährungsratschlägen.

Ich bin mir dieser Probleme seit langem bewußt und meine, daß ich für alle in diesem Buch genannten eine Lösung gefunden habe.

- *Vorteil Nummer eins:* Mit der Leistungsdiät können Sie weiterhin das essen, was Sie mögen. Befolgen Sie einfach mein Nährstoffe-Blocksystem, und halten Sie ein angemessenes Eiweiß-Kohlenhydrat-Verhältnis ein. Sie müssen nur etwas mehr auf die Eiweiß- und Kohlenhydratmengen achten, die Sie pro Mahlzeit zu sich nehmen.
- *Vorteil Nummer zwei:* Bei der Leistungsdiät müssen Sie sich nicht viel merken. Sie sollten nur die Blockgrößen der Nahrungsmittel im Kopf behalten, die Sie gerne essen. Schon Ihre Telefonnummer dürfte schwerer zu merken sein.
- *Vorteil Nummer drei:* Die heutige Ernährungsforschung gleicht Leuten, die mit verbundenen Augen einen Elefanten zu beschreiben versuchen – jeder berührt einen Teil und versucht, den ganzen Elefanten von diesem Teil ausgehend zu beschreiben. Wenn Sie die Sprache der Eicosanoide verstehen, ist es, als habe man Ihnen die Augenbinde abgenommen – Ihre Verwirrung über Ernährung ist schlicht und einfach verschwunden.

Die Aufgabe der Medizin des 21. Jahrhunderts wird vor allem darin liegen, mehr Wissen über den Einfluß der Nahrung auf die Eicosanoide zu erlangen. Da immer mehr Ärzte dieses grundlegende Konzept begreifen (ich hoffe, dieses Buch lenkt sie in diese Richtung), glaube ich, daß der hormonale Nutzen, der aus der Leistungsdiät gezogen werden kann, schließlich als Grundbehandlung bei allen chronischen Krankheitszuständen eingesetzt wird und Medikamente nur unterstützend zugezogen werden.

Anders gesagt: *Haben die Gesundheitsbehörden das Potential einer die Eicosanoide beeinflussenden Diät schließlich verstanden, dann sollte das die derzeitige Medizinpraxis revolutionieren.*

Das wird natürlich nicht über Nacht geschehen. Es ist ein tiefgreifender Erziehungsprozeß erforderlich, um eine gemeinsame Sprache, ausgehend von den Eicosanoiden, zu entwickeln; zur Zeit ist diese Sprache vollkommen unbekannt. Wenn sie sich aber entwickelt hat, wird sie letzten Endes Beobachtungen aus frühgeschichtlichen Zeiten mit neuesten Erkenntnissen der Medizin verbinden können. Ohne diese gemeinsame Sprache stehen wir vor einem medizinischen Turmbau zu Babel. Die daraus resultierende Verwirrung verhindert einen konsequenten Gesamtansatz zum Erreichen optimaler Gesundheit.

Das eigentliche Wesen des Optimums beinhaltet sehr komplexe biochemische Konzepte. Und doch liegt die Stärke des Optimums darin, daß jeder diesen hormonalen Kontrollmechanismus anzapfen kann, indem er oder sie einfach die im vorliegenden Buch ausgeführten Ernährungsmaßnahmen befolgt. Dazu ist es allerdings erforderlich, daß Sie Ihr Leben selbst in die Hand nehmen. Sie müssen sich die Zeit nehmen, Ihren Körper im Optimum zu halten. Wenn Sie das nicht tun, werden Sie nie wirkliches Wohlbefinden erlangen, und schon gar nicht optimale Gesundheit.

Optimale Gesundheit bedeutet maximale Steigerung der Lebensqualität. Es ist vielleicht nicht Ihr Ziel, die maximale Lebensdauer von 115 Jahren zu erreichen, aber in der Ihnen auf diesem Planeten gewährten Zeit jedes bißchen Leben zu genießen.

Ich habe versucht, Ihnen einige Regeln und Hilfsmittel zu vermitteln, die ich entwickelt habe, um Ihren Weg zum Optimum vorzuzeichnen. Doch nur Sie allein können sie anwenden. Jedem einzelnen sage ich, daß es mir egal ist, ob es sich um Medikamente, Diäten, Vitamine oder Mineralstoffe handelt. Wenn Sie ein neues Diätprogramm zwei Wochen lang ausprobieren und keinen bedeutenden Unterschied in Ihrem Körperbefinden wahrnehmen, dann wird er wahrscheinlich nie eintreten. Das gleiche gilt für die Leistungsdiät. Sie müssen ihr nur zwei Wochen Zeit geben.

Als Chef eines erfolgreichen biotechnischen Unternehmens setze ich jedesmal, wenn jemand dieses Ernährungsprogramm befolgt, meinen wissenschaftlichen Ruf aufs Spiel.

Da es um meinen Ruf geht, mache ich Ihnen ein Angebot: Wenn Sie Probleme haben, den Richtlinien dieses Buches zu folgen, rufen Sie mich einfach unter meiner gebührenfreien Telefonnummer an, die Sie in Anhang A finden, und meine Mitarbeiter werden Ihnen weiterhelfen. Das gleiche gilt für Ärzte. Wenn Sie mehr über Eicosanoide wissen wollen, rufen Sie mich an. Ich werde Ihnen mit Freuden helfen, sie besser zu verstehen. Dadurch, daß ich selber die Eicosanoide verstanden habe, halte ich nun mein eigenes genetisches Schicksal in Händen.

Das gleiche wünsche ich Ihnen.

ANHANG A

Fachlicher Rat

Wenn Sie zusätzliche Informationen brauchen, Fragen haben oder wenn sich anfängliche Schwierigkeiten mit der Leistungsdiät einstellen, wählen Sie die Nummer 001-800-346-2703, und einer meiner Mitarbeiter wird Ihnen mit Rat zur Seite stehen. Wenn Sie Arzt sind und zusätzliche medizinische Informationen wünschen, rufen auch Sie die Nummer 001-800-346-2703 an, und ein Mitarbeiter wird sich mit Ihren Fragen auseinandersetzen. Die Bibliographie zu diesem Buch, die hier nicht abgedruckt ist, bildet für sich ein kleines Buch von über vierzig Seiten, das für Ärzte und Forscher ständig auf den neuesten Stand gebracht wird. Leser, die an Hinweisen zur verwendeten Literatur interessiert sind, rufen bitte dieselbe Nummer an.

Sie können mich persönlich auch schriftlich kontaktieren. Die Adresse lautet:

Dr. Barry Sears
Zone Labs
222 Rosewood Drive
Denver, MA 01923
USA

ANHANG B

Berechnung des reinen Körpergewichts

Sie können Ihr reines Körpergewicht schnell mit Hilfe eines Bandmaßes und einer Skala feststellen. Alle Maße sollten ohne Kleidung vorgenommen werden, und das Bandmaß muß exakt anliegen, ohne die Haut und das darunterliegende Gewebe zusammenzudrücken. Messen Sie dreimal, und nehmen Sie den Mittelwert. Alle Maße werden in Zentimetern gemessen. Die Tabellen zur Berechnung des prozentualen Körperfettanteils wurden mit freundlicher Genehmigung von Dr. Michael Eades seinem Buch »Thin So Fast« entnommen.

Berechnung des prozentualen Körperfettanteils bei Frauen

Fünf Schritte sind erforderlich, um Ihren Körperfettanteil zu berechnen:

1. Halten Sie das Bandmaß gleichmäßig auf einer Höhe, und messen Sie die Hüften an der breitesten Stelle und die Taille auf Nabelhöhe. Es ist wichtig, daß Sie auf Nabelhöhe und nicht an der schmalsten Stelle der Taille messen. Legen Sie das Maßband dreimal an, und berechnen Sie dann den Mittelwert.
2. Messen Sie Ihre Körpergröße ohne Schuhe.
3. Notieren Sie Größe, Taillen- und Hüftumfang auf dem beiliegenden Arbeitsblatt.

4. Suchen Sie die Maße in der entsprechenden Spalte der folgenden Tabellen, und notieren Sie die Konstanten auf Ihrem Arbeitsblatt.

5. Addieren Sie die Konstanten A und B, und ziehen Sie die Konstante C von dieser Summe ab; runden Sie auf die nächsthöhere ganze Zahl auf. Diese Zahl ist der prozentuale Anteil Ihres Körperfetts.

Arbeitsblatt für Frauen zur Berechnung ihres Körperfetts in Prozent

Durchschnittlicher Hüftumfang _____ (für Konstante A)
Durchschnittlicher Bauchumfang _____ (für Konstante B)
Körpergröße _____ (für Konstante C)
In Tabelle 1 finden Sie Ihre Umfangs- und Größenmaße in der entsprechenden Spalte.
Konstante A = _____
Konstante B = _____
Konstante C = _____
Um Ihren ungefähren Körperfettanteil zu berechnen, addieren Sie Konstante A und B. Von dieser Summe ziehen Sie Konstante C ab. Das Ergebnis zeigt Ihr Körperfett in Prozent.

Berechnung des prozentualen Körperfettanteils bei Männern

Vier Schritte sind erforderlich, um Ihren Körperfettanteil zu berechnen:

1. Halten Sie das Bandmaß gleichmäßig auf der entsprechenden Höhe, und messen Sie den Taillenumfang auf Nabelhöhe. Messen Sie dreimal, und berechnen Sie den Mittelwert.

2. Messen Sie Ihr Handgelenk zwischen Hand und Handwurzelknochen, wo Sie das Handgelenk beugen.

3. Notieren Sie die Maße auf dem Arbeitsblatt für Männer.

4. Ziehen Sie das Handgelenksmaß vom Taillenmaß ab, und

suchen Sie die entsprechende Zahl in der Tabelle. Auf der linken Tabellenseite suchen Sie Ihr Gewicht. Von dort gehen Sie nach rechts, und von Ihrem berechneten Taillen-minus-Handgelenks-Maß nach unten. Wo die beiden Angaben sich kreuzen, finden Sie Ihren Körperfettanteil.

Arbeitsblatt für Männer zur Berechnung ihres Körperfetts in Prozent

Durchschnittlicher Hüftumfang ___ (in Zentimeter)
Durchschnittlicher Handgelenksumfang ___ (in Zentimeter)
Ziehen Sie das Maß des Handgelenks von dem der Taille ab. Suchen Sie Ihr Gewicht in Tabelle 2. Dann suchen Sie Ihr »Taillen-minus-Handgelenks-Maß«. Wo die beiden Spalten sich kreuzen, finden Sie Ihren ungefähren Körperfettanteil.

Berechnung des reinen Körpergewichts für Frauen und Männer

Nachdem Sie nun Ihren prozentualen Körperfettanteil kennen, besteht der nächste Schritt darin, diese Angabe zur Berechnung des Gewichts (in Pfund) des Körperfettanteils zu benutzen. Dazu multiplizieren Sie Ihr Gewicht mit Ihrem Körperfettanteil (vergessen Sie nicht, vor die Dezimalstelle ein Komma zu setzen; 15% sind dann zum Beispiel 0,15).

(Gewicht) x (% Körperfett) = Gewicht des Gesamtfetts

Wenn Sie das Gewicht Ihres Gesamtkörperfetts kennen, ziehen Sie dieses Gewicht von Ihrem Gesamtgewicht ab. Das Ergebnis zeigt das reine Körpergewicht, das dem Gesamtgewicht aller fettfreien Körpergewebe entspricht:

_____ Ihr Gesamtgewicht
– ___ Ihr Gesamtfettgewicht
= ___ Ihr reines Körpergewicht

Reines Körpergewicht = Gesamtgewicht minus Gesamtfettgewicht.

Umrechnungskonstanten zur Bestimmung des Körperfettanteils bei Frauen*

	HÜFTE		BAUCH		KÖRPERGRÖßE
cm	Konstante A	cm	Konstante B	cm	Konstante C
77	33,48	51	14,22	138	33,52
78	33,83	53	14,40	141	33,67
80	35,22	55	15,11	144	34,28
81	36,27	56	15,64	145	34,74
83	36,62	57	15,82	146	34,89
84	37,67	58	16,35	148	35,35
85	38,02	60	16,53	149	35,50
86	39,06	60	17,06	150	35,96
88	39,41	62	17,24	151	36,11
89	40,46	63	17,78	152	36,57
90	40,81	65	17,96	154	36,72
91	41,86	66	18,49	155	37,18
93	42,21	67	18,67	156	37,33
94	43,25	68	19,20	158	37,79
95	43,60	70	19,38	159	37,94
97	44,65	71	19,91	160	38,40
98	45,32	72	20,27	161	38,70
99	46,05	73	20,62	162	39,01
100	46,40	75	20,80	164	39,16
102	47,44	76	21,33	165	39,62
103	47,79	77	21,51	166	39,77
104	48,84	79	22,04	168	40,23
107	50,24	81	22,75	170	40,84
108	50,59	83	22,93	171	40,99
109	51,64	84	23,46	173	41,45
110	51,99	85	23,64	174	41,60
112	53,03	86	24,18	175	42,06
113	53,41	88	24,36	177	42,21

* Aufgrund der Übertragung aus dem Amerikanischen ergeben sich geringfügige Abweichungen.

	HÜFTE		BAUCH		KÖRPERGRÖßE
cm	Konstante A	cm	Konstante B	cm	Konstante C
114	54,53	89	24,89	178	42,67
116	54,86	90	25,07	179	42,82
117	55,83	91	25,60	180	43,28
118	56,18	93	25,78	181	43,43
119	57,22	94	26,31	183	43,89
121	57,57	95	26,49	184	44,04
122	58,62	96	27,02	185	44,50
123	58,97	97	27,20	186	44,65
124	60,02	99	27,73	188	45,11
126	60,37	100	27,91	190	45,26
127	61,42	102	28,44	191	45,72
128	61,77	103	28,62	192	45,87
130	62,81	104	29,15	193	46,32
131	63,16	106	29,33		
132	64,21	107	29,87		
133	64,56	108	30,05		
134	65,61	109	30,58		
136	65,96	111	30,76		
137	67,00	112	31,29		
138	67,35	113	31,47		
140	68,40	114	32,00		
141	68,75	116	32,18		
142	69,80	117	32,71		
144	70,15	118	32,89		
145	71,19	119	33,42		
146	71,54	121	33,60		
147	72,59	122	34,13		
149	72,94	123	34,31		
150	73,99	124	34,84		
151	74,34	126	35,02		
152	75,39	127	35,56		

Tabelle 1

Berechnung des Körperfettanteils bei Männern

Taillen-minus-Handgelenksmaß (in Zentimeter)	56	57	58	60	61	63	64	65	66	67	68	70
Körpergewicht (in Pfund)												
108	4	6	8	10	12	14	16	18	20	21	23	25
113	4	6	7	9	11	13	15	17	19	20	22	24
117	3	5	7	9	11	12	14	16	18	20	21	23
121	3	5	7	8	10	12	13	15	17	19	20	22
126	3	5	6	8	10	11	13	15	16	18	19	21
131		4	6	7	9	11	12	14	15	17	19	20
135		4	6	7	9	10	12	13	15	16	18	19
140		4	5	6	8	10	11	13	14	16	17	19
144		4	5	6	8	9	11	12	14	15	17	18
149		3	5	6	8	9	10	12	13	15	16	17
153		3	4	6	7	9	10	11	13	14	15	17
157			4	6	7	8	10	11	12	12	15	16
162			4	5	7	8	9	10	12	13	14	16
166			4	5	6	8	9	10	11	13	14	15
171			4	5	6	7	8	10	11	12	13	15
176			3	5	6	7	8	9	11	12	13	14
181			3	4	6	7	8	9	10	11	12	14
185				4	5	6	8	9	10	11	12	13
189				4	5	6	7	8	9	11	12	13
193				4	5	6	7	8	9	10	11	12
198				4	5	6	7	8	9	10	11	12
202				3	4	6	7	8	9	10	11	12
207				3	4	5	6	7	8	9	10	11
211				3	4	5	6	7	8	9	10	11
216					4	5	6	7	8	9	10	11
220					4	5	6	7	8	9	9	10
225					4	5	6	6	7	8	9	10
229					3	4	5	6	7	8	9	10
234					3	4	5	6	7	8	9	10
238						4	5	6	7	8	8	9
243						4	5	6	7	7	8	9
247						4	5	5	6	7	8	9
252						4	4	5	6	7	8	9
256						4	4	5	6	7	8	8
261						3	4	5	6	7	7	8
265						3	4	5	6	6	7	8
270						3	4	5	5	6	7	8

Taillen-minus-Handgelenksmaß (in Zentimeter)	71	72	73	75	76	77	79	80	81	83	84	85	86	88
Gewicht (in Pfund)														
108	27	29	31	33	35	37	39	41	43	45	47	49	50	52
113	26	28	30	32	33	35	37	39	41	43	45	46	48	50
117	25	27	28	30	32	34	36	37	39	41	43	44	46	48
121	24	26	27	29	31	32	34	36	38	39	41	43	44	46
126	23	24	26	28	29	31	33	34	36	38	39	41	43	44
131	22	23	25	27	28	30	31	33	35	36	38	39	41	43
135	21	23	24	26	27	29	30	32	33	35	36	38	40	41
140	20	22	23	25	26	28	29	31	32	34	35	37	38	40
144	19	21	22	24	25	27	28	30	31	33	34	35	37	38
149	19	20	22	23	24	26	27	29	30	31	33	34	36	37
153	18	19	21	22	24	25	26	28	29	30	32	33	34	36
157	17	19	20	21	23	24	25	27	28	29	31	32	33	35
162	17	18	19	21	22	23	25	26	27	28	30	31	32	34
166	16	18	19	20	21	23	24	25	26	28	29	30	31	33
171	16	17	18	19	21	22	23	24	26	27	28	29	30	32
176	15	16	18	19	20	21	22	24	25	26	27	28	30	31
181	15	16	17	18	19	21	22	23	24	25	26	28	29	30
185	14	15	17	18	19	20	21	22	23	25	26	27	28	29
189	14	15	16	17	18	19	21	22	23	24	25	26	27	28
193	13	15	16	17	18	19	20	21	22	23	24	25	26	28
198	13	14	15	16	17	18	19	20	22	23	24	25	26	27
202	13	14	15	16	17	18	19	20	21	22	23	24	25	26
207	12	13	14	15	16	17	18	19	20	21	22	23	24	25
211	12	13	14	15	16	17	18	19	20	21	22	23	24	25
216	12	13	14	15	16	17	17	18	19	20	21	22	23	24
220	11	12	13	14	15	16	17	18	19	20	21	22	23	24
225	11	12	13	14	15	16	17	18	18	19	20	21	22	23
229	11	12	13	14	14	15	16	17	18	19	20	21	22	23
234	10	11	12	13	14	15	16	17	18	19	19	20	21	22
238	10	11	12	13	14	15	15	16	17	18	19	20	21	22
243	10	11	12	13	13	14	15	16	17	18	19	19	20	21
247	10	11	11	12	13	14	15	16	16	17	18	19	20	21
252	9	10	11	12	13	14	14	15	16	17	18	19	19	20
256	9	10	11	12	12	13	14	15	16	17	17	18	19	20
261	9	10	11	11	12	13	14	15	15	16	17	18	19	19
265	9	10	10	11	12	13	14	14	15	16	17	17	18	19
270	9	9	10	11	12	12	13	14	15	16	16	17	18	19

Taillen-minus-Handgelenksmaß (in Zentimeter)	89	90	91	93	94	95	96	98	99	100	101	103
Gewicht (in Pfund)												
108	54											
113	52	54										
117	50	52	53	55								
121	48	50	51	53	55							
126	46	48	49	51	53	54						
131	44	46	47	49	51	52	54	55				
135	43	44	46	47	49	50	52	53	55			
140	41	43	44	46	47	49	50	52	53	55		
144	40	41	43	44	46	47	48	50	51	53	54	
149	38	40	41	43	44	45	47	48	50	51	52	54
153	37	39	40	41	43	44	45	47	48	49	51	52
157	36	37	39	40	41	43	44	45	47	48	49	51
162	35	36	37	39	40	41	43	44	45	47	48	49
166	34	35	36	38	39	40	41	43	44	45	46	48
171	33	34	35	37	38	39	40	41	43	44	45	46
176	32	33	34	35	37	38	39	40	41	43	44	45
181	31	32	33	35	36	37	38	39	40	41	43	44
185	30	31	32	34	35	36	37	38	39	40	41	43
189	29	30	32	33	34	35	36	37	38	39	40	42
193	29	30	31	32	33	34	35	36	37	38	39	40
198	28	29	30	31	32	33	34	35	36	37	38	39
202	27	28	29	30	31	32	33	34	35	36	37	38
207	26	27	28	30	31	32	33	34	35	36	37	38
211	26	27	28	29	30	31	32	33	34	35	36	37
216	25	26	27	28	29	30	31	32	33	34	35	36
220	25	26	27	27	28	29	30	31	32	33	34	35
225	24	25	26	27	28	29	30	31	31	32	33	34
229	24	24	25	26	27	28	29	30	31	32	33	34
234	23	24	25	26	27	27	28	29	30	31	32	33
238	22	23	24	25	26	27	28	29	29	30	31	32
243	22	23	24	25	25	26	27	28	29	30	31	31
247	22	22	23	24	25	26	27	27	28	29	30	31
252	21	22	23	24	24	25	26	27	28	29	29	30
256	21	21	22	23	24	25	26	26	27	28	29	30
261	20	21	22	23	23	24	25	26	27	27	28	29
265	20	21	21	22	23	24	25	25	26	27	28	28
270	19	20	21	22	22	23	24	25	26	26	27	28

Taillen-minus-Handgelenksmaß (in Zentimeter)	104	105	106	107	108	110	112	113	114	115	116	119	120
Gewicht (in Pfund)													
108													
113													
117													
121													
126													
131													
135													
140													
144													
149	55												
153	54	55											
157	52	53	55										
162	50	52	53	54									
166	49	50	51	53	54	55							
171	48	49	50	51	52	54	55						
176	46	47	49	50	51	52	53	55					
181	45	46	47	48	50	51	52	53	54	55			
185	44	45	46	47	48	49	51	52	53	54	55		
189	43	44	45	46	47	48	49	50	51	53	54	55	
193	42	43	44	45	46	47	48	49	50	51	52	53	54
198	41	42	43	44	45	46	47	48	49	50	51	52	53
202	40	41	42	43	44	45	46	47	48	49	50	51	52
207	39	40	41	42	44	44	45	46	47	48	49	50	51
211	38	39	40	41	42	43	44	45	46	47	48	49	50
216	37	38	39	40	41	42	43	44	45	46	46	47	48
220	36	37	38	39	40	41	42	43	44	44	45	46	47
225	35	36	37	38	39	40	41	42	43	44	44	45	46
229	34	35	36	37	38	39	40	41	42	43	44	44	45
234	34	35	35	36	37	38	39	40	41	42	43	43	44
238	33	34	35	36	36	37	38	39	40	41	42	43	43
243	32	33	34	35	36	37	37	38	39	40	41	42	43
247	32	32	33	34	35	36	37	38	33	39	40	41	42
252	31	32	33	33	34	35	36	37	38	38	39	40	41
256	30	31	32	33	34	34	35	36	37	38	39	39	40
261	30	31	31	32	33	34	35	35	36	37	38	39	39
265	29	30	31	32	32	33	34	35	36	36	37	38	39
270	29	29	30	31	32	33	33	34	35	36	36	37	38

Taillen-minus-Handgelenksmaß (in Zentimeter)	121	122	123	124	126	127
Gewicht (in Pfund)						
108						
113						
117						
121						
126						
131						
135						
140						
144						
149						
153						
157						
162						
166						
171						
176						
181						
185						
189						
193	55					
198	54	55				
202	53	54	55			
207	52	53	54	55		
211	51	51	52	53	54	55
216	49	50	51	52	53	54
220	48	49	50	51	52	53
225	47	48	49	50	51	52
229	46	47	48	49	50	51
234	45	46	47	48	49	50
238	44	45	46	47	48	49
243	43	44	45	46	47	48
247	43	43	44	45	46	47
252	42	43	43	44	45	46
256	41	42	43	43	44	45
261	40	41	42	43	43	44
265	39	40	41	42	43	43
270	39	39	40	41	42	43

Tabelle 2

ANHANG C

Makronährstoff-Blöcke

Das Konzept der Makronährstoff-Blöcke bietet eine praxisorientierte Methode, um der Leistungsdiät entsprechende Gerichte zusammenzustellen. Im Anschluß folgt eine Liste mit den Mengenangaben verschiedener Eiweiß-, Kohlenhydrat- und Fettblöcke, die je eine Einheit bilden. Die Eiweißblöcke stehen für ungekochte Portionen. Obwohl günstige Kohlenhydrate in der Regel kaum blutzuckersteigernd sind, gibt es Ausnahmen (wie Eis und Kartoffelchips), die auch viel Fett enthalten.

Ich habe die Blöcke auf passende Mengen abgerundet, damit sie leicht in Erinnerung bleiben. Die Liste ist allerdings keineswegs vollständig.

Wenn Sie ein Leistungsgericht zusammenstellen, sollten Sie sich immer die wichtigste Regel in Erinnerung rufen: Halten Sie die Eiweiß-Kohlenhydrat-Blöcke in einem Verhältnis von 1:1.

Eiweißblöcke (7 Gramm pro Block)

• FLEISCH UND GEFLÜGEL

Besonders empfehlenswert

Hähnchenbrust	45 Gramm
Hähnchenbrust ohne Haut	30 Gramm
Putenbrust	45 Gramm
Putenbrust ohne Haut	30 Gramm
Kalbfleisch	30 Gramm

Empfehlenswert

Rinderhack (10 – 15% Fett)	45 Gramm
Mageres Rindfleisch	30 Gramm
Frühstücksspeck	30 Gramm
Hähnchen, rotes Fleisch ohne Haut	30 Gramm
Mageres Corned Beef	30 Gramm
Ente	45 Gramm
Gekochter Schinken	45 Gramm
Gekochter Schinken, mager	30 Gramm
Mageres Kalbfleisch	30 Gramm
Mageres Lammfleisch	30 Gramm
Mageres Schweinefleisch	30 Gramm
Schweinekotelett	30 Gramm
Puter, dunkles Fleisch ohne Haut	30 Gramm
Putenschinken	3 Scheiben

Weniger empfehlenswert

Roher Schinken	3 Scheiben
Fettes Rindfleisch	30 Gramm
Rinderhack (über 15% Fett)	45 Gramm
Hot dog (Schweine- oder Rinderfleisch)	1 Würstchen
Hot dog (Puten- oder Hähnchenfleisch)	1 Würstchen
Rinderleber	30 Gramm
Hähnchenleber	30 Gramm
Schweinewurst	2 Würstchen
Salami	30 Gramm

• FISCH UND MEERESFRÜCHTE

Barsch	45 Gramm
Fisch gekocht	45 Gramm
Calamari	45 Gramm
Wels	45 Gramm

Kabeljau	45 Gramm
Muscheln	45 Gramm
Krabbenfleisch	45 Gramm
Schellfisch	45 Gramm
Heilbutt	45 Gramm
Hummer	45 Gramm
Makrele*	45 Gramm
Lachs*	45 Gramm
Sardinen*	30 Gramm
Kammuschelfleisch	45 Gramm
Shrimps	45 Gramm
Snapper	45 Gramm
Schwertfisch	45 Gramm
Forelle	45 Gramm
Thunfisch (Filet)	45 Gramm
Dosenthunfisch, im eigenen Saft	30 Gramm

• EIER

Besonders empfehlenswert

Eiweiß	2
Eiersatz	1/4 Tasse

Weniger empfehlenswert

Ganzes Ei	1

• EIWEISSREICHE MILCHPRODUKTE

Besonders empfehlenswert

Fettarmer Käse	30 Gramm
Fettarmer Hüttenkäse	1/4 Tasse
Fettfreier Hüttenkäse	1/4 Tasse

* Reich an EPA.

Empfehlenswert	
Fettreduzierter Käse	30 Gramm
Mozzarella (entrahmt)	30 Gramm
Ricotta (entrahmt)	60 Gramm

Weniger empfehlenswert	
Hartkäse	30 Gramm

• VEGETARISCHE EIWEISSQUELLEN

Proteinpulver	10 Gramm
Soja Burger	1/2 Portion
Soja Hot dog	mit 1 Würstchen
Soja-Würstchen	2
Festes oder sehr festes Tofu	30 Gramm

• EIWEISS-KOHLENHYDRAT-MISCHUNG (beinhaltet je einen Block Eiweiß und Kohlenhydrate)

Fettarme Milch	1 Tasse
Tempeh	45 Gramm
Naturjoghurt	1/2 Tasse
Weiches Tofu	90 Gramm

Kohlenhydratblöcke (9 Gramm pro Block)

Günstige Kohlenhydrate (zu bevorzugen)

• GEKOCHTES GEMÜSE

Artischocke	1 mittelgroße
Spargel	12 Stangen
Schwarze Bohnen (Dose)	1/4 Tasse
Grüne Bohnen oder Wachsbohnen	1 Tasse

Pak Choi	3 Tassen
Brokkoli	1 Tasse
Rosenkohl	1 Tasse
Weißkohl	1 1/2 Tassen
Blumenkohl	1 1/2 Tassen
Kichererbsen	1/4 Tasse
Blattgemüse	1 Tasse
Aubergine	1 1/2 Tassen
Grünkohl	1 Tasse
Rote Bohnen (Dose)	1/4 Tasse
Lauch	1 Tasse
Linsen	1/4 Tasse
Pilze (gekocht)	1 Tasse
Okra, in Streifen geschnitten	1 Tasse
Zwiebeln (gekocht)	1/2 Tasse
Sauerkraut	1 Tasse
Spinat	1 Tasse
Mangold	1 Tasse
Steckrübenpüree	1 Tasse
Stielmus	1 1/2 Tassen
Winterkürbis	1 Tasse
Zucchini	1 Tasse

• ROHES GEMÜSE

Alfalfasprossen	7 1/2 Tassen
Bohnensprossen	3 Tassen
Brokkoli	2 Tassen
Weißkohl, feingeschnitten	2 Tassen
Blumenkohl	2 Tassen
Sellerie, in Scheiben	2 Tassen
Gurke	1
Gurke, in Scheiben	3 Tassen
Endivien oder Eskariol, feingeschnitten	5 Tassen

Grüne Paprika, feingeschnitten	1 1/2 Tassen
Eisbergsalat	1 Kopf
Römischer Salat, feingeschnitten	6 Tassen
Pilze, feingeschnitten	3 Tassen
Zwiebel, gehackt	1 Tasse
Radieschen, in Scheiben	2 Tassen
Salsa	1/2 Tasse
Zuckererbsen	1 Tasse
Spinat	4 Tassen
Spinatsalat (2 Tassen frischer Spinat, 1/4 Tasse rohe Zwiebeln, 1/4 Tasse frische Pilze, 1/4 Tasse frische Tomaten)	1
Tomaten, geschnitten	1 Tasse
Tomaten	2
Gemischter Salat (2 Tassen grüner Salat, 1/4 Tasse grüne Paprika, 1/4 Tasse Gurken, 1/4 Tasse frische Tomaten)	1
Eßkastanien	1/2 Tasse

- OBST
  (frisch, eingefroren oder aus der Dose, mit wenig Zucker)

Apfel	1/2
Apfelmus	1/4 Tasse
Aprikosen	3
Blaubeeren	1/2 Tasse
Brombeeren	1/2 Tasse
Netzmelone	1/4 Melone
Netzmelone, gewürfelt	1 Tasse
Kirschen	7

Früchtecocktail	1/2 Tasse
Grapefruit	1/2
Trauben	1/2 Tasse
Honigmelone, gewürfelt	1/2 Tasse
Kiwi	1
Zitrone	1
Limone	1
Nektarine	1/2
Orange	1/2
Orangen oder Mandarinen aus der Dose	1/3 Tasse
Pfirsich	1
Pfirsich aus der Dose	1/2 Tasse
Birne	1/3
Ananas, gewürfelt	1/2 Tasse
Pflaume	1
Himbeeren	2/3 Tasse
Erdbeeren	1 Tasse
Mandarine	1
Wassermelone, gewürfelt	1/2 Tasse

• GETREIDE

Hafergrütze, bei niedriger Temperatur gekocht*
1/3 Tasse (gekocht) oder 15 Gramm (trocken)

Ungünstige Kohlenhydrate (in Maßen zu genießen)

• GEKOCHTES GEMÜSE

Rote Bete, in Scheiben	1/2 Tasse
Karotten, in Scheiben	1/2 Tasse
Mais	1/4 Tasse
Limabohnen	1/4 Tasse

* Enthält GLA.

Pastinake	1/3 Tasse
Erbsen	1/3 Tasse
Wachtelbohnen aus der Dose	1/3 Tasse
Kartoffeln, gebacken	1/3 Tasse
Kartoffeln, gekocht	1/3 Tasse
Pommes frites	5 Stück
Kartoffelpüree	1/5 Tasse

• OBST

Banane	1/3
Datteln	2
Feigen	1
Guave, gewürfelt	1/2 Tasse
Kumquat	3
Mango, in Scheiben	1/3 Tasse
Papaya, gewürfelt	1/2 Tasse
Backpflaumen	2
Rosinen	1 TL

• OBSTSÄFTE

Apfelcidre	1/3 Tasse
Apfelsaft	1/4 Tasse
Fruchtsaft, gemischt	1/4 Tasse
Traubensaft	1/2 Tasse
Grapefruitsaft	1/3 Tasse
Zitronensaft	1/3 Tasse
Limonade	1/3 Tasse
Orangensaft	1/3 Tasse
Ananassaft	1/4 Tasse
Tomatensaft	3/4 Tasse
Multivitaminsaft	3/4 Tasse

• BROT UND GETREIDE

Brötchen (klein)	1/4
Keks	1/4
Vollkornbrot	1/2 Scheibe
Weißbrot	1/2 Scheibe
Paniermehl	15 Gramm
Grissini	1
Buchweizen, ungekocht	15 Gramm
Bulgur, ungekocht	15 Gramm
Getreideflocken, ungekocht	15 Gramm
Maisbrot	1 Stück
Maisstärke	4 TL
Couscous	15 Gramm
Croissant, ohne Füllung	1/4
Croutons	15 Gramm
Granola	15 Gramm
Maisgries, gekocht	1/3 Tasse
Hirse	15 Gramm
Eiernudeln, gekocht	1/4 Tasse
Pfannkuchen (∅ 10 cm)	1/2
Hartweizennudeln, gekocht	1/4 Tasse
Popkorn, fertig geröstet	2 Tassen
Vollkornreis, gekocht	1/5 Tasse
Weißer Reis, gekocht	1/5 Tasse
Reiswaffel	1
Brötchen	1/2 kleines
Brötchen (Hamburger)	1/4
Maistortilla (∅ 15 cm)	1
Waffel	1/2

• ANDERE

Grillsauce	2 EL
Schokoriegel	1/4
Ketchup	2 EL
Cocktailsauce	2 EL

Kräcker (Vollkorn)	1
Kräcker (gesalzen)	4
Honig	1/2 EL
Premium Eiskrem	1/6 Tasse
Eiskrem, normale	1/4 Tasse
Marmelade oder Gelee	2 TL
Sirup	1 1/2 EL
Kartoffelchips	15 Gramm
Salzbrezel-Gebäck	15 Gramm
Mixed Pickles	4 TL
Zucker, brauner	1 1/2 TL
Puderzucker	1 EL
Kristallzucker	2 TL
Ahornsirup	2 TL
Pfannkuchensirup	2 TL
Teriyaki-Sauce	15 Gramm
Tortilla Chips	15 Gramm

Fettblöcke (zirka 1,5 Gramm pro Block)

Besonders empfehlenswert
(reich an ungesättigten Fetten)

Mandeln, gehackt	1 TL
Avocado	1/2 EL
Macadamianuß	1
Olivenöl	1/3 TL
Olivenöl und Essigdressing	1 TL
Oliven	3
Erdnußbutter pur	1/2 TL
Erdnußöl	1/3 TL
Erdnüsse	6
Tahin	1/2 EL

Empfehlenswert (wenig gesättigte Fette)

Mayonnaise, leicht	1 TL
Mayonnaise, normal	1/3 TL
Sesamöl	1/3 TL
Sojaöl	1/3 TL
Walnüsse	1/2 TL

Wenig empfehlenswert (reich an gesättigten Fetten)

Butter	1 TL
Sahne	1/2 EL
Rahmkäse	1 TL
Rahmkäse, leicht	2 TL
Schweineschmalz	1/3 TL
Sauerrahm	1/2 EL
Sauerrahm, leicht	1 EL
Pflanzenfett	1/3 TL

ANHANG D

Leistungsdiät-Rezepte

Gourmetküche im Rahmen der Leistungsdiät ist kein Problem. Mit Hilfe von Jeannette Pothier und Ann Rislove können Sie sehr interessante »Leistungsgerichte« zubereiten.

Jeannette ist Profiköchin und Ausbilderin und arbeitete zehn Jahre mit einer bekannten Küchenchefin zusammen. Dann hatte sie selbst einen solchen Posten inne. Sie unterrichtete auch am *Collège Luberon* in Aix-en-Provence.

Pochierter Schellfisch mit warmen grünen Bohnen und Artischocken (4 Personen, 3 Eiweißblöcke pro Person)

Schellfisch und ähnliche Fischfiletarten können im Backofen zubereitet, gebraten oder pochiert werden. Beim Pochieren wird mit Flüssigkeit gegart, was den Fisch sehr saftig und zart werden läßt. Aus der Flüssigkeit wird eine einfache, schmackhafte helle Sauce zubereitet.

1 Tasse Wasser
1/2 Tasse feingeschnittene Zwiebel
2 Tassen fettarme Milch
1/4 TL Meersalz, Pfeffer
4 Schellfischfilets zu je 120 Gramm

Sauce:
1 1/2 EL Butter
1 1/2 EL Mehl
1 Tasse Pochierflüssigkeit
20 weiße Trauben (nach Wahl)

Wasser und Zwiebel in einer großen Pfanne, wenn möglich aus rostfreiem Stahl oder emailliertem Gußeisen, zum Kochen bringen. Milch, Salz und Pfeffer sowie die Fischfilets zugeben. Bei geringer Hitze 5 bis 6 Minuten durchgaren lassen. Die Filets dann auf einer vorgewärmten Platte warmhalten.

Die Garflüssigkeit bei mittlerer Hitze auf die Hälfte herunterkochen lassen und in der Zwischenzeit die Sauce vorbereiten. Die Butter in einem kleinen Topf bei mittlerer Hitze zerlassen, Mehl zugeben und unter Rühren eine Minute durchschwitzen lassen. Eine halbe Tasse der Pochierflüssigkeit unterrühren. Die Sauce dickt sofort an. Die restliche Flüssigkeit unter ständigem Rühren zugeben. Dann die entkernten Trauben hineingeben und die Sauce aufkochen lassen. Abschmecken und die warmen grünen Bohnen und Artischocken mit der Sauce über den Fisch geben. Mit Petersilie garnieren.

Grüne Bohnen und Artischocken (4 Personen)

Marinade:
3 EL Zitronensaft
1/3 Tasse roter Weinessig
1/4 Tasse Olivenöl
gehackte Kräuter
Petersilie und Schnittlauch

540 Gramm zarte grüne Bohnen
1 Tasse abgetropfte Artischockenherzen
1 EL Olivenöl
1/2 Tasse gehackte Petersilie

1/4 Tasse gehackter Schnittlauch
2 EL gemahlenes Piment (nach Wahl)

Bereiten Sie die Marinade zu. Bohnen und Artischockenherzen darin schwenken und das Ganze in einem Glasbehälter im Kühlschrank bis zur Verwendung kalt stellen.

Die Marinade gut abtropfen lassen. In einer großen Pfanne 1 EL Olivenöl erhitzen, die Bohnen und Artischockenherzen darin schwenken, bis sie gut durchgewärmt sind (3 bis 4 Minuten). Petersilie und Schnittlauch zugeben; zum Schluß 2 EL Piment zur Abrundung hinzufügen. Zusammen mit dem pochierten Schellfisch sofort servieren.

Lamm mit Knoblauchkäse und Vegetarischer »Pasta« (4 Personen, 4 Eiweißblöcke pro Person)

8 Lammkoteletts (Keule)
2 TL Olivenöl
1 Tasse trockener Rotwein
3 Knoblauchzehen, vorgebacken
1 EL ungesalzene Butter
30 Gramm Ziegenkäse
6 Zweige gehackte Petersilie, 4 Zweige zum Garnieren.

Den Fettrand von den Koteletts schneiden und sie quer aufspießen, damit sie gleichmäßig anbraten. In einer schweren Pfanne (emailliertes Gußeisen oder rostfreier Stahl) das Öl erhitzen und je vier Koteletts hineinlegen. Eine Seite bräunen, wenden und angebratene Seite salzen. Andere Seite bräunen, so daß das Fleisch innen rosa ist. Die fertigen Koteletts auf einen Teller geben, die übrigen braten und dazugeben.

Das Öl abgießen, mit Rotwein ablöschen. Auf mittlerer Hitze kochen, bis der Wein langsam auf die Hälfte reduziert ist. Die vorgebackenen Knoblauchzehen in einer Knoblauchpresse zerdrücken und mit der Butter in die Pfanne geben.

Wenn nötig, mit Salz und Pfeffer abschmecken. Pro Person zwei Koteletts mit etwas Sauce und übrigem Saft vom Teller servieren. Den Käse darübergeben, mit feingehackter Petersilie bestreuen und den Petersilienzweigen garnieren. Zusammen mit Vegetarischer »Pasta« servieren.

Vegetarische »Pasta« (4 Personen)

Kürbis und Zucchini, mit einem Schälmesser in schmale, lange Streifen geschnitten, bieten zu Geflügel oder Lammgerichten anstelle von Nudeln eine schöne Abwechslung.

2–3 mittelgroße Zucchini (Verwenden Sie nur zarte Zucchini. Das Innere können Sie für eine Suppe verwenden.)
1/2 kleiner Kürbis
2–3 mittelgroße Karotten
1 EL Butter oder Olivenöl
1/4 Tasse feingehacktes Basilikum
1/4 Tasse feingehackte Petersilie
Salz
frisch gemahlener Pfeffer

Zucchini und Kürbis waschen. Karotten waschen und schälen. Mit einem Schälmesser die Zucchini, den Kürbis und die Karotten in lange Streifen schneiden; die Mitte der Karotten nicht verwenden. Alles beiseite stellen.

Butter oder Öl auf Mittelhitze in einer schweren Pfanne aus rostfreiem Stahl oder im Wok erhitzen. Die Gemüsestreifen hinzufügen: Zuerst Karotten für 2–3 Minuten anbraten, dann Kürbis und Zucchini zugeben, 3–4 Minuten anbraten und Pfanne hin und wieder schwenken. (Mit Olivenöl erreichen Sie einen höheren Hitzegrad.) Salz, Pfeffer und gehackte Kräuter zufügen. Sofort mit den Lammkoteletts servieren.

Gegrillter Schwertfisch mexikanisch mit mexikanischem Holiday Salat (4 Personen, 4 Eiweißblöcke pro Person)

Marinade:
1 kleine, feingehackte Zwiebel
1 zerdrückte oder feingehackte Knoblauchzehe
1/3 Tasse Limonensaft
8–12 Streifen eingelegte Chilischoten
1/2 Tasse gehackter Koriander
1 TL Olivenöl
2 Tassen Wasser
750 Gramm Schwertfischfilets (in drei 250 Gramm Portionen, 1,5–2 cm dick)

Die Filets in eine feuerfeste Glasform (zirka 33 x 23 x 5 Zentimeter) geben. In einer gesonderten Glasschüssel die Marinadezutaten vermischen und den Fisch damit übergießen. Die Stücke wenden, damit jedes Stück rundherum mariniert ist. Die Schüssel zugedeckt für mindestens eine Stunde im Kühlschrank kalt stellen; das Aroma gewinnt, wenn die Marinade über Nacht einziehen kann.

Zum Grillen die Filets aus der Marinade nehmen und alle Gewürze gut abreiben, da sie beim Grillen anbrennen und einen bitteren Geschmack geben. Den kalten Bratrost dünn mit Olivenöl ausstreichen und auf mittlere Hitze vorwärmen. Sollen die Filets medium sein, auf jeder Seite zirka 4 Minuten grillen; wenn Sie sie durchgebraten bevorzugen, 5 bis 6 Minuten. Sofort servieren. Als Beilage: Mexikanischer Holiday Salat.

Mexikanischer Holiday Salat (4 Personen)

Frischer Kopfsalat (Eisbergsalat oder Römischer Salat)
Rote Bete, in Scheiben (580 ml-Glas)
2 Orangen
1 Mango
1/2 Tasse Limonensaft
2 rote Äpfel
Ananasscheiben (große Dose)
2 Bananen
1/2 Tasse ungeröstete Erdnüsse

Dressing:
Leichte Mayonnaise
Saft der Ananas

Salat waschen und zerteilen. Die ganzen Blätter auf eine große, runde Servierplatte legen. Die abgetropfte Rote Bete als äußeren Rand auf den Salat legen.

Die Orangen schälen und die weiße Haut gut entfernen. In Querrichtung (wie Speichenmuster) in Scheiben schneiden. Die Mango schälen und in dünne Scheiben schneiden. Die Scheiben in den Limonensaft tunken und mit den Orangenscheiben abwechselnd als Ring auf der Platte arrangieren.

Das Kerngehäuse der Äpfel entfernen, jedoch nicht schälen. In dünne Ringe schneiden und in den Limonensaft tauchen. Die Ananasscheiben abtropfen lassen und den Saft aufheben. Apfelringe und Ananasscheiben als zweiten Ring anordnen.

Bananen schälen und in gut ein Zentimeter breite Scheiben schneiden, in den Limonensaft tunken und in die Salatmitte legen.

Bananen mit den Erdnüssen bestreuen.

Mayonnaise und Ananassaft zu gleichen Teilen mischen. Kurz vor dem Servieren über den Salat verteilen. Der Salat hält sich im Kühlschrank etwa eine Stunde.

(Schöne Variante: Kokosnußbananen. Dafür tauchen Sie die Bananenscheiben nacheinander in den Limonensaft und lassen den Rest abtropfen. Die Scheiben erst in Sauerrahm oder Joghurt wenden, dann in ungesüßten Kokosraspeln. Schmeckt köstlich!) Zusammen mit dem gegrillten Schwertfisch servieren.

Käseomelett (1 Person, 4 Eiweißblöcke pro Person)

1 ganzes Ei und 3 Eiweiß oder 1 Tasse Eischnee
Salz und frisch zerstoßener, weißer Pfeffer
Olivenöl
30 Gramm Gouda
1 Petersilien- oder Korianderzweig
1/2 Tasse kleingeschnittene Tomate
oder 1/4 Tasse pikante Sauce

Eier in einem Meßglas schlagen, bis sie leicht weißlich werden; Salz und Pfeffer zugeben. Pfanne dünn mit Olivenöl ausstreichen und auf Mittelhitze erwärmen. Die Eimischung hineingeben und zirka 30 Sekunden anbraten. Den Rand des Omeletts mit einem Wender heben und die Eiflüssigkeit um den Rand laufen lassen. Solange anbraten, bis das Ei stockt, aber noch feucht ist. Den Käse über die Mitte des Omeletts verteilen. Das Omelett zweimal falten und auf einen Teller geben.

Mit Petersilie und frisch geschnittener Tomate oder pikanter Sauce und Koriander dekorieren.

Mit 2 Scheiben Roggentoast mit Butter servieren.

Nudelsalat mit Thunfisch, Artischocke und grünen Bohnen (8 Personen, 3 Eiweißblöcke pro Person)

Vinaigrette:
Salz und frisch zerstoßener Pfeffer
1/4 Tasse roter Weinessig
1/4 Tasse Walnußöl
1/4 Tasse Olivenöl
1/2 Tasse feingehackte Petersilie
1/4 Tasse feingehackter Schnittlauch

540 Gramm gekochte grüne Bohnen (frisch oder tiefgekühlt), geschnitten
4 Tassen Bambussprossen
4 Tassen geschnittene Eßkastanien
1 Dose Artischockenherzen
4 Tassen gekochte Spiralnudeln
720 Gramm Thunfisch im eigenen Saft (6 kleine Dosen)
1 Kopfsalat
gehackte Petersilie

In einer Glasschale den Essig mit Salz und Pfeffer verrühren, bis sich das Salz auflöst. Andere Zutaten nacheinander unterrühren und gut mischen. Die Vinaigrette beiseite stellen.

Bohnen in der Mikrowelle zirka 6 bis 8 Minuten erhitzen, bis sie zart sind. Bambussprossen, Kastanien und Artischockenherzen in einem Sieb abtropfen lassen und unter kaltem Wasser abspülen. Nochmals abtropfen lassen und beiseite stellen. Die Nudeln kochen, mit kaltem Wasser abspülen, abtropfen lassen und 4 Tassen abmessen. Den Thunfisch abtropfen lassen und zerteilen. In einer großen Schale Gemüse, Nudeln, Thunfisch und Vinaigrette gut vermengen. Im Kühlschrank marinieren lassen.

Den Salat auf einer großen, mit Salatblättern ausgelegten Platte servieren und die frisch gehackte Petersilie darüberstreuen. Restliche Vinaigrette über den Salat träufeln.

Guacamole
(2 Fettblöcke pro Eßlöffel)

Fajitas eignen sich hervorragend zum Zubereiten von Leistungsgerichten und bieten eine herrliche Möglichkeit, die Speisen mit ungesättigten Fetten (wie Guacamole) zu ergänzen. Beginnen wir mit einem Rezept für Guacamole.

1 reife Avocado
Zitronensaft
Salz und frisch gemahlener weißer Pfeffer

Kaufen Sie eine reife Avocado ohne Flecken. Zum Nachreifen gibt man Avocados für ein oder zwei Tage in eine Papiertüte und legt sie an einen warmen Ort.

Die Avocado der Länge nach halbieren, schälen und Kern entfernen. Die Avocado in einer Glasschüssel zusammen mit dem Zitronensaft, Salz und Pfeffer zu einem Brei zerdrücken.

Bis zum Verzehr zugedeckt im Kühlschrank aufbewahren. (Variante: Etwas kleingeschnittene Tomate und Zwiebel hinzufügen.)

Garnelen-Fajitas (4 Personen, 3 Eiweißblöcke pro Person)

1 knappes Pfund frische geschälte Garnelen (32–40 Stück)
6 EL Limonensaft (aus der Flasche)
Salz und Pfeffer
1 grüne Paprika, geviertelt, ohne Gehäuse
1 rote Paprika, geviertelt, ohne Gehäuse
1 Speisezwiebel, in Ringe geschnitten (zirka 1/2 cm), für 2 Minuten bei hoher Einstellung in der Mikrowelle erhitzen, nach 1 Minute wenden
1 1/2 EL Olivenöl
4 Tortillas (∅ zirka 20 cm)

Beigaben:
2 Tassen feingeschnittene, entkernte Tomaten (1/2 Tasse pro Portion)
1/2 Tasse Salsa (2 EL pro Portion)
1/2 Tasse Guacamole (2 EL pro Portion)

Die ungekochten Garnelen, Limonensaft, Salz und Pfeffer in eine Glasschale geben und mit Wasser bedecken. Mit Plastikfolie abdichten und für drei Stunden oder über Nacht im Kühlschrank aufbewahren.

Garnelen aus der Schale nehmen. Eine große Pfanne stark erhitzen, Olivenöl und Garnelenflüssigkeit zugeben und auf die Hälfte einkochen lassen. Paprika und Zwiebel zugeben und für 3–4 Minuten kochen. Garnelen beimischen und unter Rühren kurz erwärmen. Nicht zu lange kochen! Von der Platte nehmen und zusammen mit den Beigaben und Tortillas sofort servieren.

Hähnchen-Fajitas (4 Personen, 3 Eiweißblöcke pro Person)

350 Gramm Hähnchenbrust ohne Knochen
6 EL Limonensaft (aus der Flasche oder frisch gepreßt)
Salz und frisch gemahlener Pfeffer
1/4 Tasse Wasser
1 grüne Paprika, geviertelt, ohne Gehäuse
1 rote Paprika, geviertelt, ohne Gehäuse
1 Zwiebel, in Ringe geschnitten (zirka 1/2 Zentimeter), für 2 Minuten bei hoher Einstellung in der Mikrowelle erhitzen, nach 1 Minute wenden
4 Tortillas (∅ zirka 20 cm)

Beigaben (pro Person):
1/2 Tasse feingeschnittene Tomaten
2 EL Salsa
2 EL Guacamole

Hähnchenbrust gegen den Faserlauf in gut ein Zentimeter breite Streifen schneiden. Mit Salsa, Limonensaft, Salz und Pfeffer in eine Glasschale geben und mit Wasser bedecken. Mit Plastikfolie abdichten und über Nacht im Kühlschrank ziehen lassen.

Hähnchenflüssigkeit in eine große, stark erhitzte Pfanne geben und auf die Hälfte herunterkochen lassen. Hähnchenstreifen zugeben und mit einem breiten Wender regelmäßig drehen. Wenn das Fleisch weißlich wird, aber noch nicht durchgekocht ist, Paprika und Zwiebel zugeben. Weiter unter leichtem Rühren durchkochen, bis die Flüssigkeit verdampft ist und zu brutzeln beginnt. Nochmals umrühren und vom Herd nehmen. Mit Beigaben und Tortillas servieren.

Lachsmousse mit Gurkensalat (5 Personen, 3 Eiweißblöcke pro Person)

480 Gramm Räucherlachs
90 Gramm fettarmer Frischkäse
1 Päckchen Gelatine
1 EL frischer, gehackter Dill
Kopfsalat
Schwarze Oliven

Lachs von Gräten und Haut entfernen, mit Frischkäse in einen Mixer geben und pürieren.

Gelatine unterdessen in einer kleinen Schale mit 1/4 Tasse Wasser anfeuchten und in der Mikrowelle bei hoher Einstellung 30 bis 40 Sekunden erhitzen, bis sie sich aufgelöst hat. Unter die Lachsmischung geben, Dill hinzufügen und nochmals durchmischen.

Die Mousse löffelweise in eine kleine Fischform oder andere Form geben und leicht mit Olivenöl bestreichen. Gut hineindrücken, damit keine Luftbläschen bleiben. Mit Plastikfolie bedecken und für drei Stunden oder über Nacht im Kühlschrank aufbewahren.

Eine Fischplatte am Rand mit Salatblättern auslegen, die Mousse aus der Form nehmen und auf die Platte geben. Mit zwei schwarzen Olivenspalten dekorieren. Zusammen mit Gurkensalat servieren.

Gurkensalat
(entspricht etwa 4 Portionen à 2 Tassen)

6 Gurken
1 1/2 Tassen Apfelessig
2 1/2 Tassen warmes Wasser
1/3 Tasse Zucker
4 EL Salz
2 EL Senf
3 EL Dillspitzen
4 mittelgroße Einmachgläser mit breitem Rand

Gurken mit einer Gemüsebürste gut abwaschen. In hauchdünne Scheiben schneiden.

Essig, warmes Wasser, Zucker, Salz und Senf mischen, bis Zucker und Senf sich ganz aufgelöst haben.

Eine Schicht Gurkenscheiben in die Einmachgläser geben und mit wenig Dill bestreuen. Abwechselnd eine Schicht Gurkenscheiben und Dillspitzen in die Gläser geben, bis sie fast voll sind. In jedes Glas eine Tasse Flüssigkeit gießen. Falls notwendig, so viel Wasser zufügen, bis die Gurkenscheiben bedeckt sind. Die Einmachgläser gut verschließen und in den Kühlschrank stellen. Nach 24 Stunden sind sie verzehrbar. Die Gurken halten sich im Kühlschrank 2 bis 3 Wochen. Servieren Sie pro Portion Lachsmousse 2 Tassen Gurkensalat.

Schnelle Küche in der Leistungsdiät

Die Feinschmeckerküche braucht natürlich Zeit, und genau darin liegt das größte Problem, um eine Leistungsdiät einzuhalten. Um Abhilfe für dieses Problem zu schaffen, ist ein geniales Computerprogramm erstellt worden, das auf den vorgestellten Nahrungsblöcken aufbaut und für mehrere Wochen Gerichte bereithält. Es ist fast so, als würden Sie in einem Restaurant ein Leistungsgericht bestellen, das speziell für Sie zusammengestellt wurde, denn jedes Gericht ist genau auf die für Sie erforderlichen Eiweißblöcke ausgerichtet. In der Regel brauchen Frauen 3 Eiweißblöcke pro Mahlzeit, Männer hingegen 4. In der folgenden Auflistung finden Sie einige dieser computererstellten Leistungsgerichte, wobei jedes 4 Eiweißblöcke enthält.

• FRÜHSTÜCK

Frühstücksquesadilla
1 Mehltortilla (∅ zirka 15 cm)
60 Gramm geriebener, fettarmer Hartkäse
60 Gramm feingeschnittener, sehr magerer Frühstücksspeck oder gekochter Schinken mit feingeschnittenen Schalotten, grünem Paprika und Tomate
2 EL Guacamole
1 Tasse Trauben als Beilage

Haferschleim
2/3 Tasse gekochter Haferschleim mit Zimt und Muskat bestreut
3 TL Mandelblättchen
1 Tasse fettarme Milch
90 Gramm sehr magerer Frühstücksspeck
1/2 Tasse Blaubeeren als Beilage

Bauerneier
1 ganzes Ei

2 Eiweiß mit feingehackter Zwiebel, grünem Paprika, Tomate, Chilipulver und Koriander
60 Gramm fettarmer Käse
1 Scheibe Vollkornbrot
1 1/3 TL Butter
1 Tasse gewürfelte Honigmelone als Beilage

Vegetarischer Haferschleim
2/3 Tasse gekochter Haferschleim mit Zimt und Muskat bestreut
1 EL Proteinpulver
1 Tasse Sojamilch
3/8 Tasse ungesüßtes Apfelmus
4 Sojawürstchen
1/2 Scheibe Vollkornbrot
2 TL Erdnußbutter pur

Rührreier à la Florentine
1 ganzes Ei
4 Eiweiß mit feingehackten Zwiebeln und Pilzen
1 1/3 Tassen sautierter Spinat
30 Gramm fettarmer, feingeschnittener Mozarella
1 Tasse Fruchtcocktail »light« aus der Dose als Beilage

Brötchen mit Lachs
1 einfaches Brötchen
90 Gramm Räucherlachs
3 EL leichten Rahmkäse

• MITTAGESSEN

Schinken-Sandwich mit Salat und Tomaten
1 Scheibe Vollkornbrot
60 Gramm sehr magerer roher Schinken mit Salat, Tomatenscheiben und einer Dillgurke sowie 30 Gramm fettarmer Käse
1/2 Tasse fettarmer Naturjoghurt mit 1/2 Tasse Pfirsiche aus der Dose zum Nachtisch

Thunfisch-Sandwich mit Salat
1 kleines Stück Pittabrot
120 Gramm Thunfisch im eigenen Saft (abgetropft) mit Salat, Tomatenscheibe und 1 Dillgurke
4 TL leichte Mayonnaise
1 Tasse Trauben zum Nachtisch

Salatplatte
270 Gramm gekochtes, abgekühltes und zerdrücktes Tofu mit feingehackten Schalotten, Petersilie, Paprika und Knoblauchsalz
4 TL leichte Mayonnaise
1 Stück Pittabrot
1/2 Kopfsalat und Tomatenscheiben
1/2 Tasse fettarmer Naturjoghurt
1 Pfirsich zum Nachtisch

Caesar-Salat mit Brathähnchen
120 Gramm zerpflückte Brathähnchenbrust auf einem großen gemischten Salat angerichtet
1 EL Caesar-Dressing
2 TL Olivenöl-Essig-Dressing
1/2 Grissini
1 Apfel zum Nachtisch

Vegetarischer Hamburger
1 Sojafrikadelle
20 Gramm fettarmer Käse
1/2 Hamburger-Brötchen mit Salat, Tomatenscheibe und Dillgurke
1 großer gemischter Salat
4 TL Olivenöl-Essig-Dressing
1/4 Tasse fettarmer Hüttenkäse
1 dicke Pflaume zum Nachtisch

Chili con carne
130 Gramm mageres zerkleinertes Fleisch (Rind oder Puter)

Fleisch mit gehackten Zwiebeln, feingeschnittenen Pilzen, grünem Paprika, Chilipulver, Oregano und Salz bräunen, folgendes hinzufügen:
1 1/3 TL Olivenöl
1/2 Dose weiße Bohnen
1 1/2 Tassen zerdrückte Dosentomaten
30 Minuten leicht kochen lassen, bis die Bohnen weich sind.
30 Gramm geriebenen fettarmen Hartkäse zum Bestreuen

Meeresfrüchte-Salat
180 Gramm Garnelen, Hummer oder Krabbenfleisch mit feingeschnittenem Sellerie und Zwiebeln
4 TL leichte Mayonnaise
1 großer gemischter Salat
1 Karotte, in Streifen geschnitten
1/2 kleine Pitta
1/2 Orange zum Nachtisch

• ABENDESSEN

Schweinemedaillons mit Apfel
120 Gramm sautierte Schweinemedaillons mit Rosmarin, Dijonsenf und 2 TL Weißwein
1 in Scheiben geschnittener Apfel
1 1/4 Tassen gedämpfter Brokkoli
1 großer gemischter Salat
4 TL Olivenöl-Essig-Dressing

Gegrillter Zitronenlachs
180 Gramm gegrillte Lachsfilets mit Zitrone und Pilzscheiben
1 geröstete Tomate, halbiert und mit 1 TL geriebenem Parmesan bestreut
1 Tasse gedämpfte grüne Bohnen
1 großer Spinatsalat
4 TL Olivenöl-Essig-Dressing
1/2 Tasse blaue Trauben zum Nachtisch

Gebratenes Ingwerhähnchen
120 Gramm Hähnchenbrust, in Streifen geschnitten, mit gehackten Zwiebeln, rotem und grünem Paprika, Pilzen und geriebenem Ingwer
1 1/4 Tassen feingeschnittener Brokkoli
1 1/4 Tassen feingeschnittener Blumenkohl
3/4 Tasse Zuckererbsen
1 1/3 Tassen Erdnußöl
1 Tasse Erdbeeren zum Nachtisch

Kalbspaprika
120 Gramm magere Kalbskoteletts, gut geklopft
Kalbfleisch mit Zwiebelringen in Pflanzenöl anbräunen, mit Paprika, Knoblauchpulver, Cayennepfeffer und Salz würzen. Vermouth zugeben und bei wenig Hitze leicht kochen lassen, bis das Fleisch zart ist.
1 1/3 Tassen gedämpfter Spinat
1 großer gemischter Salat
3 EL Olivenöl-Essig-Dressing
1 Apfel zum Nachtisch

Gebratenes Tofu
350 Gramm gewürfeltes Tofu mit gehackter Zwiebel, rotem und grünem Paprika, Pilzen und Sojasoße
2 1/2 Tassen feingeschnittener Brokkoli
3/4 Tasse Zuckererbsen
1 1/3 TL Erdnußöl
1/3 Tasse Wasser
1 Tasse gewürfelte Netzmelone zum Nachtisch

Garnelen
150 Gramm sautierte Garnelen mit gehackten Zwiebeln, grünem Paprika, Knoblauch und Salz in 1/3 Tasse trockenem Weißwein und 1 TL Zitronensaft
2 1/2 Tassen gedämpfter Brokkoli
1 großer gemischter Salat
3 TL Olivenöl-Essig-Dressing
1 Orange zum Nachtisch

Hähnchen-Curry
120 Gramm sautierte Hähnchenbrust mit gehacktem Knoblauch, Zwiebeln und Paprika
1 Tomate, geachtelt
1 Tasse grüne Bohnen
1 großer gemischter Salat
4 TL Olivenöl-Essig-Dressing
1/2 Tasse Trauben zum Nachtisch

Kochen leicht gemacht

Wie ich selbst ist nicht jeder ein begnadeter Koch. Meine Kochkünste beispielsweise beschränken sich größtenteils auf das An- und Ausschalten der Mikrowelle. Deshalb nehme ich meist tiefgefrorene, leicht zu kochende Gerichte, die in den meisten Supermärkten zu finden sind und der Leistungsdiät relativ gut entsprechen, wenn sie ohne weitere Zugaben gegessen werden.

Aus praktisch jedem tiefgefrorenen Fertiggericht kann man unter entsprechender Zugabe von Proteinen (wenn es zu viele Kohlenhydratblöcke im Verhältnis zu den Eiweißblöcken enthält) oder Gemüse beziehungsweise Obst (wenn das Fertiggericht zu viele Proteinblöcke im Verhältnis zu den Kohlenhydratblöcken hat) ein der Leistungsdiät entsprechendes Essen machen. Fügen Sie das Richtige hinzu, und Sie haben ein Leistungsgericht.

Sie sollten allerdings stets in Erinnerung behalten, daß tiefgefrorene Fertiggerichte wenig Mikronährstoffe enthalten.

Fast Food und Leistungsdiät

Wenn Ihnen selbst die Mikrowelle zuviel ist, können Sie immer noch in Fast Food-Restaurants relativ angemessene Leistungsgerichte bekommen. Fast Food-Gerichte haben meist mehr Fett als erwünscht (besonders Hamburger), aber das muß man der Bequemlichkeit halber in Kauf nehmen.

Hähnchengerichte beinhalten immer weniger Fett als Rindfleischgerichte. Mikronährstoffe können Sie dabei natürlich vergessen. Hier eine kleine Auswahl.

Burger King
Chicken Sandwich (*3 Eiweißblöcke*)
Einfacher Hamburger (*3 Eiweißblöcke*)

McDonald's
McChicken Sandwich (*3 Eiweißblöcke*)
Lean Deluxe (ohne Käse) (*3 Eiweißblöcke*)
McMuffin (*2 Eiweißblöcke*)
2 kleine einfache Hamburger (nehmen Sie nur den Belag, und lassen Sie 1 Brötchen weg, *3 Eiweißblöcke*)

Schnellgerichte

Fehlt Ihnen sogar die Zeit, ins Fast-food-Restaurant zu gehen? Versuchen Sie es mit den folgenden Schnellgerichten.

- FRÜHSTÜCK

1 1/3 Tassen Haferschleim mit 1 Tasse fettarmem Hüttenkäse (*4 Eiweißblöcke*)
1 Tasse Haferschleim ergänzt durch 2 EL Proteinpulver (erst nach dem Kochen zugeben) (*4 Eiweißblöcke*)
4-»Ei«-Omelett (4 Eiweiß) und 2 Tassen Erdbeeren (*2 Eiweißblöcke*)

- MITTAGESSEN

120 Gramm Putenbrust oder Thunfisch mit 1 TL Mayonnaise und 2 Scheiben Roggenbrot (*3 Eiweißblöcke*)

- ABENDESSEN

120 Gramm Hähnchenbrust, 1 Tasse gekochter Brokkoli, 1 Orange, 1 großer Salat mit 1 EL Olivenöl-Essig-Dressing (*4 Eiweißblöcke*)

Snacks

Zwischenmahlzeiten sind ein wichtiger Aspekt für das erfolgreiche Einhalten einer Leistungsdiät, da sie es Ihnen ermöglichen, nicht länger als fünf Stunden ohne ein der Diät entsprechendes Essen zu bleiben. Die folgende Liste nennt einige einfache Snacks mit der richtigen Kombination an Makronährstoffen.

Hüttenkäse und Obst sowie Naturjoghurt bieten sich dafür an:
- 1/4 Tasse fettarmer Hüttenkäse und 1/2 Stück Obst (*1 Eiweißblock*)
- 1 Tasse fettarmer Joghurt ohne Frucht- oder Zuckerzusatz (*1 Eiweißblock*)

Schlemmen

Selbst einem köstlichen, kalorienreichen Nachtisch darf man frönen, wenn man die entsprechende Menge Protein zugibt. Man sollte zwar den Eicosanoid-»Schaden« nicht vergessen, aber übertreiben sollte man es auch nicht.

- 1/2 Tasse Häagen-Dazs Eiskrem, dazu 1 Tasse fettarmer Hüttenkäse oder 120 Gramm Putenscheiben (*4 Eiweißblöcke*)
- 1 Snickers, dazu 2/3 Tassen fettarmer Hüttenkäse oder 120 Gramm Putenscheiben (*3 Eiweißblöcke*)
- 1 Flasche Bier, dazu 1/2 Tasse fettarmer Hüttenkäse oder 120 Gramm Putenscheiben (*2 Eiweißblöcke*)
- 1 kleines Stück Cremetorte, dazu 1 Tasse fettarmer Hüttenkäse oder 120 Gramm Putenscheiben (*4 Eiweißblöcke*)

ANHANG E

Berechnung Ihres täglichen Eiweißbedarfs

1. Bestimmen Sie Ihr reines Körpergewicht mit Hilfe von Anhang B.

2. Bestimmen Sie Ihren Bewegungsfaktor. Entsprechende Beispiele finden Sie mit Eiweißangaben (*in Gramm*) pro *Pfund* reines Körpergewicht in der folgenden Liste.

- 0,5 – Sitzende Tätigkeit (keinerlei sportliche Aktivitäten).
- 0,6 – Leichtes Fitneßtraining wie Gehen bzw. Walking.
- 0,7 – Mittleres Training (3mal wöchentlich) oder Sport.
- 0,8 – Tägliches Aerobic oder Leichtgewichtheben.
- 0,9 – Tägliches Schwergewichtheben.
- 1,0 – Tägliches Schwergewichtheben zusammen mit Intensivsport oder zweimal täglich Intensivsport.

3. Am Ende berechnen Sie Ihre tägliche Proteinmenge (in *Gramm*). Multiplizieren Sie Ihr reines Körpergewicht (in *Pfund*) mit Ihrem Betätigungsfaktor.

Die folgende Tabelle gibt die erforderlichen Proteinmengen ausgehend vom reinen Körpergewicht und Betätigungsfaktor an.

Anleitung zur Berechnung des täglichen Eiweißbedarfs

	Betätigungsfaktor (Protein in Gramm pro Pfund reines Körpergewicht)					
Reines Körpergewicht (in Pfund)	0,5	0,6	0,7	0,8	0,9	1,0
81	45	54	63	72	81	90
90	50	60	70	80	90	100
99	55	66	77	88	99	110
108	60	72	84	96	108	120
117	65	78	91	104	117	130
126	70	84	98	112	126	140
135	75	90	105	120	135	150
144	80	96	112	128	144	160
153	85	102	119	136	153	170
162	90	108	126	144	162	180
171	95	114	133	152	171	190
180	100	120	140	160	180	200
189	105	126	147	168	189	210
198	110	132	154	176	198	220
207	115	138	161	184	207	230
216	120	144	168	192	216	240

ANHANG F

Der prozentuale Körperfettanteil im Vergleich

Ihr prozentualer Körperfettanteil ist das wichtigste Maß, um Fortschritte in Ihrer Körperleistung messen zu können. Um wirklich anwendbar zu sein, muß diese Angabe aber in einem gesunden Verhältnis zur Realität stehen. Die folgenden Angaben beziehen sich auf Spitzensportler, damit Sie Ihren Körperfettanteil besser einordnen können. Dabei müssen zwei Dinge beachtet werden: Erstens haben Männer in derselben Bezugsgruppe immer einen niedrigeren Fettanteil als Frauen. Zweitens beziehen sich die Beispiele auf Weltklassesportler oder Profis. Um wie ein Weltklassesportler auszusehen, müssen Sie den gleichen Körperfettanteil wie dieser haben. Zuvor müssen Sie jedoch erst einmal den Fettanteil eines gesunden, durchtrainierten Menschen haben.

Männliche Bezugsgruppe	Körperfett in %
Turner, Ringer	4
Bodybuilder	5
Basketballspieler	7
Langlauf-Skifahrer, Triathleten	8
Tennisspieler	9
Fußballspieler (Stürmer)	10
Schwimmer	10
Langläufer, Fußballspieler (Verteidiger)	11

Handballspieler (Deckung)	12
Fuß- oder Handballspieler, Angriff	13
Ideal-Mann mit optimaler Kondition	15
Fünfkämpfer, Kugelstoßer, Diskuswerfer	17
Durchschnittsmann in den Industrieländern	23

Weibliche Bezugsgruppe	**Körperfett in %**
Anorexie-Patientin	10
Turnerin	14
Tennisspielerin	15
Aerobic-Tanzlehrerin	17
Schwimmerin	19
Langlauf-Skifahrerin	18
Tennisspielerin, Abfahrtsläuferin	20
Leichtathletin, Basketball- und Volleyballspielerin	21
Ideal-Frau mit optimaler Kondition	22
Durchschnittsfrau in den Industrieländern	32

ANHANG G

Metropolitan-Life-Tabellen zur Bestimmung des idealen Körpergewichts, 1959 im Vergleich zu 1983

Die Körpergröße wird ohne Schuhe, das Gewicht ohne Kleidung gemessen. Die in Klammern stehenden Zahlen entsprechen dem idealen Körpergewicht von 1959, die Zahlen dem Idealgewicht von 1983 (jeweils in Pfund).
Beachten Sie die gestiegenen Zahlen bei den Frauen.

Männer

Größe	Schmaler Körperbau	Mittlerer Körperbau	Kräftiger Körperbau
165	118–123	120–131	127–143
	(107–115)	(112–124)	(120–136)
167	120–126	123–134	131–146
	(110–118)	(116–128)	(123–140)
170	121–129	126–137	132–150
	(114–122)	(120–132)	(127–150)
172	123–131	129–140	135–154
	(118–126)	(123–136)	(131–149)
175	125–134	131–142	138–158
	(121–130)	(126–140)	(135–152)
178	127–137	134–144	140–161
	(126–134)	(131–144)	(140–157)
180	130–139	137–148	143–164
	(129–138)	(134–148)	(143–161)

183	132–143	139–152	147–168
	(132–141)	(138–153)	(146–165)
184	135–146	143–156	150–172
	(136–145)	(141–157)	(151–170)
188	137–150	146–160	154–177
	(140–149)	(146–162)	(155–174)
190	141–153	149–163	158–181
	(143–153)	(150–166)	(160–180)

Frauen

Größe	Schmaler Körperbau	Mittlerer Körperbau	Kräftiger Körperbau
155	95–106	104–116	113–126
	(89–96)	(94–104)	(101–115)
157	98–109	107–119	115–130
	(92–99)	(96–107)	(104–118)
160	100–111	109–122	118–133
	(95–108)	(99–111)	(107–122)
163	103–114	112–124	121–137
	(97–104)	(102–114)	(110–125)
165	105–117	114–127	123–140
	(100–108)	(105–119)	(113–129)
167	108–120	117–130	126–144
	(104–112)	(109–122)	(117–132)
170	111–122	120–133	131–146
	(107–115)	(113–126)	(129–136)
173	113–125	122–135	132–150
	(111–119)	(116–130)	(131–138)
175	116–128	125–138	134–153
	(114–123)	(119–133)	(132–142)
178	118–130	128–140	136–156
	(118–127)	(123–137)	(133–148)
180	121–133	131–143	140–158
	(121–130)	(127–140)	(135–151)

ANHANG H

Blutzuckerindex verschiedener Kohlenhydrate

Kohlenhydrate, die den Insulinspiegel schnell ansteigen lassen

Blutzuckerindex von mehr als 100%

Getreide, Kartoffeln und Reis

Puffreis
Cornflakes
Puffweizen
Hirse
Fertigreis
Fertigkartoffeln
Kartoffeln aus der Mikrowelle
Baguette

Einfachzucker (Monosaccharide)

Maltose
Glucose

Snacks

Tofu-Eis
Reiswaffeln

Blutzuckerindex = 100%

Weißbrot

Blutzuckerindex zwischen 80 und 100%

Getreide, Kartoffeln und Reis

Knuspermüsli

Vollkornbrot
Haferkleie
Fertiges Kartoffelpüree
Weißer Reis
Vollkornreis
Birchermüsli
Weizenkleie

Gemüse

Karotten
Pastinaken
Mais

Obst

Bananen
Rosinen
Aprikosen
Papaya
Mango

Snacks

Eiskrem (fettarm)
Maischips
Roggencrisps

Kohlenhydrate, die den Insulinspiegel mäßig ansteigen lassen

Blutzuckerindex zwischen 50 und 80%

Getreide und Teigwaren

Spaghetti (Weißmehl)
Spaghetti (Vollkornmehl)
Andere Teigwaren
Pumpernickel
Vollkornflocken

Obst

Orange
Orangensaft

Gemüse
Erbsen
Wachtelbohnen
Weiße Bohnen (Dose)
Kleine weiße Bohnen
Einfachzucker
Laktose
Rohrzucker
Snacks
Schokoriegel*
Kartoffelchips*

Verminderte Insulinsekretion

Blutzuckerindex zwischen 30 und 50%
Getreide
Gerste
Haferschleim (langsam gekocht)
Roggenbrot, Vollkorn
Obst
Apfel
Apfelsaft
Apfelmus
Birnen
Trauben
Pfirsiche
Gemüse
Weiße Bohnen
Linsen
Schwarze Erbsen
Kichererbsen
Weiße Bohnen (getrocknet)
Limabohnen
Tomatensuppe
Milchprodukte
Eiskrem (fettreich)*

Magermilch
Vollmilch
Joghurt

Blutzuckerindex unter 30%

Obst

Kirschen
Pflaumen
Grapefruit

Einfachzucker

Fruktose

Gemüse

Sojabohnen*

Snacks

Erdnüsse*

* Hoher Fettgehalt vermindert die Aufnahmegeschwindigkeit der Kohlenhydrate.

DANK

Niemand arbeitet von anderen isoliert. Die zwölfjährige Reise, die zu diesem Buch führte, bestätigt diese Tatsache erneut. Ich möchte meiner Familie danken, vor allem meiner Frau, Lynn Sears. Sie war nicht nur bei der Bearbeitung dieses Buches eine enorme Hilfe, sondern vertraute mir auch, als ich ihr vor zwölf Jahren mitteilte, daß ich das Massachusetts Institute of Technology verlassen würde, um an »etwas wirklich Großem« zu arbeiten. Ihre Unterstützung und Ausdauer waren Geschenke des Himmels.

Gleichermaßen bin ich meinem Bruder Doug zu Dank verpflichtet, der mir Kompagnon, Vertrauter und, neben meiner Frau, der engste Freund ist, selbst nachdem ich ihn dazu verleitet habe, eine vielversprechende Karriere in der Computerbranche aufzugeben, um mit mir gemeinsam das Projekt meines Lebens zu verfolgen. Während der zwei trostlosen Winter in Saskatoon, als wir lernten, Borretschsamen anzupflanzen und zu verarbeiten, kamen ihm mit Sicherheit Zweifel.

Ebenso habe ich meiner allerersten Angestellten, meiner Mutter, zu danken, die seit unserem Beginn im Jahre 1976 auf alle meine geschäftlichen Unternehmungen einen unerläßlichen, stützenden Einfluß hatte.

Da sind die vielen anderen Menschen, die nicht nur meine Vision teilten, sondern ein Engagement an den Tag legten, ohne das diese Arbeit in keinster Weise hätte zu Ende geführt werden können. Zu ihnen zählen Harry Haveles, John Mouganis und Mike Palm. Ebenso Ärzte wie Paul Kahl, Sam Golden, Michael und Mary Dan Eades, Michael Norden und Daniel Wistran; sie hatten den Mut, an neue Möglichkeiten zur Behandlung und Verhütung von Krankheiten zu glauben.

Des weiteren gebührt Dank den Trainern Garrett Giemont, Marv Marinovich, Skip Kenney und Richard Quick. Sie gingen mit dem Anwenden dieser Ernährungsphilosophie ein großes Risiko für ihre Sportler ein, aber sie waren überzeugt, daß die Erkenntnisse die Grenzen menschlicher Leistungskraft erweitern würden.

Ich bin auch all den anderen Menschen Dank schuldig, mit denen ich die ganzen Jahre über gearbeitet habe. Ihr Feedback hat dazu beigetragen, meine Arbeitsweisen zu verfeinern und auf den aktuellen Stand zu bringen.

Schließlich möchte ich für ihre Unterstützung und Weitsicht Judith Regan, die meine Forschungen an die Öffentlichkeit brachte, und Dr. Jeffrey Schwartz, der Judith ursprünglich mit meiner Technik in Kontakt brachte, danken.

REGISTER

»Der eigentliche Sinn alles zweckhaften Tuns ist die Harmonie.«

Max Lüscher, einer der namhaftesten Psychologen weltweit, erläutert in diesem Buch spannend und unterhaltsam das Autoregulationssystem der Psyche und zeigt, wie wir das psychische Gleichgewicht verlieren, aber auch rasch wieder finden können. Mit vielen anschaulichen Beispielen und einer ausführlichen Checkliste, mit deren Hilfe die vier inneren Selbstgefühle überprüft und ins Gleichgewicht gebracht werden können.

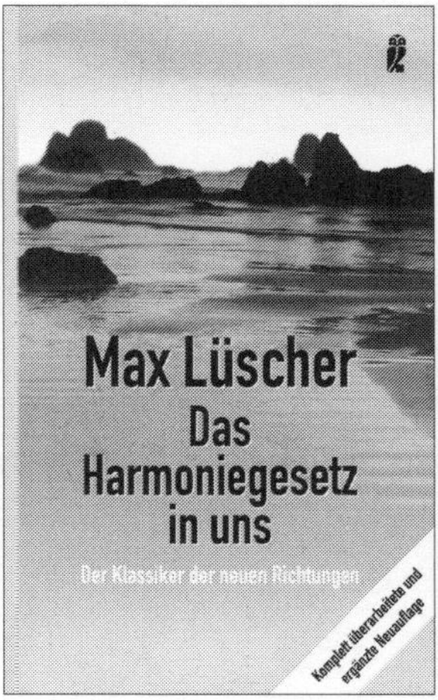

Das Harmoniegesetz in uns
Der Klassiker
der neuen Richtungen
ISBN-13: 978-3-548-75096-6
ISBN-10: 3-548-75096-6

ULLSTEIN